肉毒素注射与临床美学实践

（第 3 版）

第二卷：功能解剖学与注射技术

主 编

（美）安东尼·V. 贝内代托（Anthony V. Benedetto）

宾夕法尼亚大学佩雷尔曼医学院 临床皮肤病学教授

宾夕法尼亚州费城皮肤整形中心 医疗主任

主 译

张陈文　李卫华

北方联合出版传媒（集团）股份有限公司

辽宁科学技术出版社

沈阳

版权所有·翻印必究

图书在版编目（CIP）数据

肉毒素注射与临床美学实践 /（美）安东尼·V. 贝内代托（Anthony V.Benedetto）主编；张陈文，李卫华主译 . — 沈阳：辽宁科学技术出版社，2021.1
书名原文：Botulinum Toxins in Clinical Aesthetic Practice 3E
ISBN 978-7-5591-1684-0

Ⅰ . ①肉… Ⅱ . ①安… ②张… ③李… Ⅲ . ①肉毒杆菌—注射—美容术 Ⅳ . ① R378.8 ② R622

中国版本图书馆 CIP 数据核字（2020）第 135646 号

出版发行：辽宁科学技术出版社
　　　　　（地址：沈阳市和平区十一纬路 25 号　邮编：110003）
印 刷 者：辽宁新华印务有限公司
经 销 者：各地新华书店
幅面尺寸：210mm×285mm
印　　张：31
插　　页：4
字　　数：800 千字
出版时间：2021 年 1 月第 1 版
印刷时间：2021 年 1 月第 1 次印刷
责任编辑：凌　敏
封面设计：晓　娜
版式设计：袁　舒
责任校对：黄跃成　王春茹

书　　号：ISBN 978-7-5591-1684-0
定　　价：398.00 元

联系电话：024—23284363
邮购热线：024—23284502
E-mail:lingmin19@163.com

至吾 40 岁的爱妻黛安娜，爱妻之鼓励与支持使我能够克服艰难，完成这些无法实现之事。

前 言

    由于肉毒素（Botulinum Toxins，BoNT）的临床应用呈指数级增长，读者对本书第3版的需求迫在眉睫。为了坚持本书的最初使命，这本经过全面修订和更新的第3版记录了过去7年来肉毒素（BoNT）在临床应用中所取得的巨大进展。本书更新了引用文献、拓展了适应证、改进了临床照片和插图，并介绍了目前全球可用的不同种类肉毒素（BoNT）的使用方法。同时，值得注意的是，肉毒素（BoNT）的注射方式新颖多样，东西方之间也存在着差异，本书作者通过共同努力编写了这本书，旨在总结目前全世界可用的多种肉毒素（BoNT）的使用概况，包括在东西方国家美容治疗方面的应用。

    在美国，眉间纹和鱼尾纹是FDA批准的肉毒素OnabotulinumtoxinA（OnaBTX-A）或BOTOX®唯一的治疗部位。美国市售的其他肉毒素AbobotulinumtoxinA（AboBTX-A）、IncobotulinumtoxinA（IncoBTX-A）和RimabotulinumtoxinB（RimaBTX-B）具有相似的临床适应证，但每种也都有一些自己独特的适应证。因此，第3版中介绍的所有美容注射技术，除了用于眉间纹和鱼尾纹治疗外，均属于未经批准的超说明书使用，这是本书与其他医学教科书的不同之处。

    从整个人类的发展历史来看，我们可以清醒地意识到一点，那就是无论是男人还是女人，总是在想方设法地改善自己的外貌。在第3版开始广泛而深入地探讨肉毒素（BoNT）在美容及年轻化治疗方面的应用之前，宾夕法尼亚州立大学的人类学教授、世界著名的生物人类学家和古生物学家尼娜·G.贾布隆斯基（Nina G. Jablonski）博士，将在序中简要介绍关于人类面部吸引力和表现力重要性的进化论和人类学观点。她提醒医生和患者，过度进行医美治疗会影响一个人准确、自然地表达自己的能力。

    本书第1章由琼·卡拉瑟斯（Jean Carruthers）博士和阿拉斯泰尔·卡拉瑟斯（Alastair Carruthers）博士撰写，世界上公认琼·卡拉瑟斯（Jean Carruthers）开启了肉毒素（BoNT）在美容领域的应用。在本书中琼·卡拉瑟斯（Jean Carruthers）博士向我们展示了肉毒素（BoNT）治疗令人惊叹的发展过程，她按照时间顺序介绍了一系列关于肉毒素（BoNT）的发现、识别、分离和合成并最终用于临床的历史性事件。在这一章中她介绍了自己应用A型肉毒素（BoNT-A）在眼科治疗方面的重要工作和进展，以及其偶然发现肉毒素具有美容治疗作用的过程。琼（Jean）介绍了她和她的丈夫皮肤科医生阿拉斯泰尔·卡拉瑟斯（Alastair Carruthers）博士将A型肉毒素（BoNT-A）引入并在医学领域推广使用过程中所起到的作用。

世界知名科学家在本书中探讨了不同肉毒素（BoNT）的药理学和免疫学进展，这些科学家也是肉毒素（BoNT）的研发人员。神经学家米切尔·F. 布林（Mitchell F. Brin）博士就是其中之一，他撰写了本书第2章的内容。米切尔·F. 布林博士现任艾尔建公司（Irvine, CA）全球药物开发高级副总裁兼首席科学官，在本书中他阐述了A型肉毒素（BoNT-A）的药理学、免疫学、最新进展以及未来展望。梅尔茨制药有限公司（Potsdam, Germany）的肉毒素研究负责人朱尔根·弗雷弗特（Juergen Frevert）博士撰写了第3章，介绍了非复合A型肉毒素（BoNT-A）的创新药理学和免疫学及其在临床应用中的优势。

皮肤科医生理查德·G. 格罗戈（Richard G. Glogau）博士，在第4章中介绍了新型外用A型肉毒素（BoNT-A）这一迷人的新兴技术的发展与临床应用。肉毒素（BoNT）临床科研的领军人物、皮肤科医生加里·蒙海特（Gary Monheit）博士和皮肤科医生詹姆斯·海史密斯（James Highsmith）共同撰写了第5章内容，他们根据相关文献中的最新数据及其临床应用，详细阐述了经FDA批准的各种A型肉毒素（BoNT-A）和B型肉毒素（BoNT-B）的应用。第6章由安迪·皮克特（Andy Pickett）博士撰写，他是高德美公司神经毒素医学美容与治疗高级项目的负责人和科学专家、英国雷克瑟姆毒素科学有限公司的创始人和主管，在本章中，他介绍了几种目前正在使用的不同种类的肉毒素（BoNT）。

阿拉斯泰尔·卡拉瑟斯（Alastair Carruthers）和琼·卡拉瑟斯（Jean Carruthers）博士在第7章中提出了肉毒素（BoNT）的辅助用途，肉毒素可以配合填充物注射和光疗仪器用于美容和美体。

在第8章中，耳鼻喉科医生亚瑟·斯威夫特（Arthur Swift）博士、皮肤科医生B. 肯特·雷明顿（B. Kent Remington）博士和眼科医生史蒂夫·法吉恩（Steve Fagien）博士，介绍了注射技术在面部年轻化治疗中的新应用，更新了与肉毒素（BoNT）治疗相关的面部比例、黄金分割以及美学方面的一些概念。

在第9章中，国际多汗症协会秘书皮肤科医生大卫·M. 帕里瑟（David M. Pariser）博士和主席迪安娜·格拉泽（DeeAnna Glaser）博士，对多汗症的内容进行了全面的修订，他们介绍了多汗症的最新进展以及不同的、新的治疗方法。

第10章的撰写者为皮肤科医生伊伦·科西涅瓦（Irèn Kossintseva）、本杰明·巴兰金（Benjamin Barankin）和创新注射技术大师皮肤科医生凯文·C. 史密斯（Kevin C. Smith）。他们向我们介绍了将A型肉毒素（BoNT-A）用于美容和疾病治疗的独特方法。

第11章由皮肤科医生、医学博士和律师、法学博士大卫·J. 戈德堡（David J. Goldberg）撰写，作为第一卷的终结篇章，作者对肉毒素（BoNT）美容治疗的重要医学法律问题进行了修改和更新。

鉴于目前世界各地可供临床选择的市售肉毒素（BoNT）产品不断增加，俄罗斯国立研究医科大学的皮肤科医生艾丽卡·A. 莎洛娃（Alica A. Sharova）博士为此修订撰写了附录1。在新的附录中，作者比较了美国、俄罗斯和欧洲不同国家注射各种肉毒素（BoNT）产品的推荐与共识，综合分析得出了发人深省的结果。作者最终发现关于不同的肉毒素（BoNT）产品之间的剂量换算关系存在各种错误的建议，包括注射点位、男性和女性在颈部与面部不同部位的给药剂量。

在第二卷中，解剖学专家塞巴斯蒂安·科托法纳（Sebastian Cotofana）撰写了第12章，介绍了面部功能性解剖学的重要新内容。

本书的核心章节第13～15章，针对肉毒素（BoNT）在面部、颈部和胸部的美容治疗问题进行了修订与拓展，通过收集整理新发布的临床和解剖学研究信息，纳入了很多改进的注射技术。本书中所有的解剖图和插图都重新进行了修订与精编，这3章的内容结构维持不变，每个临床主题根据面部和功能解剖学又进行了细分，并在7个亚标题中进行讨论。每个主题的"前言"部分又介绍了男性和女性在"老化"形成"皱纹"过程中的解剖学变化。通过"功能解剖学"解释了这些皱纹形成的原因，从而制定出肉毒素（BoNT）注射的治疗方案。本书通过临床照片和插图强调了功能解剖学的重要性，因为注射医生使用肉毒素（BoNT）进行治疗的唯一正确方法，就是要深入了解面部表情肌及身体其他部位肌肉的正常运动和过度活动。当肉毒素（BoNT）注射技术得当，患者即可获得理想的、可重复性的治疗效果，并且不会出现不良后遗症。在"稀释方法"这个亚标题部分，针对不同解剖部位的某些特定肌肉，给出了正确配制OnaBTX-A的方法。美国FDA批准的、生产商提供的建议是，1瓶100U的肉毒素添加2.5mL非防腐生理盐水进行配制。这种推荐的配制方法仅适用于治疗眉间纹和鱼尾纹，因为这两个部位是肉毒素美容治疗获批的唯一适应证。而该药用于面部和身体其他部位美容治疗时，属于超说明书范围、未经批准的治疗项目，需要根据治疗的肌肉不同采用或高或低稀释浓度进行注射，这被证明更合适，临床效果更佳。书中给出了不同"剂量"的选择，重点介绍了注射OnaBTX-A时允许和禁止的事项。肉毒素精确的给药剂量和准确的注射操作可以安全、可重复地减少面部与身体的肌肉活动。严谨的注射技术使肉毒素（BoNT）的治疗效果更可靠、更可预测、维持时间更长。"结果"部分阐述了不同注射技术的治疗效果，并讨论了如何避免"并发症"和不良后遗症。最后，在"治疗的注意事项"部分总结了特殊部位注射的方法及其治疗效果。

皮肤科医生弗朗西斯·佩雷斯·阿塔莫罗斯（Francisco Perez Atamoros）和奥尔加·马西亚斯·马丁内斯（Olga Marcias Martinez）撰写了第16章，对备受争议的女性和男性非手术胸部整形方法进行了详细的介绍和讨论。他们积累的临床证据表明，A型肉毒素（BoNT-A）在胸部注射的疗效显著，并用大量的临床插图加以展示。

　　在第17章中，国际知名的韩国皮肤科医生徐丘一（Kyle Seo）博士，从亚洲人的视角介绍了当地目前肉毒素（BoNT）的使用方法，深入分析并强调了东亚和东南亚的审美需求及亚洲人对美学和美的看法。作者还详细介绍了亚洲人与高加索人之间解剖学的种族差异，因此两者之间A型肉毒素（BoNT-A）治疗的适应证和给药剂量与注射位点都存在明显不同，这也是治疗亚洲患者时必须注意的问题。同时，作者还为A型肉毒素（BoNT-A）用于面部轮廓重塑以及目前在东方很受欢迎的身体肌肉轮廓注射技术提供了一些实用指南。

　　第二卷末尾的多个附录提供了相关操作指南及注意事项。

　　肉毒素美容治疗开始于两位聪敏勇敢的医生——一位眼科医生和她的当皮肤科医生的丈夫，这一点非常有趣并让人备受鼓舞。若不是琼（Jean）和阿拉斯泰尔·卡拉瑟斯（Alastair Carruthers）坚持不懈地推广他们的偶然发现，很多医生恐怕没有机会或没有信心去了解肉毒素（BoNT）在临床美容医学中的应用。现在留给读者的挑战是，在掌握了现有的肉毒素（BoNT）注射技术后，如何开拓创新地去探索肉毒素（BoNT）在美容和治疗领域的新用途，同时我们在治疗患者时还要富有同情心和专业精神。

　　我们衷心地感谢那些从事并将继续坚持应用肉毒素（BoNT）进行疾病治疗与美容治疗的医生，他们致力于通过建立健全有效的医疗保健体系帮助患者健康地达到完美，他们的行为是值得称赞的。

　　最后，我对凯利·赫克勒（Kelly Heckler）表达感谢，正是她出色的组织能力促进了本书的完成。

安东尼·V. 贝内代托（Anthony V. Benedetto）博士

美国内科医生学会会员

宾夕法尼亚州费城

声 明

多数没有其他标注的解剖图（如图 10.1）来自 Shutterstock 档案馆的基础画稿，并经许可进行修改；注释和图注由各章的主要作者编写。

目录

第 12 章 面部功能解剖学、美容比例和神经调节

塞巴斯蒂安·科托法纳（Sebastian Cotofana）

发育

面部表情肌在胚胎发育过程中源自第二咽弓，因此接受来自第Ⅶ对颅神经——面神经的运动神经支配。这些肌肉的主要功能是保护面部孔窍及附近的器官，免受机械损伤（眼轮匝肌），避免摄入有害物质（口轮匝肌），并有助于食物的摄取（提口角肌、提上唇肌、降口角肌和降下唇肌）及通气（鼻肌、提鼻翼肌和降鼻中隔肌）。以前负责耳部运动的重要肌肉，例如在狩猎或防御时用到的肌肉，仍然可以找到其痕迹（如耳廓肌）。

然而，在人类进化的过程中，这些肌肉开始逐步参与情感的表达。人们越来越多地将其用于人与人之间的交流以及社会群体的协调。在黑猩猩中进行的一项研究表明[1]，面部运动神经核的大小与群体规模以及梳洗所花费的时间即社交活动呈正相关，这意味着面部肌肉的作用已从基本需求（食物摄取和呼吸）转变为社交互动和群体协调。随着语言的发展，面部表情肌的另一个重要功能也凸显出来，即发音。口周肌肉由于嘴唇运动而在声音的形成中起着至关重要的作用。在试图干预其基本功能时，应考虑到这些肌肉的进化过程，所实施治疗的效果也应从系统发育的角度来评价（见第一卷序）。

一般功能

面部表情肌在形态和功能上都是独一无二的。就其大体特征和组织学特征而言，面部表情肌不像人体大多数肌肉一样，含有包裹肌肉的筋膜层，即肌外膜。这些表情肌由于缺乏肌外膜而不存在滑动平面，因此能够与周围组织发生紧密的联系，这一点与存在滑动平面的肌肉不同，后者可以减少相邻结构之间的剪切力，从而实现无摩擦而节能的运动。由于面部肌肉与其周围组织之间的联系比较紧密，不同的肌肉收缩会导致邻近组织，特别是表面皮肤出现细微活动。这对于面部做表情时皮肤的精细定位很重要，肌肉收缩的细微差异可能导致几乎相反的效果，例如，微笑表情与厌恶表情。

这些肌肉的另一个形态学特征是，它们不附着于骨骼和韧带，也不跨越关节，不会产生大范围的运动。它们一般止于表面皮肤，或肌肉呈圆形，起点与止点之间联系紧密。因此，不能根据一般解剖学的标准即伸展 / 屈曲或外展 / 内收来描述表情肌的动作，而只能通过引起面部表情时肌肉在垂直、水平或对角线方向上的抬高 / 压低动作来描述。

有趣的是，组织学研究表明面部表情肌的拉伸受体数量较少（与普通骨骼肌相比），因此一些作者认为，这是面部表情肌在卒中后出现松弛性麻痹而不是痉挛的一个原因。最近的研究还显示，随着年龄的增长，面部表情肌的肌张力会增加，从而收缩力降低。面部锻炼或使用面部肌肉训练设备的治疗效果欠佳[2]。

肉毒素的作用机制

面部表情肌属于横纹肌纤维，在组织学上由有序排列的所谓"肌节"亚单位构成。每个肌节由或薄或厚的肌丝构成，并从胆碱能神经肌肉突触接收去极化信号。单个下运动神经元支配的肌纤维比例 <1：100，而大腿或背部肌肉的这一比例 >1：1000。在神经肌肉节律性传导中，动作电位向轴突远端传递，其神经递质分子（这里是指乙酰胆碱）储存在囊泡中。轴突末端发生离子转移后，突触囊泡与突触前膜融合，囊泡中的内容物释放到突触间隙中。在突触后膜上存在特定的受体，这些受体具有结合释放的神经递质分子的能力，并能产生新的突触后电位，这一电位随后分布到整个肌肉纤维，最终导致肌肉的收缩。

在轴突末梢内囊泡发生融合的机制需要可溶性 N– 乙基马来酰亚胺 – 敏感因子附着蛋白受体（Soluble N–Ethylmaleimide–Sensitive Factor Attachment Protein Receptor，SNARE）结合，这些蛋白既存在于囊泡上（V–SNARE），又位于突触前膜内侧（T–SNARE）。这些蛋白质相互结合会诱导囊泡融合，并将囊泡内容物释放到突触间隙中。如果没有 V–SNARES 与 T–SNARES 的结合，囊泡将不会与突触前膜融合，从而导致神经递质释放受到抑制。

肉毒素（BoNT）是人类已知的最毒毒素：人类的口服致死量为 1μg/kg，吸入致死量为 10 ~ 13ng/kg，静脉内或肌肉内注射致死量为 1 ~ 2ng/kg。具体而言，这些毒素由重链和轻链组成，目前已知存在 7 种血清型（A ~ G），其中 A 型肉毒素（BoNT–A）为多数美容治疗所使用的类型。毒素轻链会裂解 V–SNARES 和 T–SNARES，由于传入信号无法通过突触间隙传递到肌肉纤维，从而导致暂时的松弛性麻痹[3]。

在肌肉附近使用 A 型肉毒素（BoNT–A），会导致肉毒素与支配神经的轴突末端神经突触前特异性受体结合，使毒素内吞进入轴突，并激活针对 V–SNARES 和 T–SNARES 蛋白的肽链内切酶。因此，为了诱导 A 型肉毒素（BoNT–A）产生对神经肌肉的阻滞作用，必须局部用药且靠近目标肌肉给药。肌肉注射肉毒素（BoNT）后，在 2 ~ 3 天内可发现剂量依赖性麻痹效应，2 周内达到最明显效果，并可持续 3 ~ 6 个月，由于神经肌肉接头处突触的不断更新，这种效果在几个月内会逐渐下降[4]。

面部解剖

　　面部的解剖结构最好用分层的概念来描述，该概念是基于以下事实：面部结构分层排列，并在一定的深度由周围结构形成或硬或软的边界。这些结构从浅到深依次是：皮肤（第 1 层）、表浅（皮下）脂肪（第 2 层）、表浅肌肉腱膜系统（Superficial Musculo-Aponeurotic System，SMAS）（第 3 层）、深层脂肪（第 4 层）和深筋膜 / 骨膜（第 5 层）。一旦考虑到这个概念，就可以理解三维结构了。而"哪是肌肉？"这个问题是由于在治疗过程中无法精确地辨别出每条肌肉形成的。此外，"肌肉在哪一层？"这个问题则务必要回答清楚，以便获得肉毒素治疗的最佳效果。

　　考虑到面部肌肉组织（与人体的任何其他结构一样）在位置、大小和走行上容易发生变异，个体化用药治疗至关重要。"照本宣科"式的临床治疗已经过时，目前常常需要采用个性化治疗方案。面部皱纹，无论是动态的还是静态的，都应理解为面部肌肉收缩造成的（伴随着社会、环境和年龄因素的影响），并且肌肉收缩方向垂直于表面皱纹的方向。

面神经的运动分支

　　面神经的运动分支自颅底的茎突孔穿出，从后方深部进入腮腺。面神经在腮腺内分为 3 ~ 7 个分支，称为腮腺丛。在腮腺的前界，面神经从腮腺的浅部和深部之间穿出，发出分支分别走向颞部（颞支）、颧弓下缘（颧支），横跨颊部（颊支），沿下颌骨下缘走行（下颌缘支）以及朝向颈部的前下方走行（颈支）（图 12.1）。这些神经分支一开始在第 5 层内走行，即在腮腺咬肌筋膜深面，但在咬肌的前界逐渐进入到浅层平面。此处这些神经分支位于面静脉的表面，在面静脉管的顶部，然后神经分布于各个面部表情肌，从下方和后方进入肌肉，提供运动神经支配。

　　颞支在颞部位于第 4 层，即走行于颞浅筋膜深部和颞深筋膜浅部，颧弓之上与下颞隔之下。

　　在中面部，神经分支位于表浅肌肉腱膜系统（SMAS）的深处。

　　在下面部，下颌缘支在越过下颌骨时 100% 位于面动脉和面静脉的表面。

面部动脉

　　面部主要由颈外动脉的分支供血，只有很小一部分（如上面部）由颈内动脉的分支供血。颈外动脉的主要分支有：面动脉、面横动脉、颊动脉、舌动脉、颞浅动脉和颞深动脉。颈内动脉的分支有颧面动脉、颧颞动脉、鼻背动脉、眶上动脉、滑车上动脉和滑车下动脉、睑内侧动脉和睑外侧动脉。必须注意的是，与面静脉相比，面部动脉在走行方向和位置方面存在很大的变异（图 12.2）。

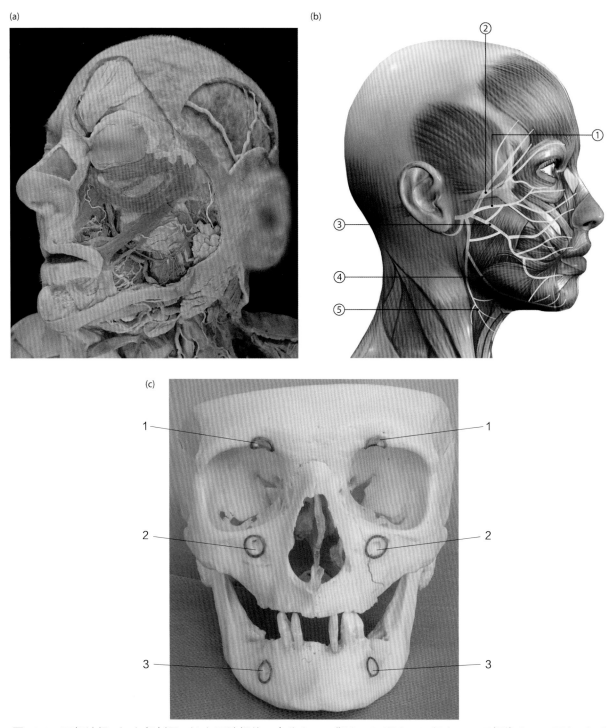

图 12.1　面部神经。（a）解剖图。（b）面神经的 5 个分支：1. 颧支；2. 颞支；3. 颊支；4. 下颌缘支；5. 颈支。（c）三叉神经的感觉分支（每对神经从相应的孔中穿出）：1. 眶上神经；2. 眶下神经；3. 颏神经 [（a）Courtesy of Ross University; dissection by Attila Molnar.]

　　面动脉走行于面静脉前方，穿过下颌骨后见于颊间隙内。在口角处，动脉通过肌肉和韧带的附着与蜗轴相连，深入面部表情肌，潜行于颊肌。在发出上唇动脉后，血管的名称就变为内眦动脉。内眦动脉发出分支，在表浅肌肉腱膜系统（SMAS）内与面横动脉分支吻合，面横动脉通过颧弓韧带

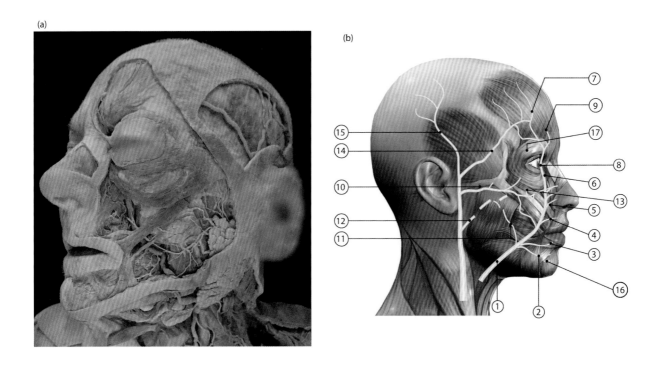

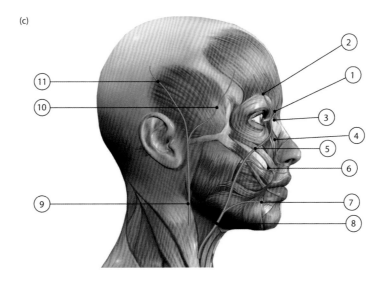

图 12.2 面部的动脉和静脉。(a) 解剖图。(b) 动脉: 1. 面动脉; 2. 颏横动脉; 3. 下唇动脉; 4. 上唇动脉; 5. 面动脉鼻翼支; 6. 内眦动脉; 7. 眶上动脉; 8. 鼻背动脉; 9. 滑车上动脉; 10. 面横动脉; 11. 舌动脉; 12. 上颌动脉; 13. 眶下动脉; 14. 颞浅动脉前支; 15. 颞浅动脉后支; 16. 颏动脉; 17. 泪腺动脉。(c) 静脉包括: 1. 额正中静脉; 2. 眶上静脉; 3. 鼻背静脉; 4. 侧鼻静脉; 5. 内眦静脉; 6. 上唇静脉; 7. 下唇静脉; 8. 面静脉; 9. 下颌后静脉; 10. 颞浅静脉前支; 11. 颞浅静脉后支 [(a) Courtesy of Ross University; dissection by Attila Molnar.]

(McGregor' s patch) 进入表浅肌肉腱膜系统(SMAS)。内眦动脉走行于鼻唇沟的内侧和上部, 进入梨状孔深部间隙内, 深入提上唇鼻翼肌, 在鼻外侧缘向上走行, 发出与眶下动脉相连的分支, 一般穿入内眦周围的眼轮匝肌, 在此处与滑车上动脉、鼻背动脉、睑内侧动脉和眶上动脉的分支相连。

上唇由上唇动脉供血，下唇则由下唇动脉、颏横动脉和颏动脉供血。

在颞部，有颞浅动脉的前支和后支。颞浅动脉在距耳屏前 1cm 和耳屏上 1cm 的深处发出，在颞浅筋膜内向颞部穿行。

面部静脉

面部静脉在走行过程中比面部动脉固定得多，因此可以作为极好的解剖标志（图 12.2）。一般情况下，由于面部静脉血管除内眦静脉外都有瓣膜，所以血流方向是固定的。在内眦静脉中血流方向不固定，因此静脉血可以向上流向眼上静脉和海绵窦，或者向下流向面静脉和颈外静脉。面静脉穿过下颌骨后走到面动脉后方和下颌缘静脉的深部，进入由腮腺咬肌筋膜前后层形成的面静脉管。面静脉位于咬肌的前方，在此处汇聚下唇静脉和上唇静脉以及面深静脉，面深静脉流入翼静脉丛。面静脉位于腮腺导管的前方、面神经分支和颧大肌的深处及眶下孔的外侧。此处面静脉位置更表浅，可以在提上唇鼻翼肌的表面找到，形成鼻唇深层脂肪室的外侧边界。在眶下孔处面静脉与眶下静脉相连。内眦静脉随后向内侧走行，形成颊外侧深脂肪室和眼轮匝肌下脂肪（Suborbicularis Oculi Fat，SOOF）的内侧边界。眼眶下缘与静脉之间的平均距离为 4mm，对应于表面的鼻颧沟，即泪沟的下边界。重要的是，要注意，静脉走行在泪沟下方和眼轮匝肌深处，只有在内眦水平位置才变得更表浅，在此处与鼻背静脉、滑车上静脉和滑车下静脉、眶上静脉和额正中静脉相连。

面部肌肉

上面部区域（图 12.3）（见附录 2）

额肌

起点：帽状腱膜。

止点：眼轮匝肌复合体。

神经支配：面神经颞支。

血供：眶上动脉、滑车上动脉、泪腺动脉、颞浅动脉前支。

功能：抬高眶上皮肤和眉毛。

深度：第 3 层。

特征：该肌肉属于枕额肌的前部，与颞顶肌一起也被称为颅顶肌。在眶上缘上方 2～3cm 处，额肌通过额中央纤维隔与骨膜相连。额肌收缩使表面皮肤向额中央纤维隔聚集。有趣的是，此纤维隔的位置与额部水平中线的位置有很好的相关性，即额部最深的水平皱纹处。有些人的额纹呈波浪形，这是由于额肌肌束角度的增加以及中线腱膜的存在所致。组织学分析表明，即使在中线腱膜处也可以发现一些肌肉纤维，这进一步证明了在额中部应用肉毒素的重要性。

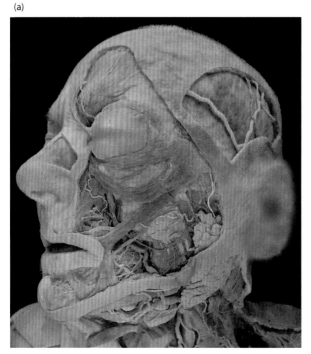
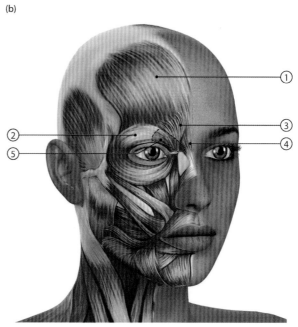

图 12.3　上面部肌肉。（a）解剖图。（b）肌肉包括：1. 额肌；2. 眼轮匝肌；3. 降眉肌；4. 降眉间肌；5. 皱眉肌（深至眼轮匝肌）[（a）Courtesy of Ross University; dissection by Attila Molnar.]

眼轮匝肌

起点：上颌骨额突、泪前嵴、内眦韧带。

止点：外眦韧带、睑外侧缝。

神经支配：面神经颞支、面神经颧支。

血供：面动脉、颞浅动脉前支、眶上动脉、泪腺动脉、滑车上动脉和滑车下动脉、眶下动脉。

功能：闭合眼睑、下拉眉部、引流泪液。

深度：第 3 层 [内眦处眼轮匝肌位置有变化，此处的眼轮匝肌称为霍纳氏（Horner's）肌]。

特征：眼轮匝肌由眶部、眶隔部和睑板前部组成，后者在内眦处称为霍纳氏（Horner's）肌，有助于泪囊的引流。眶部与眶隔部的分界主要为眶缘和眼轮匝肌支持韧带。眶部眼轮匝肌可以向外向下到达中面部，在特殊情况下，可以看到膨大的肌肉部分（图 12.3），深层脂肪可以从那里向外突出。外眦处的横向皱纹，也被称为"鱼尾纹"，与该区域的眼轮匝肌收缩方向垂直。

降眉肌

起点：上颌骨额突。

止点：眉毛内侧 1/3 的皮肤以及眼轮匝肌复合体。

神经支配：面神经颞支。

血供：滑车上动脉、滑车下动脉、眶上动脉。

功能：使眉毛向下、向内运动。

深度：第 3 层 [从内侧 1/3 眉毛处逐渐浅行，呈放射状进入皮肤层（第 1 层）]。

特征：降眉肌可以看作是眼轮匝肌的第 4 部分，该肌肉与眼轮匝肌位于同一平面，在大体解剖过程中，几乎不可能将两者明确分离。

皱眉肌

起点：额骨的眉弓。

止点：眉毛内侧 1/3 的皮肤以及眼轮匝肌复合体。

神经支配：面神经颞支。

血供：滑车上动脉、滑车下动脉、眶上动脉。

功能：使眉毛向内侧运动。

深度：第 5 层（起自骨骼，止于眉毛内侧 1/3 处的皮肤）。

特征：皱眉肌起源于眶上孔内侧的额骨，然而其神经支配来自外侧。

降眉间肌

起点：鼻骨、鼻肌横部。

止点：眉间皮肤（眉间部）、额肌。

神经支配：面神经颧支。

血供：鼻背动脉、滑车上动脉、滑车下动脉、筛前动脉。

功能：下拉眉间皮肤。

深度：第 5 层 [起源于骨骼，于眉间逐渐变浅并辐射状进入皮肤（第 1 层）]。

特征：降眉间肌起源于骨骼，贯穿所有层次。在该肌肉中央可见鼻背动脉和鼻背静脉，而在该肌肉的外侧部分，有内眦静脉的分支以及滑车上动脉、滑车下动脉和眶上动脉，走行方向为垂直向上。肌肉纤维呈放射状进入表浅脂肪层，即眉间脂肪体，并固定在此处。多数肌肉纤维在头侧端与额肌中央部分相连，可将额部中央部分向下方牵拉。

由于额肌、眼轮匝肌、降眉间肌、降眉肌和皱眉肌之间存在紧密联系，因此可将眶周的肌肉归为眼轮匝肌复合体。这些肌肉都会对眉毛以及周围皮肤的活动产生影响。此外，眼轮匝肌复合体必须与头侧端额肌的牵拉力量保持平衡，因为额肌是眉毛唯一的提肌。

中面部区域（图 12.4）：鼻部（见附录 2）

鼻肌

　　起点：犬牙牙槽突、犬牙窝。

　　止点：鼻背筋膜、鼻翼皮肤。

　　神经支配：面神经颧支。

　　血供：颈内动脉：鼻背动脉、鼻外动脉、筛前动脉；颈外动脉：面动脉、上颌动脉、侧鼻动脉、上唇动脉、鼻中隔动脉、鼻翼动脉。

(a)

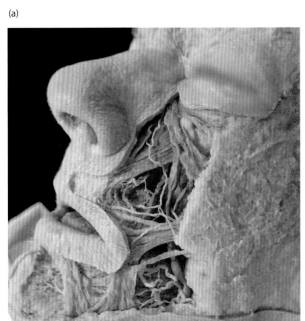

(b)

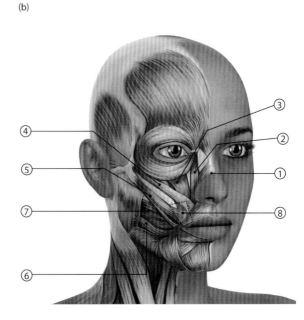

图 12.4　中面部肌肉。（a）解剖图。（b）1. 鼻肌；2. 提上唇鼻翼肌；3. 提上唇肌；4. 颧小肌；5. 颧大肌；6. 笑肌；7. 颊肌；8. 提口角肌（位于上述除颊肌以外所有肌肉的深面）[（a）Courtesy of Ross University; dissection by Attila Molnar.]

　　功能：抬高鼻翼和鼻尖，张大鼻孔。

　　层面：鼻背部（第 3 层，表浅肌肉腱膜系统的一部分）。

　　特征：鼻肌包括横部和翼部。鼻肌收缩导致鼻纹形成，又称为"兔纹"。

降鼻中隔肌

　　起点：切牙牙槽突。

　　止点：鼻中隔。

　　神经支配：面神经颧支、面神经颊支。

　　血供：上唇动脉、鼻中隔动脉、鼻翼动脉。

　　功能：下拉鼻翼和鼻尖。

深度：第5层（有时变异为第3层）。

特征：降鼻中隔肌在某些情况下起自口轮匝肌。该肌肉收缩时，会缩短唇—鼻距离，从而造成上唇短的印象。

提上唇鼻翼肌

别名：上唇方肌内眦头。

起点：上颌骨额突、眶下内侧缘。

止点：鼻翼、鼻唇沟外侧部分和口轴内侧部分的皮肤。

血供：眶下动脉、上唇动脉、外鼻动脉、内眦动脉。

功能：提升鼻翼和上唇。

神经支配：面神经颧支。

深度：起源于第5层，越靠近尾侧端越表浅（第1层）。

特征：肌肉可分为唇部（别称：上唇方肌眶下头）和鼻翼部。鼻翼部位于内侧，而唇部则位于外侧，肌纤维止于口轴。内眦静脉位于这块肌肉的表面，而眶下孔则位于这块肌肉的深面。

颧大肌

起点：颧骨（颧颞缝之前）。

止点：口轴、口轮匝肌、鼻唇沟的皮肤。

神经支配：面神经颧支。

血供：颧面动脉、颞浅动脉前支、内眦动脉、眶下动脉。

功能：将上唇向外上方牵拉，使鼻唇沟加深。

深度：起点位于第5层，越向下越表浅（第1层）。

特征：颧大肌的起始部位于颧弓韧带，这也代表着颧韧带的开始。颧大肌的起始部较宽，形成了颊外侧深脂肪室的外侧边界。该肌肉的内侧1/3位于面静脉的表面，因此其收缩时可压迫面静脉。肌肉纤维末端辐射状止于鼻唇沟皮肤，形成表浅（皮下）鼻唇脂肪室的底部。

颧小肌

别名：上唇方肌颧头。

起点：颧骨、颧大肌内侧。

止点：口轴、口轮匝肌、鼻唇沟。

神经支配：面神经颧支。

血供：颧面动脉、颞浅动脉前支、内眦动脉、眶下动脉。

功能：将上唇向外上方牵拉，使鼻唇沟加深。

深度：起点位于第5层，越向下越表浅（第1层）。

特征：颧小肌起源于颧骨，其纤维与眶部眼轮匝肌的纤维交织，可见于第 3 层。由于眼轮匝肌在一些情况下出现变异，所以肌纤维不连续，因此颧小肌可以列为眼轮匝肌的一部分，甚至可列为提上唇肌的一部分。

提口角肌

别名：犬齿肌。

起点：犬齿窝、眶下孔下方。

止点：口轴、口轮匝肌。

神经支配：面神经颧支。

血供：眶下动脉、内眦动脉、上唇动脉。

功能：提升口角及上唇向内上方向运动。

深度：起点位于第 5 层，越靠下越表浅（第 1 层）。

特征：提口角肌起源于眶下孔下方，形成颊内侧深层脂肪室的底部及梨状孔深部间隙。

笑肌

起点：咬肌筋膜、表浅肌肉腱膜系统（SMAS）、皮肤（存在较大变异）。

止点：口轴。

神经支配：面神经颊支。

血供：面动脉。

功能：牵拉口角向外侧移动。

深度：第 5 层（当起源于腮腺咬肌筋膜时）、第 3 层 [当起源于表浅肌肉腱膜系统（SMAS）时]、第 2 层（当起源于皮下组织时）。

特征：笑肌的起点和走行路径存在高度变异，在某些特殊情况下，大体解剖过程中发现笑肌阙如。

颊肌

起点：上颌骨牙槽突、颊肌嵴、翼突下颌缝。

止点：口轴、口轮匝肌。

神经支配：面神经颊支。

血供：颊动脉、舌动脉、面动脉。

功能：通过产生颊部张力来帮助咀嚼。

深度：第 6 层（肌肉被颊咽筋膜的外延部覆盖，可视为深筋膜）。

特征：颊肌可分为上、中、下 3 条主要肌束，在口轴处相互交叉，形成口轮匝肌的深部。腮腺导管在咬肌前方穿过颊肌，位于面静脉的后面。覆盖颊肌的筋膜中有附属器官，该附属器官具有舒张感受器或神经内分泌器官的功能。

咬肌

　　起点：颧骨的深面（深头）和下面（浅头）。

　　止点：下颌骨升支外侧面（深头）和下颌角（浅头）。

　　神经支配：三叉神经的下颌神经分支发出的咬肌神经。

　　血供：上颌动脉。

　　功能：抬高和前突下颌骨。

　　深度：第6层（在第5层腮腺咬肌筋膜深面）。

　　特征：咬肌对侧面部轮廓有着重要的影响，其大小也显著影响着整个面部外观。面神经的分支在其表面向内侧走行。

下面部（图12.5）（见附录2）

口轮匝肌

　　别名：起源于上颌和下颌的部分肌肉被称为上唇切牙肌和下唇切牙肌。

　　起点：上颌骨（上面）和下颌骨（下面）的牙槽轭。

　　止点：止于口轮匝肌起点及上、下唇皮肤。

　　神经支配：面神经颧支、面神经颊支、面神经下颌缘支。

　　血供：上唇动脉、下唇动脉、颏横动脉。

　　功能：闭嘴及使唇红内翻。

　　深度：第3层。

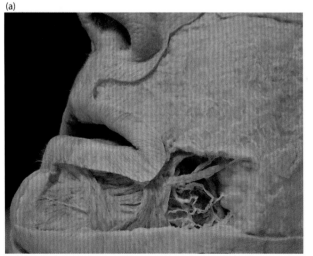
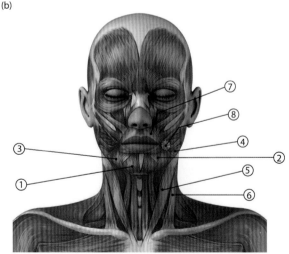

图12.5　下面部肌肉。（a）解剖图。（b）1. 颏肌；2. 降下唇肌；3. 降口角肌；4. 颈阔肌；5. 胸锁乳突肌的胸骨头；6. 胸锁乳突肌的锁骨头；7. 口轮匝肌；8. 口轴 [（a）Courtesy of Ross University; dissection by Attila Molnar.]

特征：口轮匝肌分为浅部和深部。深部由颊肌纤维构成，而浅部由面部表情肌纤维构成。口轴是口周肌肉活动少的部分，共有 3 层肌肉融合在一起，形成 1cm×1cm×2cm 大小的肌肉柱。口轴位于口角外侧 0.7 ~ 1.5cm 处，跨越第 2 ~ 6 层。面动脉紧紧附着在口轴上，但在上、下唇的走行存在很多变异，可分别位于皮下、肌肉内或黏膜下 3 个层次。

降口角肌

别名：三角肌。

起点：下颌骨下缘。

止点：口轴、下唇（外侧端）。

神经支配：面神经下颌缘支、面神经颊支。

血供：下唇动脉、颏横动脉、颏动脉。

功能：下拉下唇及口角。

深度：第 3 层。

特征：降口角肌起源于骨骼，位于第 5 层，但向口轴走行过程中逐渐变浅。该肌肉位于降下唇肌浅面，外侧纤维与颈阔肌（第 3 层）融合。

降下唇肌

别名：下唇方肌。

起点：起自下颌骨下缘，起点位置在降口角肌起点的头侧端，颏孔的下方。

止点：口轴、下唇（外侧 1/3）。

神经支配：面神经下颌缘支。

血供：下唇动脉、颏横动脉、颏动脉。

功能：下拉下唇。

深度：第 3 层。

特征：降下唇肌位于降口角肌的深层，降下唇肌纤维走行方向与降口角肌纤维垂直。降下唇肌在口角垂线的内侧，降口角肌在口角垂线的外侧。

颏肌

起点：下颌骨颏横纤维隔下方的牙槽轭。

止点：颏部皮肤。

神经支配：面神经下颌缘支。

血供：下唇动脉、颏横动脉、颏动脉。

功能：使颏部皮肤向头侧端运动，加深颏唇沟。

深度：第 5 层至第 1 层。

特征：颏肌在下颌骨的起点可以呈双头或单头，两侧肌肉的分界处为中间的颏窝，尤其颏肌呈双头时颏窝更明显。

颈阔肌（图12.6）

起点：口轴、下颌骨下缘的皮下层。

止点：颈部皮肤。

神经支配：面神经颈支。

血供：颈横动脉浅支、颏动脉。

功能：下拉口角及收缩颈部皮肤。

深度：第3层。

特征：颈阔肌与中面部的表浅肌肉腱膜系统（SMAS）和上面部的颞浅筋膜相连，在中线处是不连续的，可以在老化的颈部或在用力收缩肌肉时观察到。颈部的纵向束带是由于颈阔肌与表面皮肤紧紧相连造成的，也是由于下颌韧带和颏下间隔突出所致。

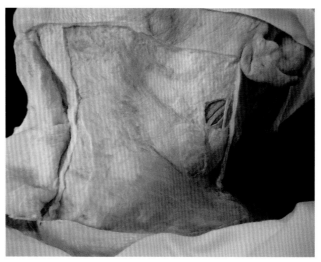

图 12.6 颈阔肌解剖图（By courtesy of Ross University; dissection by Attila Molnar.）

参考文献

[1]　Burrows AM, Li L, Waller BM, Micheletta J. Social variables exert selective pressures in the evolution and form of primate mimetic musculature. J Anat 2016; 228(4): 595–607.

[2]　Cotofana S, Fratila AA, Schenck TL, Redka-Swoboda W, Zilinsky I, Pavicic T. The anatomy of the aging face: A review. Facial Plast Surg 2016; 32(3): 253–260.

[3]　Kumar R, Dhaliwal HP, Kukreja RV, Singh BR. The Botulinum toxin as a therapeutic agent: Molecular structure and mechanism of action in motor and sensory systems. Semin Neurol 2016; 36(1): 10–9. https://www.ncbi.nlm.nih.gov/pubmed/26866491

[4]　Dressler D, Benecke R. Pharmacology of therapeutic botulinum toxin preparations. Disabil Rehabil 2007; 29(23): 1761–1768.

第 13 章　A 型肉毒素在上面部美容中的应用

安东尼·V. 贝内代托（Anthony V. Benedetto）

前言

在美国，由美国食品药品监督管理局（the Food and Drug Administration，FDA）批准的肉毒素（BoNT）注射美容适应证仅包括治疗额纹、眉间纹和鱼尾纹[1-3]。在面部和身体的其他部位应用肉毒素（BoNT）进行美容治疗未被美国食品药品监督管理局（FDA）批准，因此这被视为超说明书应用适应证[1-3]。美国食品药品监督管理局（FDA）和其他国家的政府监管机构是否会批准临床实践中被证明有效的其他肉毒素（BoNT）治疗适应证，仍需要等待。事实上，肉毒素（BoNT）是非常可靠、无毒且安全的药物[1-6]。当按处方用药时，肉毒素（BoNT）能提供可重复的治疗效果。因此，对于任何从事美容医学并希望为患者提供最佳美容效果的医生而言，肉毒素（BoNT）应用现已成为临床治疗的重要手段。

在 20 世纪 80 年代初，研究人员发现，A 型肉毒素（BoNT-A）可有效治疗人类的斜视，并能够替代手术矫正方法[7]，该药在当时被称为 Oculinum™。此后不久，Oculinum™ 被美国艾尔建公司（Allergan，Inc.）收购，并更名为 BOTOX®。在 1989 年，美国食品药品监督管理局（FDA）批准 BOTOX® 可用于治疗斜视和眼睑痉挛[7]；到 2000 年，又批准了 BOTOX® 用于治疗颈部肌张力障碍；在 2002 年 4 月，批准 BOTOX® 用于眉间纹的美容治疗。这使得制造商重新设计了另一个商标名称 BOTOX® Cosmetic[1]。BOTOX® 和 BOTOX® Cosmetic 是完全相同的产品：它们的配方相同，含有的活性成分相同，制造方法相同。只不过标注的适应证及用法不同：BOTOX® 用于疾病治疗，而 BOTOX® Cosmetic 用于美容治疗[1,8]。

随后，除了 BOTOX® 和 BOTOX® Cosmetic 之外，美国又批准了其他品牌的 A 型肉毒素（BoNT-A）用于临床疾病和美容的治疗，其中一个产品是美国食品药品监督管理局（FDA）于 2009 年 5 月批准的 Dysport®[2,9-11]（见第 5 章），另一个是 2011 年 7 月批准的一种非复合 A 型肉毒素（BoNT-A）Xeomin®[3,12-14]（见第 3 章）。

为了不通过商品名对各种肉毒素（BoNT）产品进行区别，美国食品药品监督管理局（FDA）对目前批准的各肉毒素（BoNT）产品给予了非专利名称（一类"通用"名称）。OnaBTX-A 被分配给 BOTOX® 和 BOTOX® Cosmetic，在欧洲某些国家也称为 Vistabel®，在意大利称为 Vistabex®。AbobotulinumtoxinA（AboBTX-A）这一名称分配给了 Dysport®，在欧洲称为 Azzalure®，在其他地方也称为 Reloxin®。IncobotulinumtoxinA（IncoBTX-A）这一名称分配给了 Xeomin®，在比利时称为 Xeomin®，在欧洲和其他地方也称为 Bocouture®。RimabotulinumtoxinB（RimaBTX-B）这一名称分配给了 B 型肉毒素（BoNT-B），在美国称为 Myobloc®，在欧洲被称为 Neurobloc®（见第 5 章）。安迪·皮克特（Andy Pickett）在第 6 章中讨论了目前可在世界其他地区使用的各种肉毒素（BoNT）。

　　第 13 章到第 15 章将讨论肉毒素（BoNT）在面部和身体其他部位的美容注射。尤其重要的是，要明白为了避免产生不必要的歧义和混淆，这 3 章中 A 型肉毒素（BoNT-A）的用量指的都是 BOTOX® Cosmetic 的用量，或者明确指出为 OnabotulinumtoxinA 或 OnaBTX-A 的用量。其不是作者用药偏好所致，而是因为 OnaBTX-A 是世界上第一个用于美容目的的 A 型肉毒素（BoNT-A）。多年来大量患者在其他 A 型肉毒素（BoNT-A）问世之前就已经接受了 OnaBTX-A 的治疗，因而在接下来的 3 章中所描述的大多数患者都使用了指定剂量的 OnaBTX-A 进行治疗。因此，为了清楚和统一，贯穿第 13 章至第 15 章中的所有剂量单位均以 OnaBTX-A 单位表示。

　　有些人可能会批评第 13 章到第 15 章的"食谱"式治疗方法。然而，在矫正某个美容问题时，有必要系统地详细了解为什么、在哪里以及多大的 OnaBTX-A 注射剂量，因此，这是有意而为之的。此外，重要的是要注意，面部是身体唯一一个没有皮下深筋膜层的区域，因而肌肉纤维从骨骼的起点直接止于皮肤，这种结构便于肌肉的运动。但并不是所有的面部肌肉都起于骨骼，有些起自腱膜，但止点仍然位于皮肤。因此，当这些肌肉收缩时，会使面部皮肤发生运动，产生与肌肉收缩方向垂直的皱纹。在身体的其他任何地方，都不会有类似的肌肉自主收缩或不自主收缩，从而牵动皮肤表达情感。

　　根据解剖学和美容单位边界可将面部分为 3 个部分：上面部、中面部和下面部。在面部的各个分区内，要么有一块肌肉，要么有多块肌肉。当肌肉收缩时，大多朝着一个方向运动。根据这些肌肉在面部的位置和肌纤维的解剖位置，这些表情肌可以使皮肤向上、向下或斜向运动。例如，这种运动可以让人抬起或降低眉毛、微笑或皱眉、睁眼或闭眼等。这种皮肤运动方向上的不同是由负责提升（提肌）或降低（降肌）的肌肉以互补或相反的收缩方式完成的。这些协同肌或拮抗肌有意或无意的收缩会在面部形成水平、放射状或垂直的皱纹。最终，能够通过一个或多个面部肌肉的轻微收缩来进行非言语交流（因此被称为"面部表情肌"）。

　　读者绝不能忽视这样一个事实：每个患者都是不同的，在没有正当理由的情况下，决不能以相同的方式对每个人进行治疗。第 13 章到第 15 章的内容将致力于为初学者和经验丰富的注射医生提供合理的治疗方案，以解决如何在某个部位使用特定剂量的 OnaBTX-A 来治疗患者，以获得明显且可重复的效果。读者还需要明白，文中所述的具体注射技术及所用 OnaBTX-A 的剂量，仅代表作者自己的观点。对特殊情况需要采取特殊的处理方式，因为一般患者不会出现完全相同的情况。因此，当医生在治疗前对患者进行评估时，患者以前是否接受过肉毒素（BoNT）治疗并不重要。医生应当将所有患者都视为是第一次接受肉毒素（BoNT）治疗。在开始注射肉毒素（BoNT）之前，医生必须综合评估患者当前的美容问题，并全面了解患者当前所关心的问题。注射医生没有必要按照过去的治疗剂量或者一些指导性图谱的建议进行治疗。在充分了解功能解剖学的基础上，注射医生应具有足够的灵活性，以正确评估并恰当地处理患者所关心的问题以及患者就诊时的衰老改变。专业注射医生应该利用肉毒素（BoNT）来改善患者肌肉的过度运动，从而对患者进行治疗，而不是针对一幅画进行治疗。

第 13 章至第 15 章中列举的 OnaBTX-A "治疗前后" 的临床照片不是用于研究目的的，而是在长期皮肤科临床美容实践中定期接受 OnaBTX-A 治疗的真实患者照片。这是这些照片的质量缺乏标准化的原因。这里展示的治疗前后的临床照片，仅作为证明临床效果的典型案例展示。同样，读者在积累了一定的临床经验以后，应当在这些注射技术的基础之上，形成自己喜欢的注射技术，并在治疗类似临床问题时能够取得相似的效果。

除非另有明确说明，否则第 13 章至第 15 章中讨论的 A 型肉毒素（BoNT-A）单位和剂量仅适用于 OnaBTX-A（即 BOTOX® Cosmetic），理解这一点非常重要。这些章节中所述的剂量只是针对 OnaBTX-A，绝对不能简单地拿来用于其他种类或品牌的肉毒素，即使这些肉毒素与 OnaBTX-A 之间的等效关系为 1 : 1[1]。应用 OnaBTX-A 作为标准来测定其他肉毒素的等效关系，只能让人感到迷惑，在将来应用不同的新型 A 型肉毒素（BoNT-A）产品或其他血清型肉毒素（BoNT）时，这种迷惑只会越来越明显，等效关系的测量结果也会变得不可靠[15,16]。不同品牌的肉毒素（BoNT）产品之间难以进行剂量互换的原因是，目前艾尔建公司（Allergan）使用的是专有细胞效价测定法，不同于其他制造商的专有效价测定法，各厂家所用的载体、稀释方法和实验室标准都不同。因此，当使用包括 OnaBTX-A 在内的任何类型的肉毒素（BoNT）（即 BOTOX® Cosmetic）时，我们必须学会怎样单独应用各种肉毒素（BoNT），而不能依靠简单的剂量转换关系，因为每条肌肉对各种肉毒素（BoNT）的反应可能存在明显不同（见附录 1）[15]。目前，人们对肉毒素（BoNT）的药代动力学和药效学的了解还只是处于早期阶段，未来的发展前景是无限的[17-19]（见第 2 章）。

2002 年，眉间肌肉或 "眉间复合体" 成为美国食品药品监督管理局（FDA）批准的首个 OnaBTX-A 美容治疗的部位[1]。然后在 2013 年和 2017 年，美国 FDA 又分别批准了 OnaBTX-A 可用于治疗外眦皱纹或 "鱼尾纹"[1] 以及中度至重度的额部皱纹。OnaBTX-A 或任何其他肉毒素（BoNT）对面部和身体其他部位的美容治疗，都是未经许可的超说明书使用。

普通皱眉纹（眉间纹）

前言：问题评估和患者选择

肉毒素（BoNT）最常治疗的是眉间和眉间纹[20-26]。在皮肤表面，眉间是指两眉毛之间的空隙。眉毛有4块降肌，可在眉间产生水平和垂直方向的皱纹（图13.1）。这些肌肉能使人做出挤眼动作，通过降低和内收眉毛以保护眼睛免受投射物、阵风和其他因素（闪光、风、灰尘、沙子）的影响。然而，如果这些眉毛降肌在静息状态下仍表现出运动亢进，则会导致内侧眉头持续而不自主的内收和压低，在两眼之间形成垂直和水平方向的皱纹。例如，一个人在注意力高度集中的时候，会出现眉心紧皱，容易被其他人误解为在皱眉，表达出担忧、疲劳、失望、沮丧、愤怒、疼痛、痛苦、衰老等负面情绪（图13.2a）。通过注射肉毒素（BoNT）使眉间4块眉毛降肌的肌力减弱，可以使眉毛抬起并略微外展，从而消除眉间的皱纹。这样就会使人看起来更加放松，表现出积极的态度（图13.2b、c）。抬高眉头通常表达出积极的态度，而压低眉头则表达出消极的情绪。此外，随着年龄的增长，眉毛逐渐降低，最终形成上睑和外眦部的"檐盖样"外观（图13.3）。女性的眉毛呈"弓"形或眉毛高挑通常更显得有吸引力（图13.2c），而男性眉毛通常更平直（图13.4、图13.5）。但是，要注意那些经过拔眉或做了永久性文眉的女性，因为她们眉毛的自然位置可能会发生改变（图13.42）。

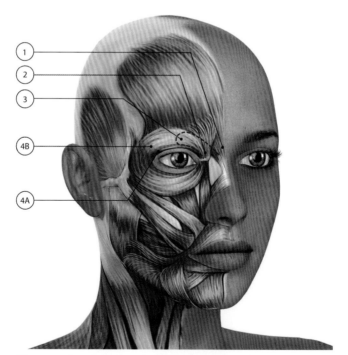

图 13.1　上面部包含1个单独的眉毛提肌（额肌）和4个眉毛降肌：1.降眉间肌；2.降眉肌；3.皱眉肌（其位于眼轮匝肌下方的走行如图所示）；4A.睑部眼轮匝肌，4B.眶部眼轮匝肌（见附录2——肌肉部分）

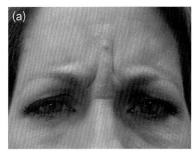
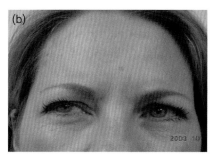
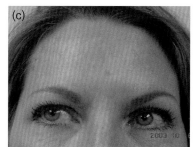

图 13.2　患者，53 岁，（a）在注意力高度集中的时候，会出现不自主的皱眉动作。随后进行了 OnaBTX-A 注射治疗。（b、c）额部和眉间部注射 OnaBTX-A 3 周后。（b）皱眉时和（c）放松时

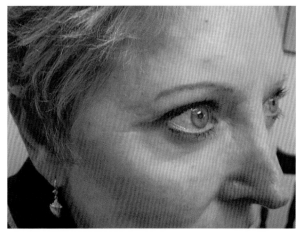

图 13.3　患者，59 岁，出现眉毛下垂、上睑及外眦出现"檐盖样"外观

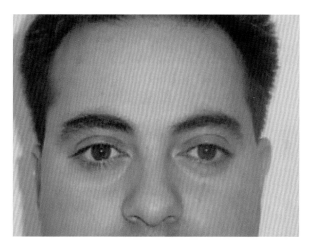

图 13.4　男性眉形更平直，位置比女性眉毛低

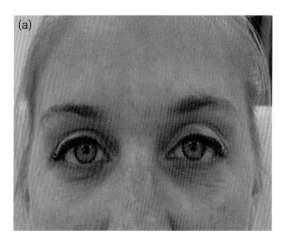
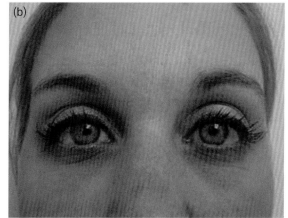

图 13.5　（a）患者，28 岁，治疗前眉毛略显平直。（b）经过有计划地注射 OnaBTX-A 治疗后，眉毛抬高呈"弓"形。请注意，右侧眉毛稍微抬高，与左侧眉毛更为对称

　　眉毛既有静态美的品质，又有动态的表现力，这种表现力随着年龄的增长而发生改变。随着年龄的增长，面部皮肤和身体其他部位变得缺乏弹性而显得臃肿。在眶周，眉毛和额部的皮肤变得松弛、下垂，眉毛降到眉弓下方，这种情况被视为不同严重程度的眉毛下垂。眉毛下垂会改变眉毛的形状和位置，从而有损一个人的年轻外貌和审美吸引力。

特林达德・德・阿尔梅达（Trindade de Almeida）等将眉间皱纹分为 5 种不同的类型 [27]（图 13.20 ~ 图 13.24）。虽然多数患者的肌肉在大体解剖上是相似的，但每个人独特的骨骼形态和肌肉运动方式使得其表达感情时在眉间会产生独特的皱纹形态。在面部其他部位也是一样。眉间皱纹形态的差异表明，每个人的 4 块眉间肌的大小和力量都不相同，1 块眉毛降肌的力量可能比其余 3 块降肌的力量更强或更弱。每个人对肉毒素治疗的反应也会不同。因此，眉间纹的形态取决于哪些肌肉的力量更强或更弱，OnaBTX-A 的注射剂量也必须相应地进行调整。根据特林达德・德・阿尔梅达（Trindade de Almeida）等的研究，某些类型的眉间纹出现频率要高于其他类型的眉间纹 [27]。

眉间的功能解剖学（见附录2）

在皮肤表面，两眉毛之间的间隙被称为眉间。有些人的眉间，可能同时出现垂直和水平方向的皱纹，皱眉时这些皱纹经常会表达出意想不到的负面情绪。眉间骨骼是鼻根上扁平光滑的三角形额骨突起，两侧为眉嵴或眉弓。面部任何表情肌收缩都会形成皮肤皱纹，这些皱纹与肌肉纤维的走行方向垂直，并沿着肌肉的运动方向分布。形成垂直眉间纹的肌肉也一样，这些肌肉纤维或多或少地呈水平方向分布，收缩时也呈水平方向运动。这些肌肉包括皱眉肌和邻近的上眼睑眼轮匝肌内侧水平纤维 [28-30]。眉毛之间的水平皱纹横跨鼻根和鼻梁，是由"内侧"眉毛降肌的垂直纤维收缩引起的，这些纤维收缩时呈垂直方向运动。这些降肌包括降眉间肌、降眉肌和邻近的眼轮匝肌内侧垂直纤维（图 13.1）。皱眉肌、眼轮匝肌、降眉肌和降眉间肌 4 块降眉肌肉，以协同 / 拮抗的方式对抗唯一的提升眉毛的肌肉——额肌的收缩，这是面部和颈前所有表情肌的功能特征（图 13.1）。

皱眉肌是一对小的、锥形的深部肌肉，起源于额骨，起点位于鼻根点外侧 4mm 的骨性眉弓内侧面的下方 [31,32]（图 13.6）。鼻根点是鼻额骨缝与鼻间骨缝的接合点（图 13.7）。临床上，可在鼻根凹陷的中点触及鼻根点。皱眉肌起点紧贴额骨，正好位于眼轮匝肌、降眉间肌、降眉肌和额肌的肌纤维交叉的下方，并以大约 30° 的倾斜角向上和向外侧走行，从额肌和上部眼轮匝肌交叉处下方穿出，止于瞳孔中线处及眶上切迹附近眉毛中部的皮下组织和真皮。皱眉肌的止点在面中线外侧 4.2 ~ 4.5cm 处，内侧眉毛上方的皮肤常常出现一个浅浅的凹陷（"皱眉肌凹陷"）（图 13.8）。

在解剖的过程中，可以看到皱眉肌的内侧部分向上与额肌、向内与降眉间肌、向下与眼轮匝肌相交织 [29,33]。皱眉肌的大部分覆盖眉弓下缘（图 13.7）[31]。解剖学研究表明，皱眉肌肌腹最厚的部分位于眉毛中间水平线的上方，离鼻根点 2 ~ 4cm 处（图 13.6、图 13.7）[28,29,31-35]。某些人的皱眉肌可能较短且更倾斜，甚至分出 1 个横头和 1 个斜头 [33]，这就是形成不同类型皱眉纹的原因之一 [27]（见图 13.20 ~ 图 13.26 中的皱眉纹）。滑车上神经血管束穿过皱眉肌，而眶上神经在该肌肉下方走行，分为两个向上走行的分支：内侧神经浅支和外侧神经深支。眶上动、静脉沿眶上神经深支走行 [29]。

眼轮匝肌是一块薄而宽的扁平肌肉，其纤维围绕眼睑和眼眶形成同心环。眼轮匝肌可分为 3 个部分。最外侧的部分叫眼轮匝肌的眶部。眼轮匝肌眶部起自鼻外侧和眶内侧的骨质结构，包括内眦韧带。肌肉纤维向上、向下走行，形成一个宽的括约肌环，围绕骨性眶缘，延伸到骨性眶缘以外，并进入眼睑（图 13.9）[28-30]。眼轮匝肌内侧部分的纤维分布方向更垂直，有时被一些研究者称为

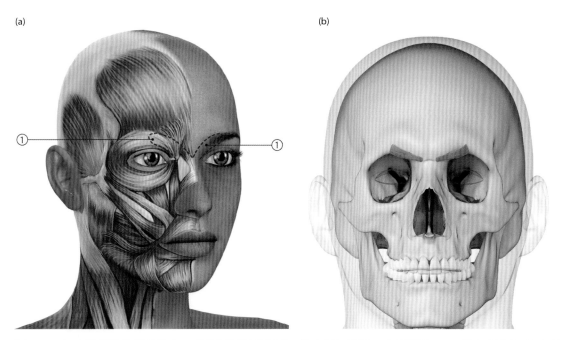

图 13.6（a）皱眉肌位于骨骼上、其他眉间肌的深面，其走行如图所示（见附录 2——肌肉部分）。（b）皱眉肌的起点和止点

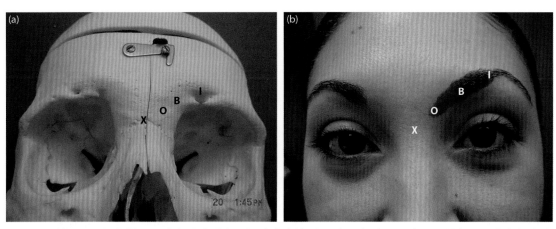

图 13.7　皱眉肌。（a）皱眉肌在颅骨上的投影，各解剖标志用字母标出。肌腹最厚的部分距离鼻根点约 2.0cm。（b）患者皱眉肌以红色标出，各解剖标志用字母标出。缩写：X，鼻根点；O，起点；B，肌腹；I，止点

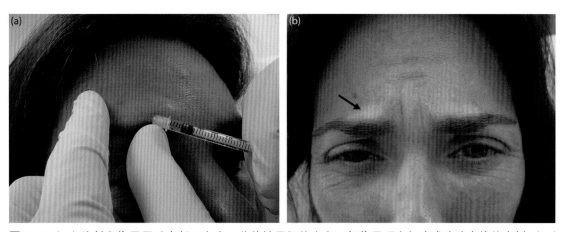

图 13.8（a）注射点位于眉毛中部正上方，此处皱眉肌的止点正好位于眶上切迹或瞳孔中线的内侧。（b）注意患者用力皱眉时皮肤出现的明显凹陷

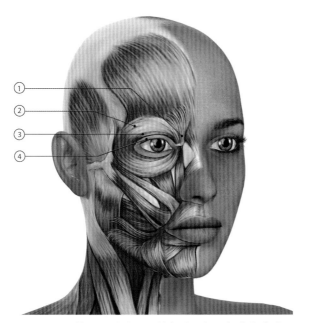

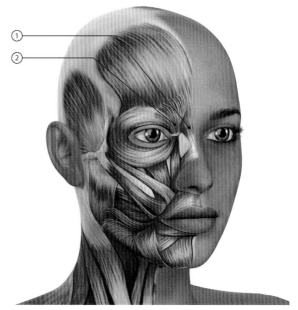

图 13.9 眼轮匝肌分为不同的部分，与眉间的各个降肌和提肌有交叉：1. 降眉肌；2. 眼轮匝肌的眶部；3. 眼轮匝肌的眶隔前部；4. 眼轮匝肌的睑板前部（见附录 2——肌肉部分）

图 13.10 降眉肌是眉间的小肌肉。降眉间肌是眉间正中的深层肌肉。1. 降眉间肌；2. 降眉肌（见附录 2——肌肉部分）

"降眉肌"（图 13.10）[33,36]。眶部眼轮匝肌的内侧部分收缩使眉毛向下、向内压低，也可使眉毛外侧部分略微降低。眶部眼轮匝肌的内侧部分覆盖眼睑，叫作眼轮匝肌的睑部。眼轮匝肌的睑部进一步细分为眶隔前部和睑板前部（图 13.9）[28-30]。睑部眼轮匝肌的收缩有意或无意地使上、下眼睑闭合。

　　眉间和鼻根处的水平皱纹是由降眉间肌、降眉肌以及内侧眶部眼轮匝肌的垂直纤维收缩造成的，这 3 块肌肉也被称为"内侧降眉肌"[33]。

　　降眉间肌是一对薄层（厚度 ≤ 1mm）肌肉，呈锥形，位于两侧眉毛之间。该肌肉覆盖鼻根点和皱眉肌在骨骼的起点。在下方起点处，两侧降眉间肌的肌腹连接在一起，向上呈"V"形分开止于皮肤[29]。降眉间肌的形状、大小和肌力决定了鼻根处皱纹的类型 [见德·阿尔梅达（de Almeida）分类的皱眉纹，图 13.20 ~ 图 13.26]。降眉间肌位于皮肤表面下方 2 ~ 4mm 处，在此处注射肉毒素（BoNT），操作比较简单[32]（图 13.10）。降眉间肌起自鼻梁下端连接骨膜（即鼻子的上半部分，覆盖鼻骨）和上外侧软骨头侧端软骨膜的筋膜腱膜，以及鼻横肌腱膜，止于鼻根和眉间的皮肤。降眉间肌纤维向上与额肌中央下部的肌肉纤维交叉，向下与鼻横肌纤维交叉，向外侧与皱眉肌、降眉肌和眼轮匝肌的内侧纤维交叉。降眉间肌的收缩将眉毛的内侧向下牵拉，在鼻根和鼻梁上形成水平的皱纹。解剖学研究也表明，女性的降眉间肌比男性长，有时甚至像额肌一样，形成分叉[29,34]。

　　目前多数学者认为降眉肌是由内侧眶部眼轮匝肌的垂直纤维组成的（图 13.10）[28-30,34]。但也有人认为降眉肌是一种与眼轮匝肌和皱眉肌完全不同的独立肌肉[33,36]。降眉肌是一个小型垂直分布的肌肉，起点为 1 个头或 2 个头，起自额上颌缝下方 2 ~ 5mm 处的上颌骨额突及泪后嵴后上方的额骨鼻突。临床上，降眉肌位于内眦韧带上方 10 ~ 15mm 处[36]。尸体解剖发现，如果降眉肌的起点为双头，则内眦血管在两头肌束之间穿过。如果内眦处的起点为单头，则内眦血管走行于该肌肉前，随后深入眉间区域[29]。降眉肌从起点垂直向上分布，越过皱眉肌的起点，止于内眦韧带上方13 ～ 16mm 的眉毛内侧皮肤。降眉肌覆盖皱眉肌和眶部眼轮匝肌内侧部分，与眶部眼轮匝肌的一些较浅的纤维相交叉[28,31,34]。降眉肌不仅有助于压低眉毛和闭合眼睑，而且还能通过挤压泪囊参与生理性泪泵的功能。

　　睁眼和闭眼动作是通过上睑附属肌肉的收缩来完成的：一个是上睑提肌，属于胆碱能支配的横纹肌；另一个是睑板上方的苗勒氏肌，为非横纹肌，属于肾上腺素能支配的平滑肌。上睑提肌是提升上睑的主要肌肉，为一个扁平的三角形薄层横纹肌，起源于总腱环或秦氏环处骨性眼眶的顶点，总腱环在眼球后的蝶骨小翼上，正好位于上直肌的起点上方（图 13.11a）[28,30]。上睑提肌位于上直肌上方，这两块肌肉都经过骨性眼眶内眼球的上面。在接近上横韧带处，上直肌止于结膜穹隆处眼球的上面，而上睑提肌继续向前延伸为宽的腱膜。随着腱膜继续向前延伸，部分纤维附着在睑板的

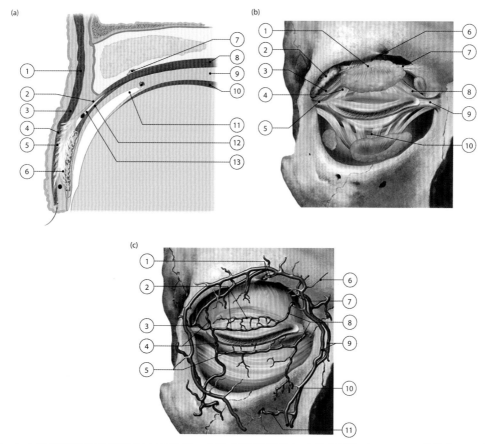

图 13.11　（a）上睑解剖结构及附属肌肉示意图。上睑提肌是提升上睑的主要肌肉，属于一种横纹肌。上睑板苗勒氏肌不是横纹肌，而是一种平滑肌。1. 眼轮匝肌（眶部）；2. 提上睑肌腱膜；3. 眼轮匝肌（眶隔前部）；4. 眼轮匝肌（睑板前部）；5. 提上睑肌腱膜止于眼轮匝肌的部分；6. 提上睑肌腱膜止于上睑板的部分；7. 上横韧带；8. 提上睑肌；9. 总腱鞘；10. 上直肌；11. 结膜上穹隆；12. 苗勒氏肌；13. 腱膜后间隙。（b）眼眶及提上睑肌腱膜和下睑缩肌的正面示意图。1. 腱膜前脂肪；2. 泪腺；3. 提上睑肌腱膜外侧角；4. 提上睑肌腱膜止于上睑板的部分；5. 外眦韧带；6. 提上睑肌；7. 上横韧带；8. 提上睑肌腱膜内侧角；9. 内眦韧带；10. 下睑缩肌止于下睑板的部分。（c）眼眶正面示意图，展示了血管弓和其他血管结构的复杂性。1. 眶上动静脉；2. 上睑板动脉弓；3. 泪腺动脉；4. 睑外侧动脉；5. 下睑板动脉弓；6. 额静脉；7. 滑车上动脉；8. 睑内侧动脉；9. 内眦动、静脉；10. 面动、静脉；11. 眶下动、静脉

前表面，其余纤维穿过睑板前眼轮匝肌止于眼睑皮肤[28,30]。上眼睑腱膜与皮肤的粘连是上眼睑皱襞形成的基础（图 13.11a）。

眉间肉毒素注射的稀释方法（见附录3）

不同的临床医生眉间注射 OnaBTX-A 所用的稀释浓度和注射剂量都不同。制造商的包装说明书建议将 100 U/ 瓶的 OnaBTX-A 用 2.5mL 非防腐生理盐水进行配制，这样每 0.1mL 的溶液含有 4U 的 OnaBTX-A[1]。然而，由于各眉毛降肌在一个非常狭小的区域中彼此紧密交织在一起，因此在该部位注射 OnaBTX-A 需要非常精确。许多经验丰富的注射医生只用 1mL 的生理盐水来配制 100U 的 OnaBTX-A，这样每 0.01mL 的溶液中就含有 1U 的 OnaBTX-A，可以使用 0.3mL 的 Becton-Dickinson 胰岛素 U-100 注射器连接 31 号针头（Bekton, Dickinson and Company, Franklin Lakes, NJ）轻松进行注射[37]。使用胰岛素注射器的优点是针头与注射器针筒为一个整体，因此在针头的针座和注射器的颈部之间几乎没有空隙，避免了额外的药物浪费（图 13.12）。另外，当 100U 的 OnaBTX-A 用 1mL 生理盐水配制后，注射器针筒上每一条刻度线对应 0.01mL 或 1U 的 OnaBTX-A。这样，只需要少量的 OnaBTX-A 溶液就可以产生理想的治疗效果。而且，大多数医生现在已改用含 0.9% 苯甲醇的防腐盐水进行 OnaBTX-A 的配制[38-41]。

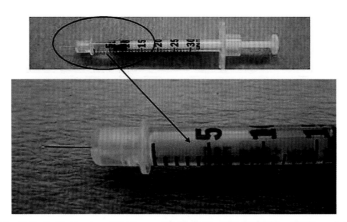

图 13.12　0.3mL 的 Becton Dickinson 胰岛素 U-100 注射器，带有一个 31 号针头，与注射器针筒为一个整体。注意针头和注射器之间没有任何无效腔。针筒上的每个单位刻度对应 0.01mL 或 1U

注射剂量：眉间纹的治疗方法（该做什么及不该做什么）（见附录4）

治疗前评估应该检查患者静息和充分活动时的状态。当患者挤眼和皱眉时，用非优势手的指腹轻轻触摸眉间的肌肉，这将有助于确定眉间各个肌肉的位置、大小和肌力（图 13.1）。眉间注射常用的标准化技术是将 OnaBTX-A 进行 5 点注射，每点的剂量为 4 ~ 10U 或更多（图 13.13）[16,41-43]。在该部位使用肌电图引导并不能提高治疗效果，因为眉间肌肉的位置表浅，很容易通过触诊和体表解剖标志进行定位[3,21,34,44]。

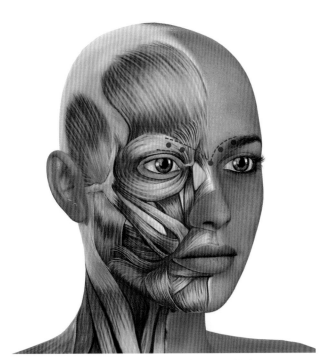

图 13.13　眉间纹治疗时使用的标准 5 点注射法

　　对于皮肤薄、皮脂少的患者，如果眉间皱纹细小，可以轻易用手展开抚平（"眉间展平试验"），肉毒素的治疗效果似乎更佳，维持时间更持久[45]。然而，有些患者由于对 OnaBTX-A 的作用不太敏感而较难治疗。在这部分较难治疗的患者中，有一类患者皮肤厚、皮脂腺多、皱纹深且难以用手指展开，患者通常为男性，也有一些是经常在户外或长期面对电脑屏幕的女性。另一种类型的患者是皮肤松弛、下垂，皱纹也很深，但很容易展开。这类患者的特点是年龄较大（>65 岁），而遗憾的是，该类患者并非肉毒素治疗的适宜人群。通常，对这些患者进行 OnaBTX-A 治疗后，会引起眉间肌肉松弛，从而导致眉毛下垂及眉间多余而缺乏弹性的皮肤发生折叠。因此，即使随后应用更高剂量的 OnaBTX-A 进行治疗，也只是造成眉毛下垂以及皱眉纹的持续存在。

　　一般来说，应用标准 5 点注射技术，总的 OnaBTX-A 注射量为 20 ~ 30U，就能使女性患者的眉间纹得到令人满意的治疗效果（图 13.14）[46-48]。另一方面，男性患者通常注射的量要大（40 ~ 80U），常常需要在眉间和眉毛内侧注射 7 个点，才能产生 3 ~ 4 个月的治疗效果（图 13.15）[49-53]。当一侧的眉间纹更深、更长或更厚时，需要比对侧注射更大剂量的 OnaBTX-A 来进行治疗。尤其是在治疗男性和那些有着 "V" 形和深 "平行" 形眉间纹的患者时（见图 13.21），可在标准 5 点注射的同时，再增加 2 个注射点，以有效地缓解这些较深的眉间纹。增加的注射点位于两侧瞳孔中线处，注射层次要表浅，这个位置的外侧皱眉肌纤维向上走行并与额肌和眼轮匝肌纤维有交叉，止于局部皮肤。表浅注射可避免削弱额肌和眶部眼轮匝肌的交叉纤维，从而避免眉毛下垂，注射位置至少要在骨性眶缘上方 3 ~ 4cm，或者眉弓或眉峰上方 2 ~ 3cm 的瞳孔中线处，这样可避免出现上睑下垂（图 13.14）。

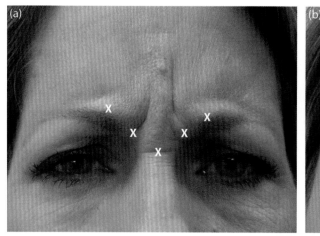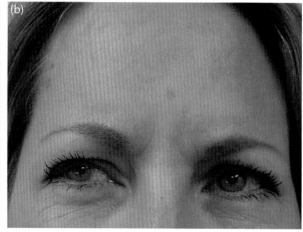

图 13.14　治疗女性眉间纹的标准 5 点注射技术。（a）治疗前的皱眉状态。（b）OnaBTX-A 治疗 3 周后的状态

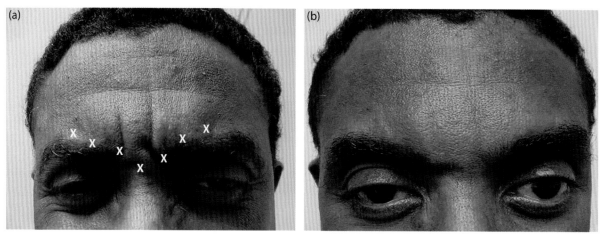

图 13.15　患者男性，51 岁，采用标准 7 点注射技术治疗眉头紧锁形成的较深皱纹。（a）治疗前用力皱眉时的状态。（b）OnaBTX-A 治疗后 1 个月用力皱眉时的状态

曾经，有些注射医生喜欢先进行眉间注射，然后间隔一段时间再进行额部注射，尤其是对于初次接受治疗的患者[41,54]。这种注射方法在早些年刚开始开展 OnaBTX-A 注射时被认为是正确的，因为当时额部注射用的量比较大。同时对眉间的降肌和眉毛的提肌进行注射，由于用量较大，常常造成额部和眉间完全麻痹，也会造成眉毛下垂[41]。随着美容技术的发展，患者逐渐要求治疗后额部不要显得"那么僵硬"，美国食品药品监督管理局（FDA）最近也批准了 OnaBTX-A 治疗额纹和鱼尾纹的适应证，所以目前多数注射医生能够同时对整个上面部进行安全有效的治疗（图 13.1）[42,55,56]。

使用 OnaBTX-A 成功治疗眉间纹并不是一件简单的事情。多年来，文献中报道了多种注射方式，如果患者选择正确，每种注射方式都能产生最佳效果。这种情况导致人们错误地认为任何注射方式都挺好，注射 OnaBTX-A 也是一件很容易的事情。然而，事实并非如此（见图 13.20 ~ 图 13.26 中的眉间注射方式）。

　　治疗取得成功的关键是医生在治疗前需要对患者进行全面的评估，并明白为什么会形成这种类型的皱纹，哪些肌肉是形成这些皱纹的原因。一旦进行了恰当的评估并制定了合理的治疗方法，使用哪种注射方式就无关紧要了。应该根据患者肌肉活动的特征以及皱纹类型进行个性化的治疗，针对不同患者可以进行 3 点、5 点、7 点或更多点的注射[57,58]。然而，对于初学者来说，在最初的临床实践中需要一个参照点及一套标准的注射方式对其进行指导。随着初学者对功能解剖学以及 OnaBTX-A 注射方式的了解不断深入，他们将自发形成更具有针对性和个性化的 OnaBTX-A 注射方法。注射医生也不应忘记在每次 OnaBTX-A 注射之前要辨别出可能存在的双侧眉毛不对称问题，进行照相记录，并告知患者。根据作者个人观察，有多达 45% ～ 65% 的普通女性和男性在接受肉毒素（BoNT）治疗之前就存在某种形式的眉毛不对称问题。患者的病历资料中应包含照片资料、医生临床评估的书面总结，以及与患者的谈话记录。在病历资料中除了要签署知情同意书外，还必须包含患者与医生沟通的结果，尤其是需要患者确认自己存在的某些解剖异常。

　　治疗前眉毛和眼睑的位置和双侧对称情况决定了治疗眉间纹的注射技术（图 13.16）。对眉毛几乎平直的女性，可以将 OnaBTX-A 注射到眉毛的降肌中，通过减弱皱眉肌、降眉间肌、眼轮匝肌和降眉肌交叉纤维的肌力以达到抬高眉毛的效果（图 13.17、图 13.18）。

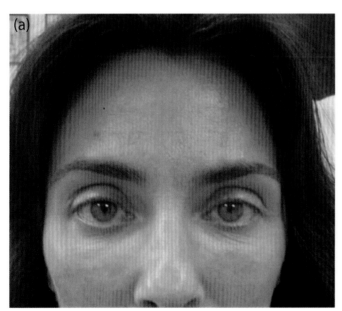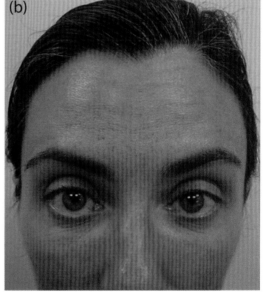

图 13.16　患者女性，眉毛平直。（a）治疗前。（b）对降眉毛肌肉进行 OnaBTX-A 治疗后，眉毛显得更加弯曲

　　为了获得最佳的眉间纹治疗效果，减少并发症，需要加大 OnaBTX-A 溶液的配制浓度，减少注射的溶液量，在眉间进行精确注射，无论两侧注射的量是否相等。患者取坐位或半卧位，在用力挤眼和皱眉时，医生轻轻触诊眉毛内侧，用非注射手的食指和中指确定皱眉肌的肌腹位置，要求患者尽量抬高眉毛，同时食指的指尖仍放在皱眉肌肌腹最厚的部位（图 13.17）。在进针之前，非注射手的食指稍微向头侧移动，放到肌肉最厚处的上方，通常位于眉毛之上。将非注射手的拇指放在眶上

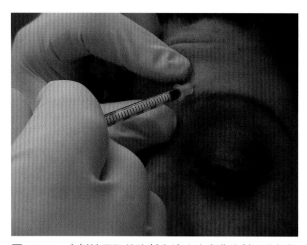

图 13.17　内侧皱眉肌的注射方法（注意非注射手的拇指和食指的位置）

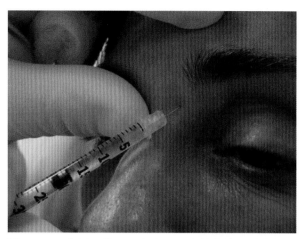

图 13.18　内侧眼轮匝肌和降眉肌注射方法，首先在眉弓的最内下方进行注射，注意进针角度为 60°，表浅注射，注射位置在泪阜正上方约 2cm 处

缘。针尖的针孔朝上并远离眼球，以 60°~90° 的角度插入皮肤，并在拇指上缘和食指之间慢慢向皮下进针，针头方向略微向上、向外，直至能感觉到针头刺入皱眉肌的肌腹为止。通常，针头进入肌肉时能够感觉到，当针头穿透深筋膜进入肌肉时，会突然感觉到一定的阻力。此时，针头可能会碰到骨骼。如果碰到骨骼，患者会感觉到剧痛。这时应该将针头回撤，使其远离骨骼，但又不能回撤到皱眉肌肌腹外。注射肉毒素（BoNT）期间，针头应始终保持在肌肉内，具体位置在眶上切迹内侧，骨性眶缘上方 2~2.5cm。注射医生应避免针尖碰到额骨，以免给患者带来额外的疼痛。但这一点对于初学者来说并不容易做到。

　　注射 OnaBTX-A 之前，将非注射手的食指和拇指放在眉毛的上方和下方有多种目的，首先可以避免将 OnaBTX-A 注射得太低，太靠近眶缘。宾德（Binder）等认为，当拇指直接按压在骨性眶缘的下方时，可以减少 OnaBTX-A 在眶隔后的弥散，从而避免引起上睑下垂[59]。另外这种方法通过食指和拇指的感觉也容易确定皱眉肌的位置。注射过程应该缓慢、谨慎及轻柔，防止药物扩散到周围非靶向肌肉中。针头位置固定后，将 4~10U 的 OnaBTX-A 注入肌肉力量最强的部位，该位置大概在鼻根点上方 10~15mm 及外侧 15~20mm 处，或者在鼻根凹陷中点处[31-35,57-59]。

　　接下来，让患者再次皱眉，注意观察眉毛内收的程度。如果皱眉肌力量较强，则会在眉毛上方瞳孔中线处观察到明显的皮肤收缩。在部分患者中，沿着眉毛还会形成与眉间中部皱眉纹平行的垂直皱纹［见图 13.24~图 13.27 中特林达德·德·阿尔梅达（Trindade de Almeida）分类的眉间"川字纹"］。这些皱纹可通过在眉毛中部上方皮内注射 2~4U 的 OnaBTX-A 来治疗，此处正好为皱眉肌止于皮肤的位置，该位置正好位于眶上切迹或瞳孔中线的内侧。患者用力皱眉时，此处可出现明显的皮肤凹陷（皱眉肌凹陷）（图 13.8b）。在这些外侧点位注射时，首先让患者抬起眉毛，医生用非注射手的拇指将眉毛的中部向上推，然后以 45°~60° 的角度进针，表浅注射，注射后局部会形成皮丘。这个位置的皱眉肌纤维表浅，止于皮肤的下表面。这个位置的肉毒素注射可以减轻眉毛内收，并消除眉毛中部的皱纹（图 13.25，图 13.26a、b）。如果注射太深，额肌纤维会受到影响，有可能导致眉毛下垂。如果注射位置太低，靠近骨性眶缘，就会导致上睑下垂。

接下来将针头从皮肤中抽出，调整针尖方向，朝向内侧眉头，以 60°～90° 扎进皮肤，进针位置也可以在眉毛和眉弓的最内侧，正好位于内眦泪阜上方约 2cm 处（图 13.18）。应当进行表浅注射，注射后局部会形成皮丘。此处为肌肉收缩力量最大的位置，注射 2～6U 的 OnaBTX-A，可减弱眶部眼轮匝肌内侧垂直纤维和降眉肌的收缩。由于此处眼轮匝肌和降眉肌的纤维紧紧地黏附在皮肤下方，因此可以在皮内或皮下浅层进行注射。该部位进行表浅注射也可以避免损伤滑车上血管和神经。如果额肌纤维没有受到影响，应用这种方法可以达到令人满意的内侧眉头向上提升效果[60,61]。注射后立即向上和向外侧轻轻按摩几秒钟，有助于缓解经皮注射引起的疼痛。用力按摩肯定会使 OnaBTX-A 弥散到目标区域之外，累及非意愿治疗的肌肉，如累及额肌下部纤维，导致眉毛下垂。

接下来，在鼻根处对降眉间肌肌腹注射 4～10U 的 OnaBTX-A（图 13.19）。注射后 OnaBTX-A 经常会有一部分扩散到降眉肌和眶部眼轮匝肌内侧部分，可以使这 3 种肌肉的力量均得到减弱。这个部位 OnaBTX-A 注射的剂量取决于肌肉的整体力量以及眉间水平皱纹的深度。降眉间肌的力量可在患者反复用力挤眼和皱眉时，用非注射手的食指和中指指腹轻轻触摸来判断。眉间皱纹可能是深深的静态性皱纹，特别是那些水平皱纹。那些对 OnaBTX-A 治疗具有耐药性的患者，多为经常在户外活动或长期面对电脑屏幕的男性及女性，这部分人因频繁挤眼而使得眉间肌肉变得明显肥大。注射时应用非注射手的拇指和食指捏起鼻根的皮肤和软组织，将 OnaBTX-A 注射到降眉间肌的肌肉内，而不是皮下。捏起皮肤和肌肉后，在鼻根中央进行 1 点或 2 点注射可以避免针尖触到鼻骨，以免给患者带来不必要的额外痛苦。注射位置应在鼻根点上下 1～3mm 处。肌力较弱的降眉间肌至少注射 OnaBTX-A 2U，而肌力较强者注射剂量常可达到 10U，注射点可能为 1 个、2 个甚至更多。当在眉弓及眉毛内侧注射对皱眉肌和内侧眶部眼轮匝肌进行治疗时，已有部分降眉间肌得到了治疗。

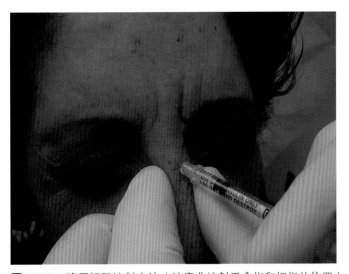

图 13.19　降眉间肌注射方法（注意非注射手食指和拇指的位置）

同样，在鼻根注射治疗降眉间肌后立即进行轻柔按摩，也会导致 OnaBTX-A 扩散到降眉肌和内侧眶部眼轮匝肌的部分纤维中。

有些类型的眉间纹较其他类型更为多见[27]。特林达德·德·阿尔梅达（Trindade de Almeida）及其同事研究发现，最常见的类型是由眉间皮肤同时内收和下压产生的（64%），这是由于皱眉肌收缩时，两侧眉毛向中线靠拢，在眉间中央形成平行的垂直皱纹。同时，降眉间肌将眉间皮肤向下牵拉，在鼻根部形成水平皱纹。常见的有两种眉间纹形态，第一种相对少见（27%），即特林达德·德·阿尔梅达（Trindade de Almeida）等提到的"U"形皱纹（图 13.20）[27]。对于这些患者，可应用 5 点注射法进行治疗，每点注射 OnaBTX-A 4 ~ 10U[27]。皱眉肌和降眉间肌如果肌力更强、运动更亢进，也会产生形态类似的眉间皱纹，但这些皱纹更深、角度更尖锐，更像"V"形，见于37% 的研究人群（图 13.21）。对这些皱纹的治疗通常需要 7 点注射法，每点注射的 OnaBTX-A 剂量更高[27]。

另一种不太常见的眉间纹形态为欧米茄形，仅见于 10% 的患者。这类人在皱眉时，最初眉毛向中间内收，眉间皮肤轻度下垂，两侧形成平行而深的垂直皱纹。随着眉间收缩力量越来越强，眉间的上部向上方移动，形成深而水平的皱纹，而眉毛内侧继续向下移动，在鼻根两侧形成轻度的水平

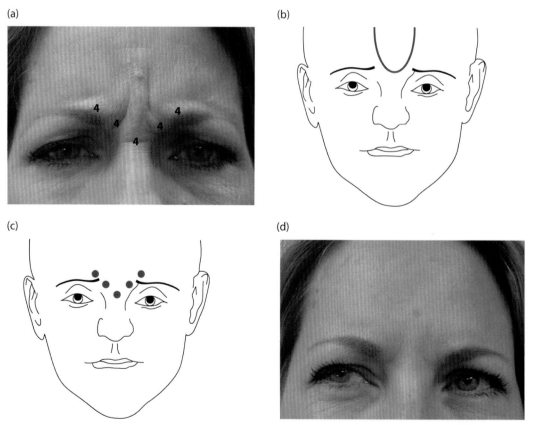

图 13.20（a）内侧眉毛轻度至中度的内收和降低，形成一种典型的、最常见的"U"形皱眉纹。（b）"U"形皱眉纹的形成主要涉及皱眉肌和降眉间肌[26]。（c）"U"形皱眉纹的治疗采用 5 点注射法[26]。（d）同一患者在 OnaBTX-A 治疗 2 周后皱眉时的情况

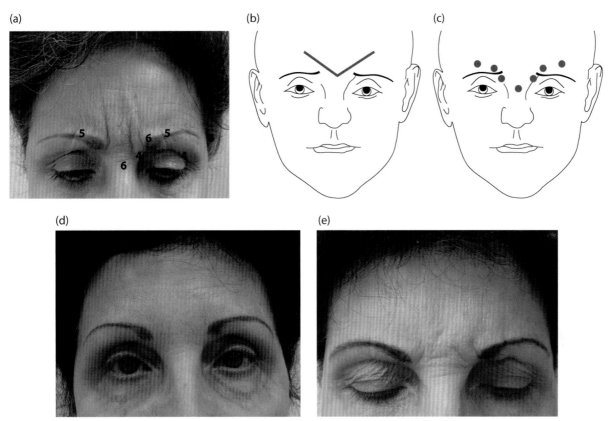

图 13.21 （a）患者女性，62 岁，内侧眉毛中度至重度的内收和降低，形成了另一种常见的"V"形皱眉纹。（b）"V"形皱眉纹是由于眉间肌肉用力收缩造成的，涉及的肌肉包括皱眉肌、降眉间肌和内侧眼轮匝肌[26]。（c）对于这种明显的"V"形眉间皱纹，需要采用 7 点注射法进行治疗，每点 OnaBTX-A 的注射剂量更高[26]。（d）OnaBTX-A 治疗 2 周，放松状态下。（e）皱眉时的眉间形态

皱纹，整体外观如希腊字母欧米茄（Ω）的形状（图 13.22）[27]。这类人的皱眉肌和降眉肌内侧纤维可能与中间额肌的下部纤维一起收缩。治疗欧米茄形眉间纹的注射方法为：在皱眉肌和降眉肌多点注射 4 ~ 8U 或更高剂量的 OnaBTX-A，在降眉间肌注射 2 ~ 6U 的 OnaBTX-A，在中间额肌的下半部分多点注射 2 ~ 6U 的 OnaBTX-A[27]。

　　"倒欧米茄"形是 5 种眉间纹中最不常见的类型（6%），一般患者的鼻根扁平，多见于亚洲人中（图 13.23）[27]。当这类人皱眉时，眉间中部连同两侧眉毛一起降低，在鼻根部形成深的水平皱纹，而垂直方向的皱纹较轻甚至没有[27,62]。这类患者的治疗方法包括在降眉间肌注射 OnaBTX-A 6 ~ 10U，在降眉肌和内侧眶部眼轮匝肌注射 OnaBTX-A 4 ~ 8U，在皱眉肌注射 OnaBTX-A 4 ~ 8U。

　　另一种不太常见的眉间纹类型（20%）是由中间和外侧眉毛向眉间收缩形成的。眉间在垂直方向上运动幅度很小，因为降眉间肌和额肌之间的力量比较平衡，几乎不形成水平皱纹，只表现为垂直的"川字纹"（图 13.24）[27]。对于这类人，眉毛从外向内收缩的幅度和深度取决于年龄和皮肤松弛的程度。皮肤的松弛度增加会使眉毛内侧的垂直皱纹增多。治疗时需要在皱眉肌肌腹及整个皱眉

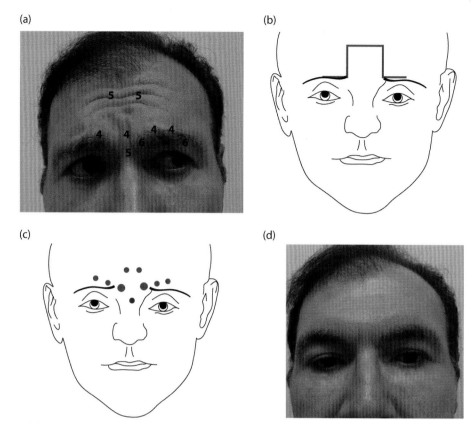

图 13.22　（a）内侧眉毛内收，眉间抬高，中、外侧眉毛降低，形成"欧米茄"形眉间纹。（b）形成"欧米茄"形眉间纹的肌肉包括：皱眉肌和中间额肌的下半部分[26]。（c）治疗"欧米茄"形眉间纹需要采用 8 点注射法，皱眉肌和中间额肌的下半部分需要注射更高剂量的 OnaBTX-A，而降眉间肌注射的剂量要低（蓝色所示：作者后加上的注射点位）。（d）OnaBTX-A 治疗后 2 周皱眉时的状态。[（c）From Trindade de Almeida AR et al. Dermatol Surg 2012; 38(9): 1506 - 1515.]

肌内注射高剂量（6 ~ 10U 或更高）的 OnaBTX-A，可以有效缓解眉毛上方多余的皱纹（图 13.25、图 13.26）。如果治疗后仍存在皱纹，则上睑部眼轮匝肌的内侧水平纤维也可能参与皱纹的形成，因此需要 1 点或多点皮内注射 OnaBTX-A 2 ~ 6U，注射位置在骨性眶缘上方 2 ~ 3cm 瞳孔中线处。如果需要，也可以在降眉间肌内注射 4 ~ 10U 或更高剂量的 OnaBTX-A（作者首选的技术）（图 13.22、图 13.24）[27]。

眉间纹治疗后的效果（见附录 4）

对于所有的患者，每次治疗时，都必须准确记录注射的剂量及注射部位。详细的临床记录有助于获得一致的治疗结果。因此，当选择恰当的注射技术时，其结果是可预测的、可重复的。眉毛之间的垂直皱纹以及鼻根部的水平皱纹都会减轻并最终消失。如果治疗得当，眉毛中部的皱眉纹也会减轻并暂时消除。

治疗后患者降眉间肌肉的肌力会显著削弱，而眉毛上方额肌的肌力不会减弱，由于额肌的提拉作用，可使患者的眉毛明显抬起 2 ~ 3mm（图 13.27）[60-64]。当用 OnaBTX-A 治疗眉间纹后，由

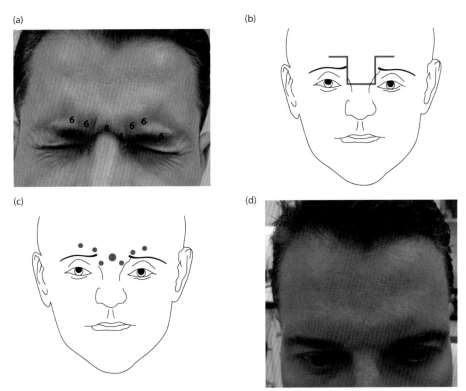

图 13.23 （a）内侧眉毛降低程度多于内收程度时，可形成"倒欧米茄"形眉间纹。注意鼻根部较深的水平皱纹。（b）"倒欧米茄"形眉间纹不常见，涉及的肌肉主要包括：降眉间肌和皱眉肌[26]。（c）治疗时可使用另一种 7 点注射法，在降眉间肌需要注射更高剂量的 OnaBTX-A[26]。（d）OnaBTX-A 治疗后 2 周皱眉时的状态

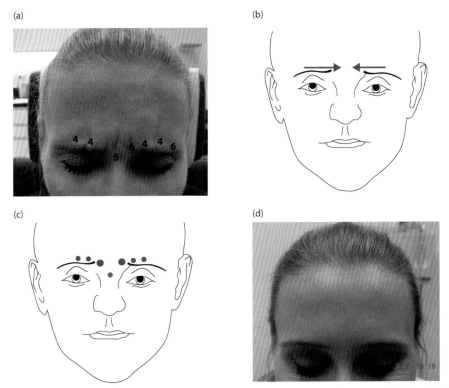

图 13.24 （a）眉毛基本上只有内收动作，从而形成"川字形"眉间纹。眉毛内侧几乎没有抬高或降低。（b）这种"川字形"眉间纹不常见，涉及的肌肉主要包括：皱眉肌和上眶部眼轮匝肌内侧水平纤维[26]。（c）主要针对皱眉肌和上眶部眼轮匝肌内侧部分进行 OnaBTX-A 6 点注射（蓝色为作者添加的注射点）。（d）OnaBTX-A 治疗后 2 周皱眉时的状态 [（c）From Trindade de Almeida AR et al. Dermatol Surg 2012; 38(9): 1506 - 1515.]

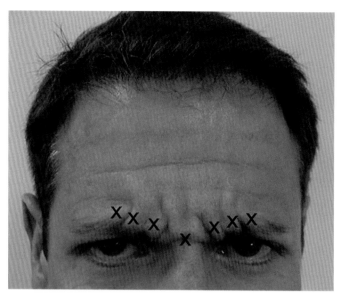

图 13.25　患者男性，48 岁，治疗前眉间川字纹的形态，注意降眉间肌的强力收缩形成鼻根部深深的水平纹

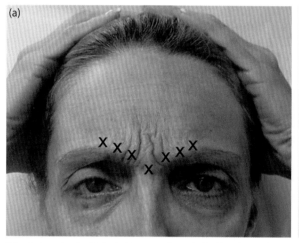
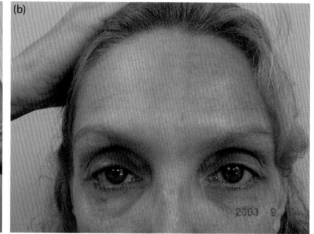

图 13.26　（a）患者女性，61 岁，治疗前眉间川字纹的形态。注意无降眉间肌收缩，鼻根部无水平皱纹。（b）OnaBTX-A 治疗后 2 周时的状态

于降低眉毛的肌肉（皱眉肌、降眉肌、眼轮匝肌和降眉间肌）与提升眉毛的肌肉（额肌）之间的动态关系发生改变，两侧眉毛之间的水平距离会增宽，内侧眉毛会抬高（图 13.28）[60,62]。眉毛高挑会使大多数女性显得更有吸引力，但男性则不会。为了避免男性眉毛高挑，可在眶上缘上方 2.5 ～ 4.0cm 的瞳孔中线处，皮内或额肌内额外注射 OnaBTX-A 2 ～ 6U。采用这种方法治疗后可使眉毛变得平直，同时也不会引起眉毛下垂（见"水平额纹"部分）。

　　通常眉间纹经 OnaBTX-A 治疗后效果可维持 3 ～ 4 个月。第 1 次接受 OnaBTX-A 治疗的患者可能会出现一些不对称现象，因此需要在治疗后 2 ～ 3 周内让患者复诊，如有需要，进行补充注射。OnaBTX-A 多次治疗后的效果维持时间会逐渐变长，因此在最初 2 ～ 3 年内患者一般每 3 ～ 4 个月进行 1 次治疗，以后有可能每隔 5 ～ 6 个月进行 1 次治疗（见附录 3）。

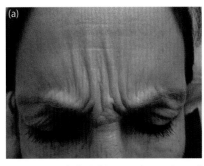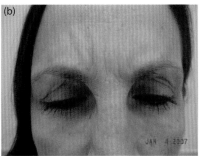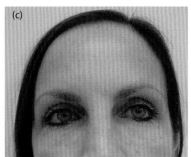

图 13.27　患者女性，52 岁，眉间川字纹。(a) OnaBTX-A 治疗前皱眉时的眉毛形态。(b) 治疗后皱眉时的眉毛形态。(c) 放松状态下眉毛形状，注意患者眉毛呈漂亮的弓形

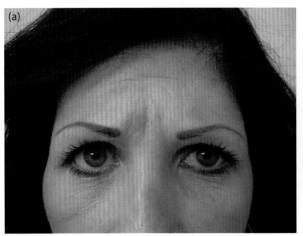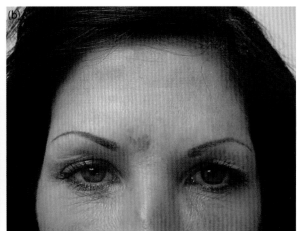

图 13.28　患者，37 岁，同时接受了眉间纹和额纹的治疗。(a) OnaBTX-A 治疗前皱眉时的状态。(b) 治疗 2 周后皱眉时的状态。注意治疗后眉间距离增宽和内侧眉毛抬高

眉间纹治疗的并发症（不良后遗症）（见附录 6）

　　上睑下垂是眉间及眉间周围注射 OnaBTX-A 后最明显、最常见的并发症（图 13.29）[8,54,64]。很多人认为，上睑下垂是由于注射的 OnaBTX-A 经眶隔弥散到上睑提肌，造成上睑提肌肌力减弱所致（图 13.10、图 13.30）。这种情况老年人更常见，因为其眶隔屏障功能已经减弱，当注射大量低浓度的 OnaBTX-A 时，如果注射速度过快，注射层次过深，在瞳孔中线处注射位置过低、靠近眶缘时更易发生。有时在眶缘处，上睑提肌的一些肌纤维可以分布到提肌腱膜的前方，更容易接触到通过眶隔弥散来的 OnaBTX-A，使上睑提肌部分纤维肌力减弱，导致上睑下垂（图 13.10）。年轻患者意外发生上睑下垂，通常是由于在眉中部注射 OnaBTX-A 过深造成的，特别是 OnaBTX-A 浓度较低，注射溶液量较大时。造成上睑下垂的另一个原因是：注射位置距离眉毛上缘 2cm，而不是距离骨性眉弓或眉嵴上方 2cm。大多数男性和部分女性的眉毛位于眉骨下方，直接位于骨性眶缘处（见下文的眉毛位置内容）。在这些人的眉毛上方注射 OnaBTX-A，会使提肌腱膜存在与肉毒素（BoNT）接触的风险，因为上睑提肌腱膜正好从骨性眶缘处穿出（图 13.10）。OnaBTX-A 很容易减弱与提肌腱膜相连的上睑提肌的肌力，减弱上睑的上抬动作，导致上睑下垂。

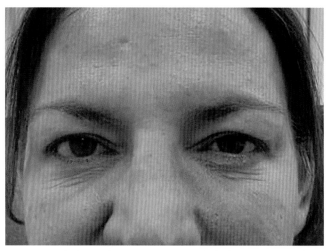

图 13.29   患者 49 岁，OnaBTX–A 治疗大约 10 天后，左侧上睑出现 1 ~ 2mm 的下垂

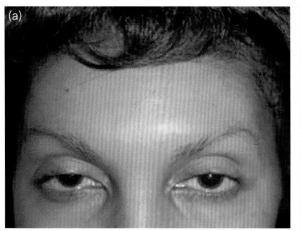
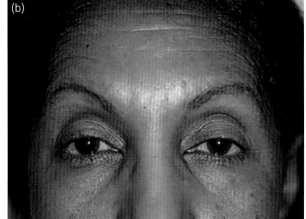

图 13.30 （a）患者 67 岁，OnaBTX–A 治疗额纹和眉间皱纹大约 7 天后，右侧上睑出现 1 ~ 2mm 的下垂。患者不停地眨眼。（b）右眼滴入 2 滴阿普拉可乐定 30min 后的状态

拉米（Ramey）和伍德沃德（Woodward）在尸体研究中使用可注射的亚甲蓝染料证明，在眶上孔附近深部注射 OnaBTX–A 时，有可能通过眶上孔使毒素渗透到骨性眼眶的上壁，从而影响到上睑提肌[65]。在眶上孔处的皱眉肌深处注入 1% 的亚甲蓝后，他们通过前路解剖发现，眶隔前和提肌腱膜表面被染成蓝色。通过后路解剖发现眶内骨膜表面及眶周也被染成蓝色，上睑提肌的上表面和邻近组织也被染成蓝色，包括眼上静脉及其分支。在这项研究中，他们提出了上睑下垂的两种机制假说：第一种，在深层注射后，肉毒素（BoNT）可通过骨膜前平面，达到上睑提肌；第二种，肉毒素（BoNT）可以沿着眼上静脉的分支弥散，而眼上静脉有一部分是沿着提上睑肌走行的。因此，注射时应将注射针头远离眶上孔，注射过程中动作要轻柔、缓慢，注射液体量要少、肉毒素（BoNT）配制的浓度要高，可以有效避免上睑下垂。在眶上神经或眼上静脉分支附近，要避免深部注射，以防止药物沿着上睑提肌周围的神经或血管浸润[65,66]。

　　为了避免注射 OnaBTX-A 过于接近骨性眶缘，注射层次应该表浅，注射位置应该比骨性眶缘高 3 ~ 4cm，或者比眉弓高 2 ~ 3cm。只要注射位置距离骨性眶缘不到 3cm，不管眉毛在眉弓的什么位置，都将使 OnaBTX-A 直接或间接影响到提肌腱膜，并减弱其近端肌肉的力量，从而导致上睑下垂。

　　女性患者的眉毛通常在上睑皱襞上方约 5cm 处。而男性眉毛通常位于眉弓处或眉弓下方。不过，也有一些女性的眉毛和男性的一样，位于眉弓处或眉弓下方。因此不要把眉毛作为注射的参考点，而应该把骨性眶缘作为参考点。因此，注射位置应该距离骨性眶缘 3 ~ 4cm。

　　发生上睑下垂后，上睑会下垂 1 ~ 2mm 或更多，遮盖部分角膜上缘（图 13.30）[64]。注射 OnaBTX-A 后，上睑下垂最早出现在 48h 内，有时在 7 ~ 10 天后出现，通常持续 2 ~ 4 周甚至更长时间。角膜反光点距上睑缘距离（Margin to Reflex Distance，MRD）是一种用来测量和诊断上睑下垂的方法。MRD 定义为眼睛向前注视时，瞳孔中部角膜光反射点到上睑缘的距离。正常 MRD 的垂直高度大约为 4mm。当 MRD 的测量值小于 2mm 时，就表现为上睑下垂。此外，如果双眼之间的高度相差 1 ~ 2mm，就有可能发生一定程度的单侧眉毛代偿性抬高[67]（图 13.31b）。

　　治疗上睑下垂的药物为 0.5% 阿普拉可乐定滴眼液（Iopidine®，Alcon Laboratories，Inc.，Fort Worth，TX）。阿普拉可乐定滴眼液是一种具有轻度 α-1 活性的 α2- 肾上腺素能激动剂，可以收缩苗勒氏肌（交感神经支配的具有提上睑功能的平滑肌），可暂时性抬高上睑 1 ~ 2 mm（图 13.10、图 13.30）。治疗时患眼滴 1 ~ 2 滴滴眼液。如果 15 ~ 20min 后上睑下垂仍然存在，应该继续在眼内再滴入 1 ~ 2 滴滴眼液。一天治疗 3 ~ 4 次。阿普拉可乐定滴眼液最好在绝对必要时再使用，因为频繁使用的话会造成大约 20% 的患者出现接触性结膜炎。如果没有阿普拉可乐定滴眼液，可使用具有散瞳和血管收缩作用的去氧肾上腺素 [Mydfrin 2.5%，Alcon Laboratories，Inc.，Fort Worth，TX，or Neo-Synephrine® HCl，2.5% Ophthalmic Solution，USP，Paragon BioTeck，distributed by Bausch & Lomb（a division of Valeant，Laval，Quebec，Canada），也有其他商标名称：AK-Dilate，AK-Nefrin，Isopto Frin，Neofrin]，这种药物是一种 α-1 激动剂[41]。然而，去氧肾上腺素比阿普拉可乐定的潜在副作用更大。具体来说，只使用 2.5% 的滴眼液，去氧肾上腺素就会使眼压升高，也会引起全身过敏反应和荨麻疹、局部接触性皮炎和刺激性皮炎，并使闭角型青光眼、心律失常和高血压的病情加重。由于去氧肾上腺素也是一种散瞳剂，即使 1 滴也会影响视觉的正常调节，从而使患者视力降低。萘甲唑啉（Naphcon-A®，Alcon Laboratories，Inc.，Fort Worth，TX）是另一种具有肾上腺素能特性的减轻眼部充血的药物，可刺激苗勒氏肌收缩，暂时性提升下垂的上睑[64]。不同品牌的萘甲唑啉 [例如，Vasocon-A®，（盐酸萘甲唑啉 0.05%、磷酸安替唑林 0.5%）Novartis Ophthalmics，East Hanover，NJ] 还添加有不同的抗组胺药，由于这些药物的副作用多，因此应当少用并且谨慎用药，一定要在需要时才用来矫正上睑下垂。如果患者不能耐受任何外用抗上睑下垂药物时，可尝试在睑部眼轮匝肌补充注射 OnaBTX-A，以减弱眼轮匝肌的肌力（图 13.31a）[64]。对于经验丰富的专业注射医生来说，可在睑板前眼轮匝肌位置皮下注射小剂量、低浓

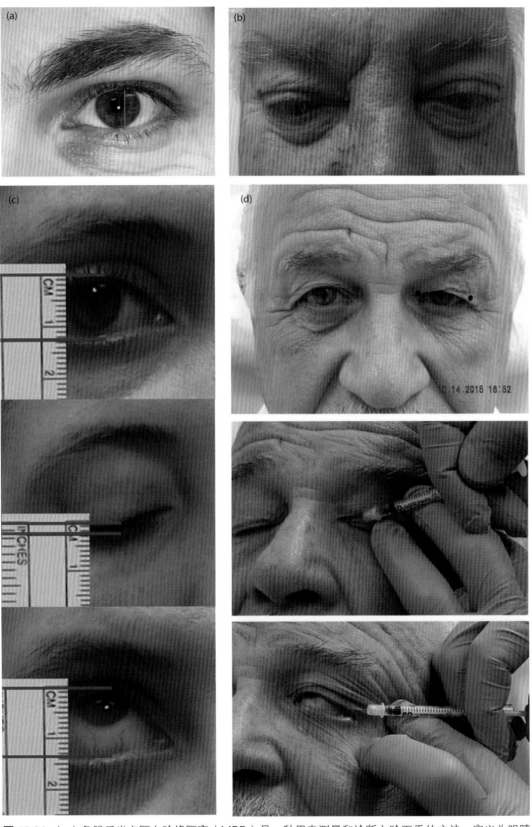

图 13.31 （a）角膜反光点距上睑缘距离（MRD）是一种用来测量和诊断上睑下垂的方法。定义为眼睛向前注视时，瞳孔中部角膜光反射点到上睑缘的距离。正常 MRD 的垂直高度大约为 4mm，图中红线所示。睑裂是上下眼缘之间的距离，通常为 7～12mm，图中绿线所示。（b）患者男性，69 岁，获得性上睑下垂。注意上眼睫毛普遍性下垂。（c）测量上睑提肌力量时，注射者首先用手固定住患者的额肌，然后测量患者努力向下看和向上看时上睑缘运动的幅度。正常上睑缘的运动幅度在 14mm 以上。当运动幅度小于 14mm 时，任何眉间肉毒素（BoNT）治疗后都有可能发生一定程度的上睑下垂。（d）可对内侧和外侧睑板前眼轮匝肌纤维进行 OnaBTX-A 皮下注射来矫正轻度上睑下垂[64]

度的 OnaBTX-A，以减弱此部位肌肉对提上睑肌的拮抗力量。类似的注射方式也可用于治疗各种眼睑痉挛性疾病。根据上睑下垂的严重程度，紧贴睑缘在最内侧和最外侧睑板前眼轮匝肌位置，皮下注射 0.5U 的 OnaBTX-A，总量不超过 1.5U，以避免上睑提肌中央肌纤维进一步接触到 OnaBTX-A（图 13.31a）[64]。注射后局部应当形成小皮丘。

当下部额肌纤维肌力减弱时，可导致眉毛位置降低，从而产生继发性上睑下垂。下垂的眉毛对上睑施压，从而使眼裂垂直高度变窄。这种继发性上睑下垂更常见于眼睑皮肤松弛的老年患者。有些人，不论年龄大小，为了矫正松弛下垂的眉毛，常常不由自主地利用下部额肌纤维来提升眉部的软组织，从而使上睑能够维持在较高的位置[64]。当这种额肌的代偿性提眉作用被肉毒素（BoNT）减弱时，会导致继发性上睑下垂。

肉毒素（BoNT）注射前仔细检查患者是否存在上睑提肌无力或上睑提肌腱膜裂孔，以判断肉毒素（BoNT）治疗后患者发生上睑下垂的风险，避免上睑下垂的发生。测量上睑提肌力量时，注射者首先用手固定住患者的额肌，然后测量患者努力向下看和向上看时上睑缘运动的幅度。正常上睑缘的运动幅度在 14mm 以上[68]。当运动幅度小于 14mm 时，任何眉间肉毒素（BoNT）治疗都有可能发生一定程度的上睑下垂（图 13.31c）。另一种预测上睑下垂发生风险的方法是根据睫毛下垂（Lash Ptosis，LP）来判断。先天性或后天性上睑下垂患者可表现为睫毛下垂（LP），即上眼睑睫毛方向向下倾斜。睫毛下垂（LP）意味着提肌腱膜的末端纤维松弛，这些末端纤维穿过眼轮匝肌止于上睑的皮肤和皮下组织[69]（图 13.31d）。

对于皮肤紧致、没有代偿性眉毛抬高的年轻患者，当在额部中央过度注射肉毒素（BoNT）后，通常会发生眉毛内侧下垂，表现为内侧眉头明显低于外侧眉尾，伴有眉间皮肤的隆起。这是由于下部额肌中央纤维肌力过度减弱，而降眉毛的肌肉如降眉间肌、降眉肌和内侧眶部眼轮匝肌的肌力仍然存在，使得额部中央及眉间的皮肤向下牵拉所致（图 13.32）。

当眶周过度注射肉毒素（BoNT）后，部分患者会出现眼裂闭合不全。当眼轮匝肌的正常括约肌功能丧失时，就会发生眼睑闭合不全，造成上睑无法与下睑完全闭合。当肉毒素（BoNT）扩散到睑部眼轮匝肌时，会导致眼睑过度无力，使眼轮匝肌的括约肌功能丧失，出现不自主的眨眼或者闭眼时需要特别用力。眼睑闭合不全多见于 OnaBTX-A 治疗斜视后的患者，因为治疗过程中眼外肌注射了远远超过常规眶周美容治疗所需的 OnaBTX-A 剂量。另一方面，因年龄或其他原因导致眶隔变薄的患者，可能更容易出现这种不良后遗症。如果长时间存在眼睑闭合不全，角膜暴露会导致干眼症或暴露性角膜炎[70]。没有任何治疗眼睑闭合不全的药物的治疗效果像 OnaBTX-A 作用时间那样长，因此，保护患者避免出现继发性干眼症是非常重要的，因为过度的角膜暴露会形成角膜干燥和浅层点状角膜炎。一旦出现眼睑闭合不全，应立即请眼科医生会诊，以防止对眼睛造成任何其他伤害。

双侧不对称是肉毒素（BoNT）治疗后难免发生的一种轻微的不良后遗症，特别是当患者第 1 次接受肉毒素（BoNT）治疗时（图 13.33）。双侧不对称常常是医源性的、特发性的、偶发性或获得性的，这 3 种类型的不对称性都可以通过注射 OnaBTX-A 来矫正。偶发性或获得性的不对称常见于贝

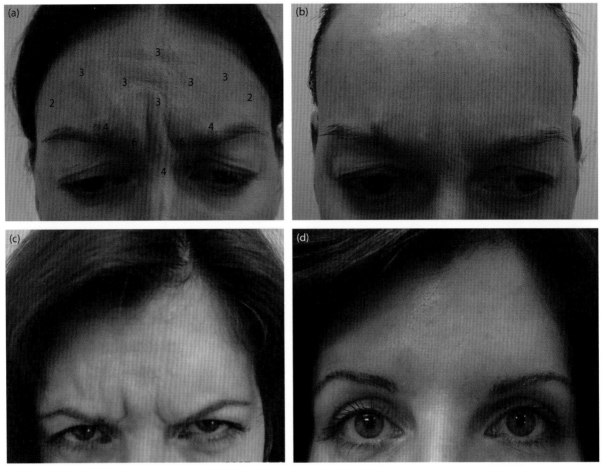

图 13.32　患者 40 岁，接受 OnaBTX–A 注射后，由于下部额肌中央过度治疗，导致眉毛内侧和眉间出现下垂。（a）治疗前皱眉时的状态。（b）治疗后皱眉时患者的眉毛内侧皮肤比较饱满。（c、d）另外一位 45 岁的患者在接受 OnaBTX–A 注射后，由于中央部位的额肌没有受到影响，从而避免了眉间及眉毛内侧下垂

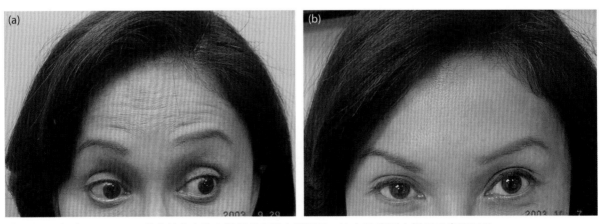

图 13.33　（a）OnaBTX–A 治疗前患者的左侧眉毛高于右侧眉毛。（b）治疗后内侧眉毛出现下垂

尔麻痹或面神经（第 7 对颅神经）麻痹。另外，当一侧面部的神经由于事故（例如脑血管意外）、意外损伤、创伤或手术受到损伤后也会出现双侧不对称。当一个人出生时一侧面部肌肉无法充分运动，而对侧相应肌肉运动正常时，就会出现特发性双侧不对称。这种情况就可能导致一侧眉毛或一侧眼睑比另一侧高（图 13.34、图 13.35），或微笑时出现双侧不对称（见第 15 章）。

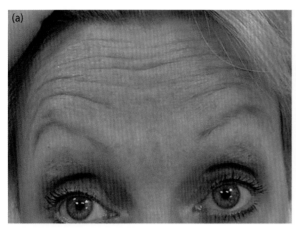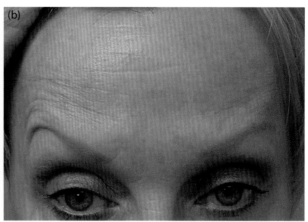

图 13.34　（a）患者 OnaBTX-A 治疗前。（b）OnaBTX-A 治疗后 2 周。注意患者在治疗前抬眉时右侧眉毛略高，治疗后内侧眉毛出现下垂及右侧形成"墨菲斯托"眉

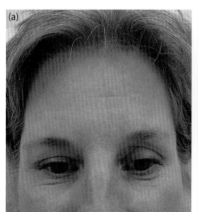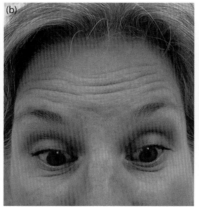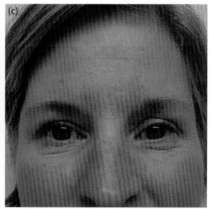

图 13.35　（a）53 岁的女性患者放松状态下并没有意识到自己的右侧眉存在自然下垂，并伴随继发性右侧上睑下垂；（b）OnaBTX-A 治疗前，用力抬高眉毛时左侧眉毛出现不对称性抬高。（c）OnaBTX-A 治疗 8 周后，放松时向前看时的状态

　　OnaBTX-A 治疗导致面部一侧肌力变得比另一侧弱时，就会出现医源性双侧不对称（图 13.34、图 13.39a）。多种原因可导致这种结果，常见原因是双侧注射 OnaBTX-A 的剂量不相等，造成一侧肌肉没有完全得到麻痹。另一个原因可能是某些肌纤维先天性就比其他肌肉纤维粗，肌力更强，因此治疗时需要更高剂量的 OnaBTX-A。另一种可能性是双侧注射并非完全对称，一侧没有注射到肌肉最粗和肌力最强的部位，导致肌肉的某个部位仍保留了大部分或部分肌力。医源性不对称可能是最容易矫正的不对称类型。一般而言，在适当的部位补充注射少量的 OnaBTX-A，就可以迅速改善这种不对称（图 13.39b）。

　　另一种不对称类型是假性上睑下垂。很多人不分年龄大小都未意识到自己一侧的眉毛存在下垂。这部分人的同侧上睑同样存在下垂，使得眼裂的垂直高度变小，眼裂变窄（即继发性上睑下垂，图 13.35）。随着年龄的增长，下垂侧的眉毛代偿性抬高，以维持正常视野不受遮挡（图 13.36a）。当对这些患者的额肌注射 OnaBTX-A 后，这种眉毛抬高的代偿性作用会被无意削弱，有时在额肌上部注射 OnaBTX-A 也会削弱这种代偿性作用，而不单单是在额肌下部注射 OnaBTX-A 才引起轻度眉毛下垂。眉毛下垂同时会引起上睑下垂，造成眼裂变窄。那些本身就存在一侧上眼睑下垂者，OnaBTX-A 注射后就会发生明显的上睑下垂（图 13.36）。实际上，更准确地说，这些患者本身就存在假性上睑下垂，只不过在接受肉毒素（BoNT）治疗后，原有的上睑下垂变得更明显了。通常情况下，这些患者随着年龄的增长，上睑提肌肌力逐渐减弱，这种上睑下垂会变得更明显（图 13.37）。可以预料到，当患者意识到自己一侧上眼睑低于另一侧时，会将责任归咎于注射医生和 OnaBTX-A 治疗[71]。精明的医生会在治疗前对患者进行仔细的评估，并照相记录下临床观察到的不对称情况。这将使医生能够准确向患者指出存在的实际问题，并将患者存在的代偿性眉毛抬高画出来，告诉患者治疗风险高，治疗效果可能不理想（图 13.38）。因此，与其认为医生注射技术不佳造成上睑下垂，不如让医生在治疗前就能够发现患者本身就存在双侧不对称和轻度上睑下垂，只不过 OnaBTX-A 治

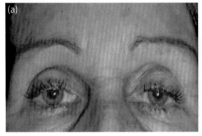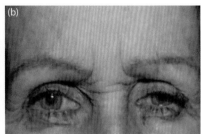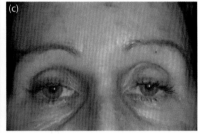

图 13.36　患者 70 岁，OnaBTX-A 治疗前，存在代偿性眉毛提高和左侧不明显的上睑下垂。（a）放松状态下。（b）皱眉时。（c）OnaBTX-A 治疗后 1 个月时，放松状态下患者出现上睑下垂。患者和治疗医生一开始认为上睑下垂是因 OnaBTX-A 注射引起的，直到对比治疗前后的照片后，才诊断为"假性上睑下垂"

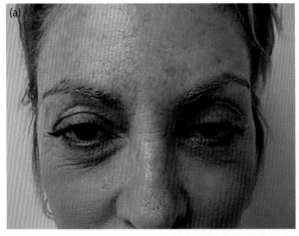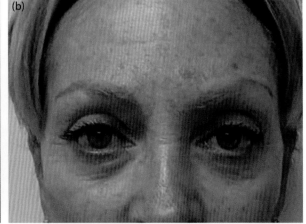

图 13.37　（a）患者 57 岁，OnaBTX-A 注射治疗前左侧眉毛代偿性抬高。（b）OnaBTX-A 治疗后 2 周左侧出现轻度假性上睑下垂

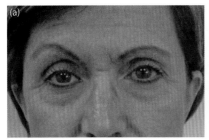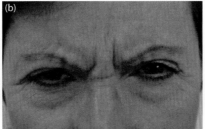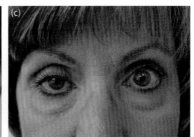

图 13.38（a）患者 60 岁，右侧眉毛抬高，以代偿右侧上睑下垂。（b）OnaBTX-A 注射前，虽然皱眉时双侧眉毛看起来很对称，但右侧上睑仍下垂。（c）应用 OnaBTX-A 注射使左侧眉毛抬高后 1 周，两侧眉毛看起来很对称。尽管没有用 OnaBTX-A 治疗右侧眉毛，但右上睑却显得下垂

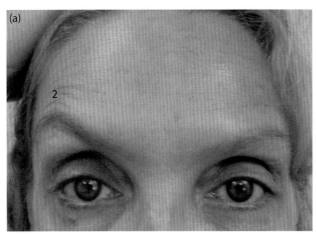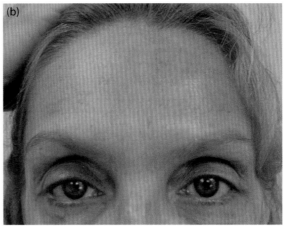

图 13.39　医源性不对称案例。（a）患者 42 岁，眉间和前额接受 OnaBTX-A 注射后 2 周，可见患者在放松状态下出现右侧眉毛轻度抬高。（b）补充注射 OnaBTX-A 3 周后，患者在静息状态下双侧眉毛基本对称

疗后上述现象会变得更明显（图 13.39）。这种假性上睑下垂多见于注射肉毒素（BoNT）治疗额纹和眉间皱纹的 60 岁以上的患者。这种假性上睑下垂可通过在患侧睑板前眼轮匝肌的最外侧和最内侧皮内注射小剂量（0.5 ~ 1.0U）高浓度的 OnaBTX-A 进行治疗[64,71]。

精心保留临床资料和治疗前后的照片，是避免影响医患之间融洽关系和信任的最佳方法（见附录 4）。治疗前需要告知患者临床检查结果，指出双侧存在的不对称情况，患者的解剖结构变异以及可能存在的治疗后的不良后果。治疗前告知患者检查中发现的异常情况会使患者认为诊断准确，而对治疗结果不理想做出的各种解释只会使患者认为医生在为自己的治疗过失寻找各种借口。

治疗后也会出现一些不明显的、持续时间短的并发症，这些并发症是常规皮下注射或肌肉注射后常见的并发症，包括皮下淤血、水肿和注射部位的红斑（图 13.40）、头痛及流感样症状等。这些并发症持续时间很少超过 1 天，除了皮下淤血可能会持续 10 天以上。

有些患者在 OnaBTX-A 治疗后会出现头部隐痛和短暂性头痛，伴有或不伴有全身不适，症状持续时间为 24 ~ 72h[72]。OnaBTX-A 治疗后即刻出现头痛症状似乎不应该，因为目前 OnaBTX-A 已被美国食品药品监督管理局（FDA）批准用于治疗紧张性头痛和偏头痛[1,73]。头痛似乎更常发生于第 1 次和早期的 2 ~ 3 次治疗后，一般在多次治疗后不再发作。研究结果表明，OnaBTX-A 治疗后患者头痛的发生率与安慰剂治疗组的患者相似[45]，这预示着 BTX-A 治疗后出现的短暂性头痛更可能是由于注射操作引起的，而不是 A 型肉毒素（BoNT-A）药物本身所致[45]。其他研究发现，如果注

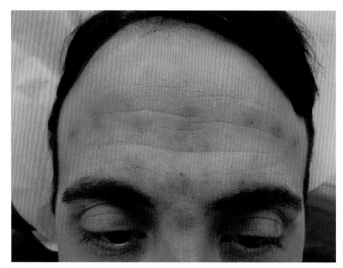

图 13.40　患者在额部和眉间接受 OnaBTX-A 注射 10min 后，局部出现红斑和水肿

射的 A 型肉毒素（BoNT-A）药液量较大时，患者更容易出现头痛。这似乎也支持了另外一种观点，即 OnaBTX-A 注射后出现的头痛可能是由于注射造成的创伤引起的，而不是肉毒素（BoNT）产品本身造成的 [74]。

对于首次在眶周接受 OnaBTX-A 治疗的患者，治疗后出现的眶周水肿可能会持续数小时至数天。这可能是下睑眶隔前眼轮匝肌辅助泵的作用减弱，导致淋巴回流障碍所致 [64]。另外，当下睑张力明显降低时，外翻和眨眼次数减少会损害"泪泵"的作用，导致短暂性溢泪，直到下睑的张力恢复为止（图 13.132）。

对于有些女性而言，由于经常在户外活动、长时间盯着电脑屏幕，或者经常发作持续性头痛及视力不佳并拒绝佩戴矫正眼镜等，可导致习惯性眯眼和皱眉动作。皱眉肌和眼轮匝肌持续不断的收缩，也会表现出习惯性皱眉动作，会使双侧眉头向中线聚拢。斯克拉法尼（Sclafani）和荣格（Jung）测量了努力抬眉和努力皱眉两种状态下两侧眉毛之间的距离，发现两者差异略大于 4 mm。静息状态下和皱眉状态下的眉间距离差异女性平均为 3.26mm，男性平均为 3.76mm[75]。很多女性会将眉头的眉毛拔掉，使整体眉毛的长度缩短。这样就会使眉毛之间的距离增加，从而使得皱眉动作变得不那么明显（图 13.39、图 13.41）。当注射 OnaBTX-A 治疗眉间纹后，皱眉肌收缩动作减弱，双侧眉毛内收变得不明显，最终在静息状态下眉间宽度恢复到正常的解剖位置。但是对于那些拔掉眉头眉毛的女性，在 OnaBTX-A 治疗后，则会抱怨自己的眉间距过宽。不过这是由于内侧眉毛被拔除得太多造成的，而不是因为 OnaBTX-A 治疗造成的。这种结果难以预测，但是在治疗前对拔眉的患者提示一下可提高医患双方治疗后的满意度。另外，要注意那些眉毛缺失需要文眉的患者，在 OnaBTX-A 治疗当天文眉时选择的眉头位置不一定要与该患者眉毛的自然解剖位置相一致。因为在注射 OnaBTX-A 后眉毛会恢复到自然解剖位置，这样可能会使眉间距离变宽，显得不自然。永久性文眉的患者可存在类似的问题，治疗后可能会感到失望（图 13.42）。

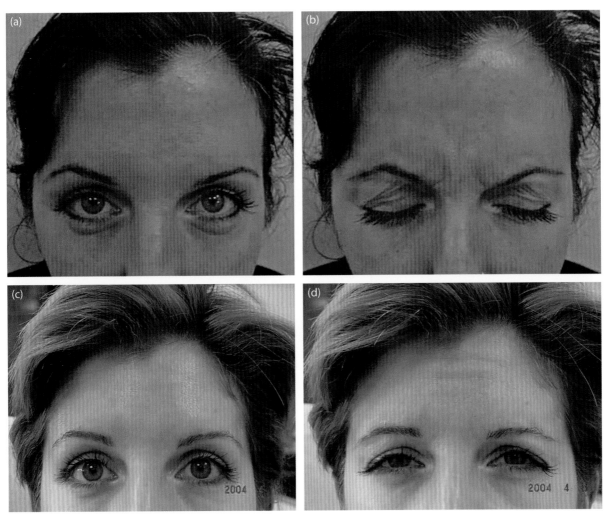

图 13.41　由于过度拔眉，患者的眉间距离增宽和眉毛长度缩短。(a) 患者放松时。(b) 患者皱眉时。(c) OnaBTX-A 治疗后放松时的状态。(d) OnaBTX-A 治疗后皱眉时的状态。另外注意治疗后眉毛的颜色也发生了改变

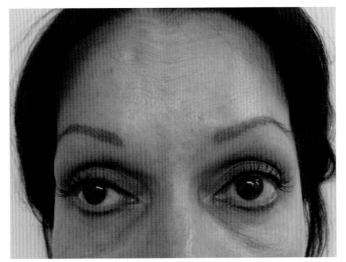

图 13.42　患者 58 岁，OnaBTX-A 治疗前做过永久性文眉。经过多年 OnaBTX-A 治疗后，眉头位置永久地偏离内眦

　　严重并发症是极为罕见的，特别是速发型超敏反应，如过敏反应、荨麻疹、软组织水肿和呼吸困难等。一旦发生，必须立即采取适当的抢救措施（见附录6）[76]。然而，当使用推荐剂量的OnaBTX-A来治疗眉间纹时，目前还没有发生因毒素弥散引起的严重并发症[1]。

　　图13.43 ~图13.51为使用OnaBTX-A治疗眉间纹的案例。此外，还需要注意那些同时进行了额纹治疗的患者。

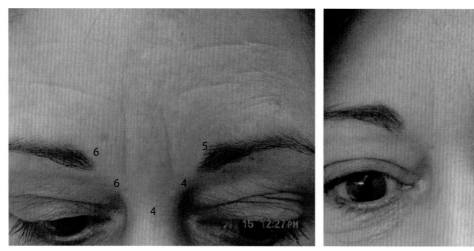

图13.43　患者56岁，应用OnaBTX-A治疗眉间纹。（a）治疗前放松时的眉间形态。（b）治疗后1个月放松时的眉间形态。注意各注射点所用剂量不同

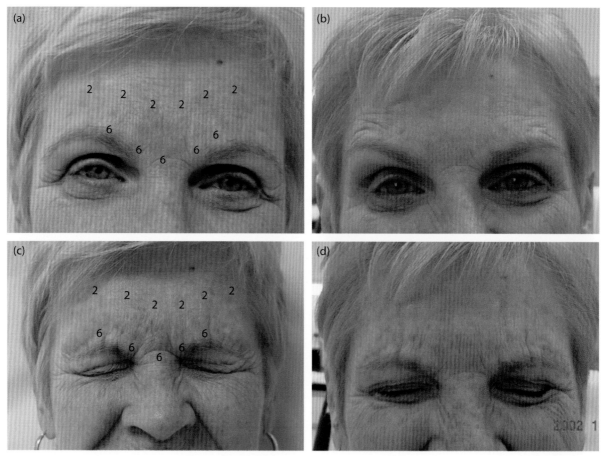

图13.44　患者66岁，应用OnaBTX-A治疗眉间纹和额纹。（a）治疗前放松时的状态。（b）治疗后4周放松时的状态。（c）治疗前皱眉时的状态。（d）治疗后皱眉时的状态

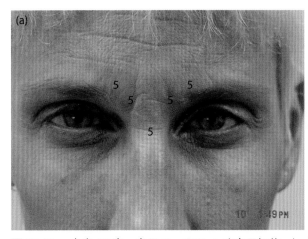
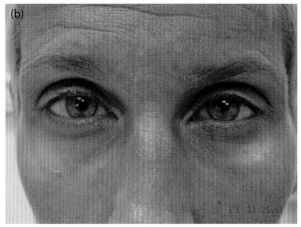

图 13.45　患者 43 岁，应用 OnaBTX-A 治疗眉间纹。(a) 治疗前放松时的状态。(b) 治疗后 2 周放松时的状态

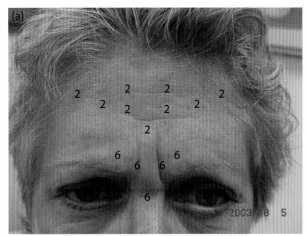
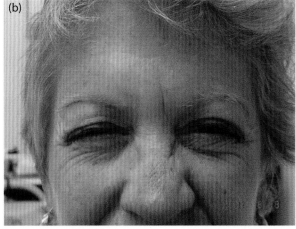

图 13.46　患者 57 岁，应用 OnaBTX-A 治疗眉间纹和额纹。(a) 治疗前皱眉时的状态。(b) 治疗 2 周后皱眉时的状态

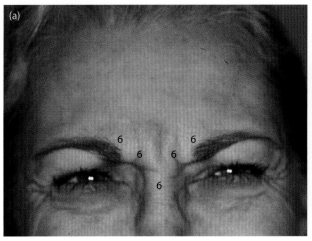
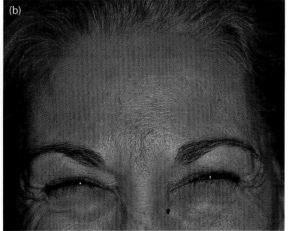

图 13.47　患者 52 岁，应用 OnaBTX-A 治疗眉间纹。(a) 治疗前皱眉时的状态。(b) 治疗后 2 周皱眉时的状态

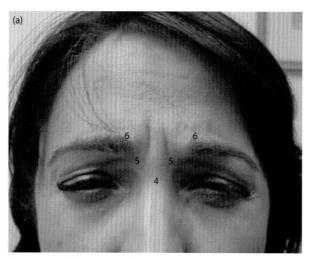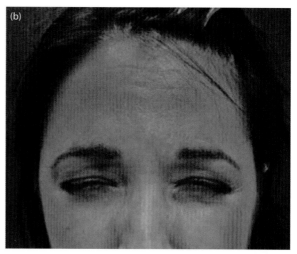

图 13.48　患者 43 岁，应用 OnaBTX–A 治疗眉间纹。（a）治疗前皱眉时的状态。（b）治疗后 2 周皱眉时的状态

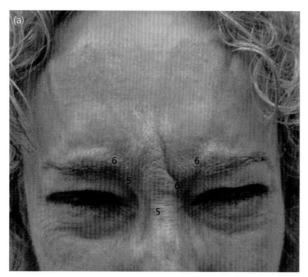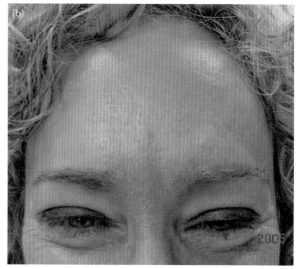

图 13.49　患者 59 岁，应用 OnaBTX–A 治疗眉间纹。（a）治疗前皱眉时的状态。（b）治疗后 2 周皱眉时的状态

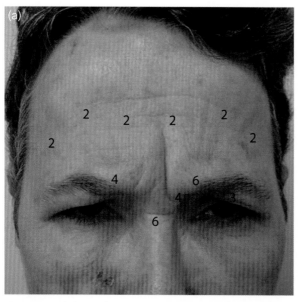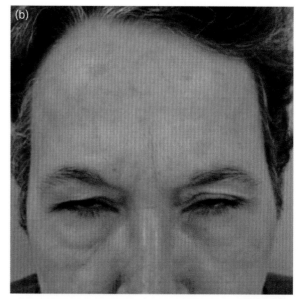

图 13.50　患者 71 岁，应用 OnaBTX–A 治疗眉间纹和额纹。（a）治疗前皱眉时的状态。（b）治疗后 2 周皱眉时的状态

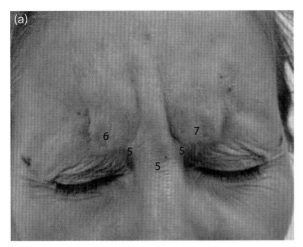 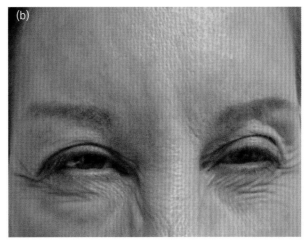

图 13.51　患者 49 岁，应用 OnaBTX-A 治疗眉间纹。（a）治疗前皱眉时的状态。（b）治疗后 2 周皱眉时的状态

眉间纹注射治疗的注意事项

（1）使用 OnaBTX-A 时要注意以最小剂量精准注射，这样可减少眉下垂和上睑下垂的发生率。

（2）男性可能需要比女性注射更高剂量的 OnaBTX-A。

（3）女性喜欢高挑的眉形，多数男性偏好平直的眉形。

（4）当使用 OnaBTX-A 注射皱眉肌时，注射点应保持在瞳孔中线内侧、骨性眶缘上方 3 ~ 4cm，并向深处注射到皱眉肌肌腹。

（5）虽然 α- 肾上腺素能激动剂滴眼液可以治疗上睑下垂，但眉毛下垂只有在 OnaBTX-A 的作用消失时，才能得到缓解。

（6）治疗前需要辨认出患者存在的双侧眉毛和上睑不对称的情况，并告知患者，这种双侧不对称可通过在患侧和健侧准确注射适当剂量的 OnaBTX-A 进行矫正。

（7）眉部皮肤臃肿无弹性的患者会因为存在不明显的继发性上睑下垂而导致眉毛代偿性抬高，当注射 OnaBTX-A 后，眉毛的代偿性抬高作用消失，容易出现假性上睑下垂。

水平额纹

导言：问题评估和患者选择

额部是 OnaBTX-A 注射治疗最容易的部位之一 [57]。很多人因各种原因会经常收缩额肌，在额部形成平行的横向皱纹。另一方面，水平额纹的出现似乎与一个人的年龄或在阳光下暴露的时间相关。老年人的额纹较多，并随时间逐渐加深。随着年龄的增长，面部和身体其他部位的皮肤通常会变得臃肿缺乏弹性。当这种情况发生在上面部时，不仅会形成水平额纹，而且还会经常出现眉毛下垂。与年龄相关的眉毛下垂通常首先出现在外侧眉毛，同时引起上睑外侧下垂。这种情况通常发生

于 60 岁或 70 岁的人（图 13.2）。对于这些人而言，良好的额肌功能对于维持正常视野至关重要。正是额肌的上提作用减轻了眉毛下垂，使上睑的皮肤松弛减轻，避免阻挡患者正常的视野。

　　有水平额纹的年轻女性通常会用刘海或发带来掩盖额部（图 13.52）。一般而言，水平额纹会使人显得紧张、忧虑、疲倦或衰老。通过急剧收缩额肌突然扬起眉毛，也会表达出惊讶甚至恐惧的情绪；在某些情况下，人们都不太想表达出这种表情（图 13.53）。适当的 OnaBTX–A 注射可以减轻额部皱纹，消除负面情绪，使人显得更积极。

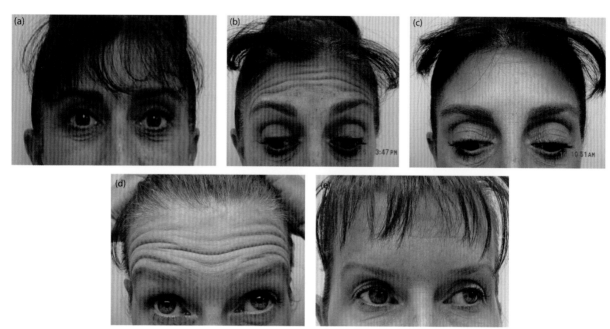

图 13.52　（a）患者 52 岁，额纹较深，通过刘海来掩盖前额。（b）OnaBTX–A 治疗前。（c）OnaBTX–A 治疗后 2 周。（d）另一患者 OnaBTX–A 治疗前，头发向后拉开显出额部皱纹。（e）OnaBTX–A 治疗后 3 周

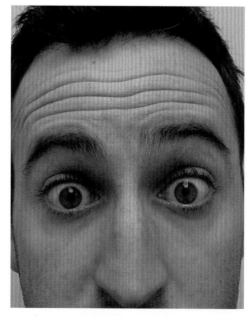

图 13.53　额肌的突然收缩使人表达出惊讶甚至恐惧的表情

通常女性患者比男性患者更在意额部皱纹的存在，这些女性常常对于额部的一点点儿皱纹都要进行治疗。但一个负责任的美容医生会提醒患者，如果额部一点儿皱纹都没有，也并不会使人显得自然好看，尤其在努力抬眉或做表情时。这样也会使人显得"假"，整个是张"面具脸"，这并不应该成为最终的治疗目标。由于额肌具有提肌功能，可与眉间和眶周的降肌形成拮抗作用，过度治疗可能会引起眉毛下垂，因此很多人认为额肌的 OnaBTX-A 治疗并不像人们想象的那么容易 [41]。

额部水平额纹的功能解剖（见附录 2）

额部水平额纹是额肌纤维收缩的结果，额肌是上面部唯一的提肌（图 13.54）。额肌的功能是提升眉毛以及眉部和额部的皮肤，并对抗眉间和眉毛降肌的下拉作用。上半部额肌是枕额肌腱膜复合体的一部分，收缩时会下拉头皮。

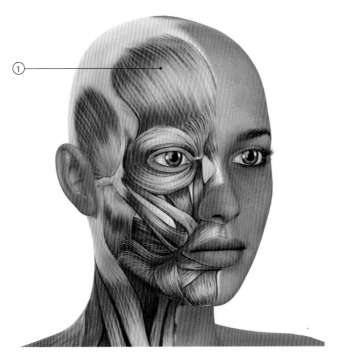

图 13.54　额肌是额部唯一的提肌

额肌是一对四边形肌肉，肌肉纤维垂直排列，收缩时可产生额部水平皱纹。额肌位于额部厚厚的皮肤和皮下组织下方，两端不与任何骨骼附着。额肌与枕肌之间通过帽状腱膜连接，帽状腱膜位于颅顶，向前连于额肌，向后连于枕肌。额肌于上方起自帽状腱膜，在下方止于眉部的皮肤和皮下组织。额肌纤维还与眉毛降肌群有纤维交叉，包括降眉间肌、皱眉肌、降眉肌和眼轮匝肌。有些患者，帽状腱膜在额部中线处向下延伸，含有很少或没有肌肉纤维（图 13.54）。如果此处没有额肌纤维，该部位 OnaBTX-A 注射既无效果也没有必要 [77]。但是，有些男性甚至女性，额部中线处存在发育良好的肌肉纤维（图 13.52b、图 13.55），在患者主动抬眉和降眉时，可在此处用手轻轻触摸到。在一项尸检研究中，采用组织活检技术，来确定额部中线处不同位置额肌纤维的分布情况，结果发现前额上部肌肉纤维阙如[30]。在 100% 的标本中，在眉毛水平处的额部中线位置，两侧额肌纤维存在交织并重叠。在眉毛上方 2cm，额部中线处只有 40% 的标本两侧额肌纤维有交织；在眉毛上方 4cm，额部中线处没有发现任何额肌纤维。如果在额部中线处发现存在额肌纤维，则需要在此处注射 OnaBTX-A 以产生理想的效果（图 13.52b，13.55e、f）。

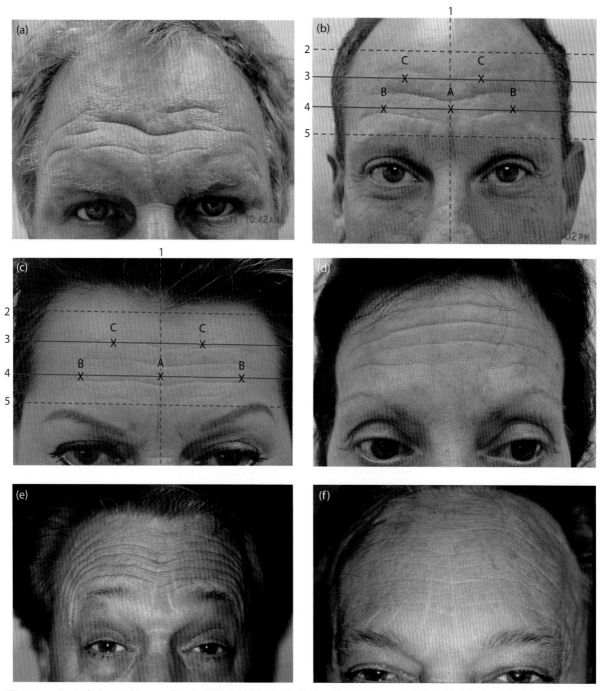

图 13.55（a）患者，男性，58 岁，额部皱纹较深。（b）户外工作者。（c、d）有些女性在额部中线处额肌发达。这两名女性均非户外工作者。注意对于（b）发际线后退和（c）发际线正常的患者，说明书上建议的额部注射点位：（1）额部中线；（2）额部上边界；（3）上方的注射位置；（4）下方的注射位置；（5）额部下边界位于眉毛上缘。注射点的位置见正文。（e、f）患者，63 岁男性，经常在户外活动，额肌发达。（e）OnaBTX-A 治疗前和（f）治疗后 2 周皱眉时的状态。注意治疗后（f）额部皱纹底部未晒黑的皮肤

治疗额部水平额纹时的药物稀释方法（见附录 3）

前额注射 OnaBTX-A 时，控制药物的扩散可达到理想的治疗效果。为了避免发生眉毛下垂，眉毛上方 1.5 ~ 2.5cm 内的额肌功能必须保持正常，而且要以静态下的眉毛位置为准（即骨性眶缘上方 3 ~ 4cm 处）。然后在额部的上半部分可采用大量的浓度低的 OnaBTX-A 进行治疗。因此进行额部治疗时，每瓶 100U 的 OnaBTX-A 可以使用 1 ~ 4mL 的防腐无菌生理盐水或非防腐无菌生理盐水进行配制 [39,78]。厂家建议、说明书中明确列出并经美国食品药品监督管理局（FDA）批准的 OnaBTX-A 的稀释方法是用 2.5mL 的非防腐无菌生理盐水进行配制，这样每 0.1mL 溶液中就含有 4U 的 OnaBTX-A。

治疗剂量（见附录 4）

2017 年 10 月，美国食品药品监督管理局（FDA）批准了 OnaBTX-A 注射可用于额肌的美容治疗。额肌与降眉毛肌群之间存在固有的必然联系，使得在治疗眉间纹时，几乎不可能不治疗额纹。

女性额部 OnaBTX-A 的常规治疗剂量为 8 ~ 18U，而美国食品药品监督管理局（FDA）批准的额部 OnaBTX-A 治疗剂量为 20U。注射层次在皮下或肌肉内，分 4 ~ 6 点注射。每点注射 1 ~ 4U，每点间隔 1.5 ~ 2.5cm，注射点可位于皱纹的任何一侧（图 13.56）[78,79]。对于男性而言，OnaBTX-A 的常规注射剂量为 16 ~ 32U，有时甚至更高 [80-82]。根据额部的高度和宽度，可以分 4 ~ 12 个点或更多点位进行皮下或肌肉内注射，每个点注射 OnaBTX-A 6 ~ 8U，具体剂量取决于额肌的力量（图 13.56b、图 13.57）[57,81]。有些患者，不管是男性还是女性，额部存在多条轻度至中度的水平额纹，而另有一些患者则可能存在 1 条或 2 条较深的皱纹。OnaBTX-A 注射的点位和剂量取决于很多因素，包括皱纹的数量和深度，肌肉的大小、形状和力量，以及额部的高度、宽度和形状（图 13.57）[41,57,81,82]。在初次 OnaBTX-A 治疗前，大部分患者往往并不知道自己双侧眉毛不对称。因此必须让患者知道自己双侧存在的差异情况，并在临床病例中以及术前照相时进行记录。有时，可通过注射 OnaBTX-A（图 13.58）使眉毛对称，有时则不能（图 13.59）。

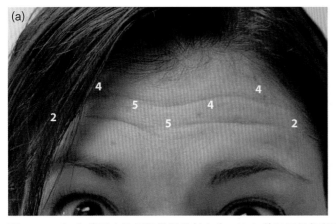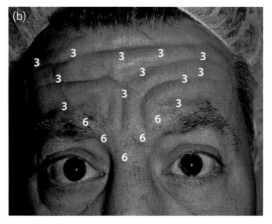

图 13.56　（a）普通女性额部常规注射点位。（b）普通男性额部常规注射点位

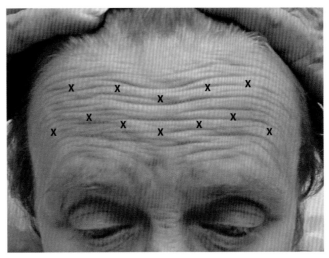

图 13.57   额部宽大、皱纹较多的患者多点随机注射方法，每个点的 OnaBTX–A 注射剂量为 2U

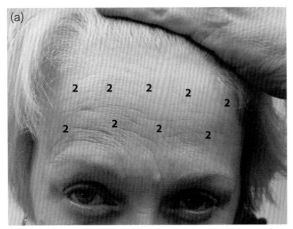
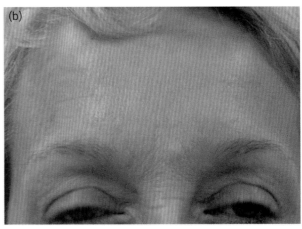

图 13.58   （a）患者 68 岁，额头中等大小，眉毛位置较低，治疗前患者未意识到自己右侧的眉毛比左侧高。（b）OnaBTX–A 治疗后，双眉对称，注意右侧额部的注射剂量比左侧大

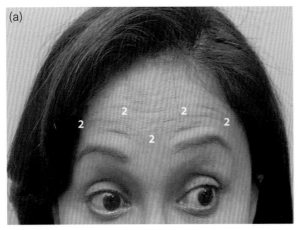
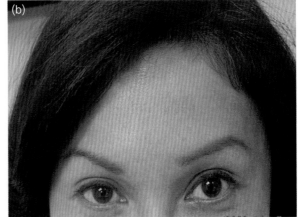

图 13.59   患者 50 岁，额头高而窄，有多条水平皱纹，应用 OnaBTX–A 治疗。（a）治疗前。（b）治疗后。治疗前后左侧眉毛都比右侧高

注射时患者通常取坐位或半卧位，注射方法取决于患者额部的宽度、高度和额肌力量的大小。可以在患者放松状态和最大程度抬眉时通过轻轻触诊来确定额肌力量的大小。可以在距离骨性眶缘 2 ~ 2.5 指宽（即 2.5 ~ 4.0cm）处的上方予以注射，每点注射 1 ~ 4U 的 OnaBTX-A，注射层次位于皮下或肌肉内（图 13.60、图 13.61）。

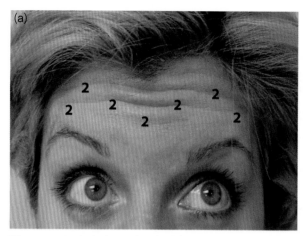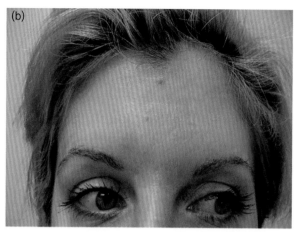

图 13.60（a）患者 40 岁，额头低而宽，OnaBTX-A 治疗前右侧眉毛高于左侧。注意注射点的位置：右侧眉毛的注射点较低，左侧眉毛的注射点较高。（b）OnaBTX-A 治疗 1 周后右侧眉毛的位置

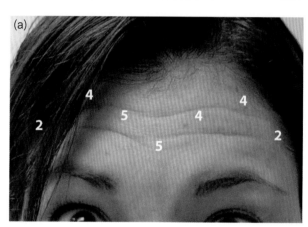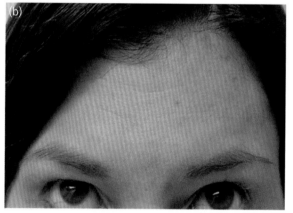

图 13.61（a）患者 36 岁，额部低而窄，OnaBTX-A 治疗前右侧眉毛高于左侧。（b）OnaBTX-A 治疗后 2 周，双侧眉毛对称

此外，也可以根据 OnaBTX-A 说明书上推荐的注射方法和 20U 的总注射剂量来治疗男性和女性的水平额纹。为了确定推荐的注射点位，首先必须定位额肌的上界，该位置通常在最高 1 条额纹上方约 1cm 处。然后根据眉毛与额肌上界的中点来定位最下面 1 条需要注射的水平皱纹，眉毛和额肌上界的中点必须至少高出眉毛 2cm。最后根据额肌上界与下方需要注射的皱纹之间的中点位置确定上方需要注射的那条水平皱纹。然后根据如下方法对上、下这两条皱纹进行 5 点注射，每点 4U，共注射 20U 的 OnaBTX-A（图 13.55c）：

（1）首先在下方那条需要治疗的皱纹与面部中线交点处，注射 OnaBTX-A 4U。

（2）在下方需要治疗的皱纹左、右两侧距颞前线 0.5 ~ 1.5cm 处，分别注射 OnaBTX-A 4U

（图 13.69 ）。

（3）上方那条需要治疗的皱纹注射点位在面部中线与下方皱纹外侧注射点之间的中点位置，左、右两侧分别注射 OnaBTX-A 4U（图 13.55c ）。

随着医生的治疗技术越来越精，治疗后的效果会越来越自然，肉毒素（BoNT）注射时可以先从外侧开始，然后再注射中间部位，注射位置一般在内侧眉毛上方 2 ~ 4cm。这样的话，可以顺着眉毛的弧度进行 3 点注射或 4 点注射，注射位置始终保持在眉毛上方 2 ~ 3cm。注射的最高点正好位于眉峰上方（图 13.60、图 13.61 ）。这种注射方法可以使 OnaBTX-A 的注射位置始终与眉毛保持足够的距离，使眉毛上方的额肌仍具有一定的收缩功能，从而形成自然高挑的眉形（图 13.2、图 13.64、图 13.65 ）。外侧眉尾的注射位置如果太靠上，则会使外侧额肌下部的肌纤维力量仍过强，造成外侧眉毛过度抬高，从而形成所谓的"墨菲斯托"式或"斯波克先生"样外观（图 13.62、图 13.66、图 13.67 ）。这种情况常常发生于额部采用"V"形方法注射后。

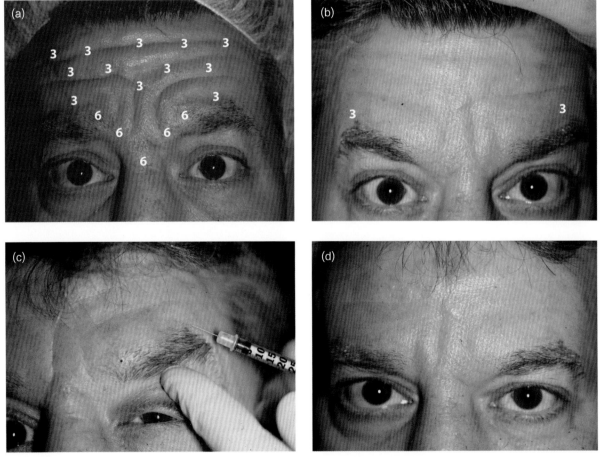

图 13.62（a）一名常年在户外工作且眉毛降肌群和额肌较发达的男性，皱纹较深，OnaBTX-A 治疗前。图示为常规注射点位和注射剂量。（b）在 OnaBTX-A 注射治疗后 2 周，患者外侧眉毛抬高，呈"墨菲斯托"式或"斯波克先生"眉毛形态，而男性的眉毛通常比较平直，因此在每侧外侧额部再注射 OnaBTX-A 3U 来降低眉尾。（c）双侧额部各补充注射 OnaBTX-A 3U。（d）OnaBTX-A 初次治疗后 5 周及补充治疗后 3 周，患者的眉毛弧度降低，并出现医源性眉毛下垂

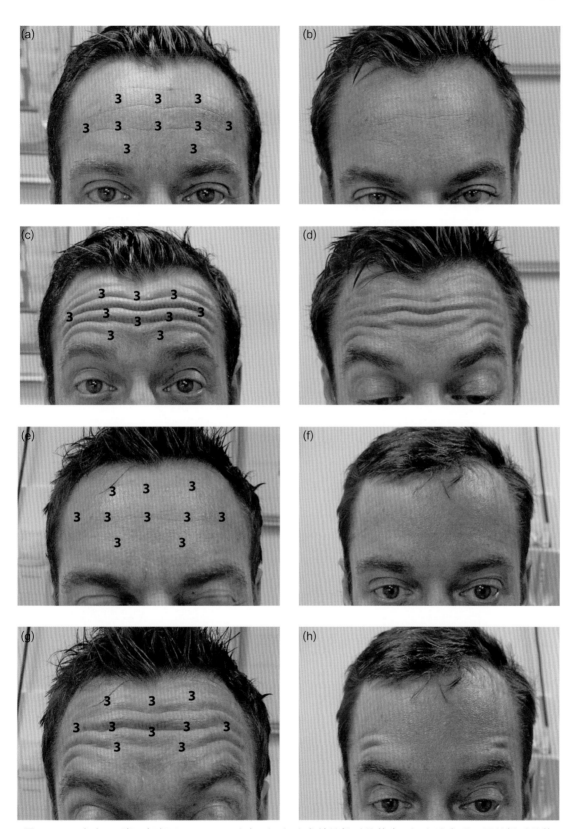

图 13.63　患者 40 岁，额部 OnaBTX-A 治疗。（a）治疗前放松时的状态。（b）治疗后 3 周放松时的状态。（c）治疗前皱眉时的状态。（d）治疗后 3 周皱眉时的状态。同一患者额部第 4 次 OnaBTX-A 治疗：（e）治疗前放松的状态。（f）治疗后 1 周放松时的状态。（g）治疗前皱眉时的状态。（h）治疗后 1 周皱眉时的状态

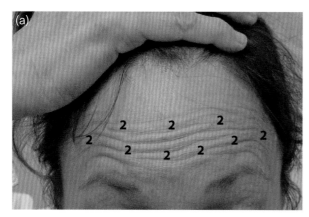
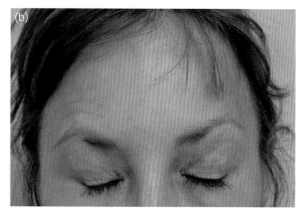

图 13.64　（a）患者 38 岁，前额高而宽，右侧眉毛较低，图示为 OnaBTX–A 注射点位置。（b）治疗后的状态

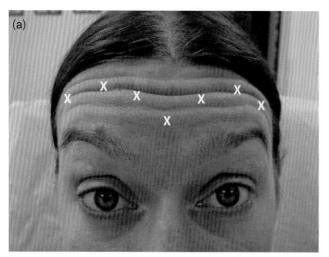
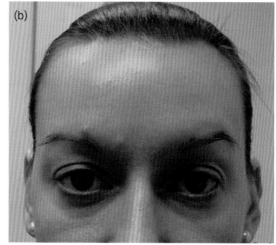

图 13.65　（a）患者女性，额部中等大小，图示为常规注射部位。（b）OnaBTX–A 治疗后 2 周

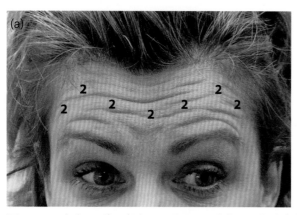
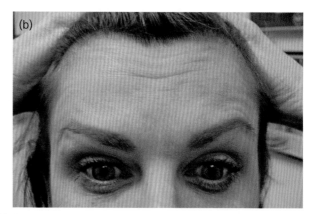

图 13.66　患者 45 岁，额部 OnaBTX–A 治疗。（a）治疗前皱眉时的状态。（b）治疗后 3 周皱眉时的状态

　　男性额部治疗最简单的方法就是在眉毛上方 3 ~ 4cm 处沿着皱纹在肌肉内注射总量 25U 以上的 OnaBTX–A（图 13.62、图 13.63）。这种注射方法可最大限度地减少对眉毛弧度的影响，从而使眉毛看起来更男性化（图 13.63）。

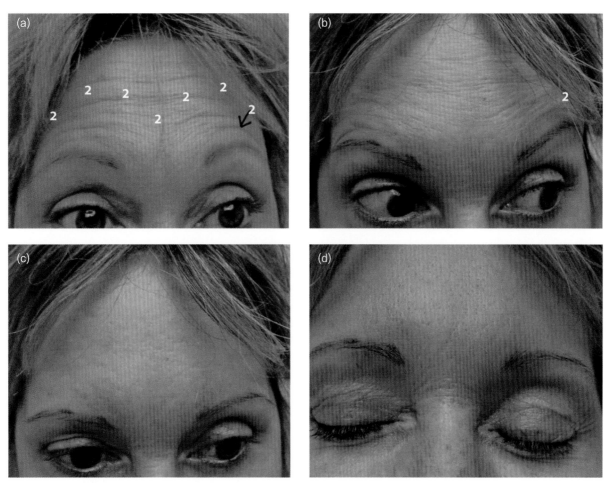

图 13.67　（a）患者 54 岁，在治疗前用力抬眉时，左侧眉毛上方（箭头所示）有一条皱纹。（b）在 OnaBTX-A 治疗 2 周后，在用力抬眉时左侧眉毛比右侧眉毛高。在这次随访中，又注射了 OnaBTX-A 2 U。（c）初次 OnaBTX-A 治疗后 5 周及补充治疗后 3 周，在睁眼放松状态下，左外侧眉毛仍略微抬高。（d）闭眼时双侧眉毛基本对称

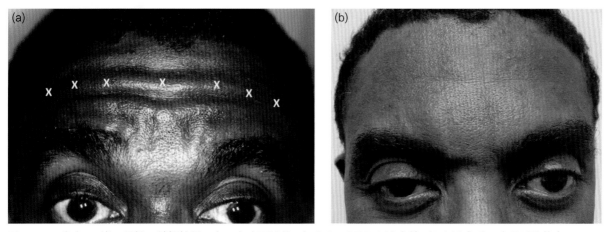

图 13.68　患者 51 岁，男性，前额较低，有 2 条水平皱纹。（a）OnaBTX-A 治疗前。（b）治疗后 1 个月时的状态

　　另一种方法是在眉毛和发际线之间的中线处，每隔 2cm 皮下注射 1 点，每点注射 2 ~ 4U 的 OnaBTX-A，所有注射点位置保持与眉毛同样的距离（图 13.58、图 13.63）。如果发际线位置较低，额部只有 1 ~ 2 条皱纹（图 13.68），建议按照上述方法治疗。

　　大多数患者的额肌纤维分布范围一般不超过颞前线的位置。如果额部宽度较窄，左、右两侧颞前线之间的距离小于 12cm，那么额部进行 4 ~ 5 点皮下注射，每点注射 2 ~ 4U 的 OnaBTX-A 就已足够（图 13.59）。通过触摸外上骨性眶缘的位置，即额骨的颧突，就可以确定颞前线的位置（图 13.69）。其后缘继续向上，沿着额骨的外侧边缘形成明显的凸脊，并向上和向后拱起，勾勒出颞窝的前边界和上边界。如果一名女性的眉毛较长，超过两侧颞前线之间的正常 12cm 距离，则需要在额部注射 5 ~ 6 个或更多的点位，注射层次在皮下，每点注射 OnaBTX-A 2 ~ 4U（图 13.57、图13.65、图 13.66）。额肌肌力越强，OnaBTX-A 注射的剂量就越多（图 13.66、图 13.68）。

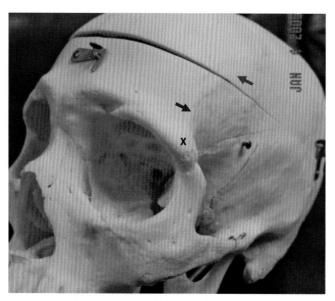

图 13.69　颞前线和颞上线的位置和范围：X，额骨的颧突；蓝色箭头：颞前线；红色箭头：颞上线

　　注射后向上方和外侧轻柔按摩几秒钟，有助于缓解皮下注射引起的暂时性疼痛，也有助于毒素在局部扩散。长时间用力按摩，尤其是向下按摩，会使 OnaBTX-A 药液扩散到治疗部位之外的区域，影响下方的肌纤维，引起眉毛下垂。

水平额纹的治疗效果（见附录 5）

　　额肌治疗的最理想效果应当是在患者放松时，额部应该完全没有皱纹，当患者情绪活跃、积极表达情感时，额部肌肉仍有一定的活动度，产生轻度的皱纹。理想状态下，治疗效果应该维持 3 个月以上。通常情况下，多次 OnaBTX-A 治疗后，有些患者甚至在初次治疗后，额肌麻痹的效果可以维持 4 ~ 6 个月 [41]。大剂量过度 OnaBTX-A 注射会使额肌完全麻痹，从而形成"面具脸"，甚至引起一定程度的眉毛下垂，特别是皮肤弹性较差的（年轻人或老年人）患者。即使这种效果只是暂时的，也不应该为了美容的目的将额肌或面部其他肌肉完全麻痹。此外，OnaBTX-A 治疗效果的维持时间也不会因加大注射剂量而延长 [79]。

有时，OnaBTX-A 的治疗效果双侧不一致，即使在放松状态下，一侧额部仍有皱纹，尤其对于初次接受 OnaBTX-A 治疗的患者。这就需要医生在治疗前告知患者，并让患者在治疗后 2 ~ 3 周复诊，以便进行及时的补充治疗。这种不对称很好治疗，只需要在残存的皱纹周围注射 1 ~ 2U 的 OnaBTX-A 即可（图 13.62、图 13.67）[60]。请记住，注射位置一定要距离骨性眶缘 2 ~ 3cm，以免不小心造成眉毛下垂。这对于那些皮肤松垂和额下部有多条额纹的患者尤其重要（图 13.70a）。为了保留额肌下部纤维有一定的活动度，治疗后眉毛上方常常仍会留有 1 ~ 2 条皱纹，而且也可能存在一定程度的双侧眉毛不对称。如果不造成一定程度的眉毛下垂，通常无法完全消除眉毛外侧正上方这些特别顽固的皱纹（图 13.70b、c）。大多数情况下，这些紧挨着眉毛的细小皱纹可以在治疗前的体格检查中发现，应该告知患者（图 13.63、图 13.67、图 13.70、图 13.71），并让患者选择其他方法（如填充剂、能量疗法或两者联合应用）来治疗这些皱纹。这些细小皱纹常常是由于上面部皮肤过度松弛，额肌力量代偿性亢进造成的，额肌收缩可以对抗眉毛下垂，避免松弛的皮肤遮挡视野。患者最好不要在意这些细纹。如果 OnaBTX-A 治疗完全起效后，这些细纹仍然存在，并对患者造成极大困扰，可以在皱纹周围皮下注射少量低浓度的 OnaBTX-A 进行治疗。然而，无论 OnaBTX-A 怎样稀释，注射量再怎么少，都有可能导致眉毛下垂。因此可以在 2 ~ 4 周后应用软组织填充剂注射，最好是用透明质酸（例如黏性多密度基质透明质酸，可以最大限度地减少丁达尔效应）来减轻这些皱纹，同时紧致松弛下垂的眉部皮肤，进一步提高眉毛和眶周区域的美容效果。

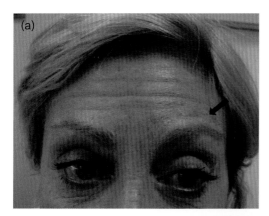
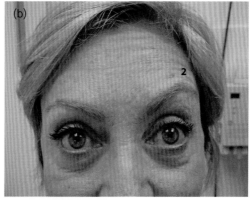
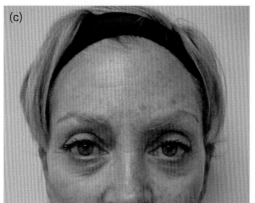

图 13.70　（a）患者 62 岁，眉毛代偿性抬高。箭头所指为紧挨着左侧眉毛上方的额纹。（b）OnaBTX-A 治疗后。左侧下外侧额肌功能仍旧亢进。最初治疗 2 周后，在左外侧眉毛上方 2 ~ 2.5cm 额肌最大收缩处，注射 2U 的 OnaBTX-A。（c）补充治疗后 3 周

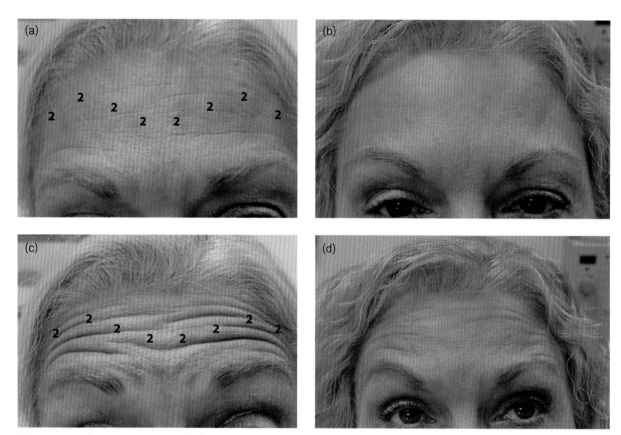

图 13.71　患者 52 岁，（a）放松状态下额部有轻度皱纹。（b）OnaBTX-A 治疗后 3 周放松时的状态。（c）治疗前皱眉时的状态，（d）治疗后 3 周皱眉时的状态，两侧眉毛上方皱纹持续存在

水平额纹治疗后的并发症（不良后遗症）（见附录 6）

　　额部应用 OnaBTX-A 治疗时，需要采用恰当的注射方法和精确的注射技术，以避免造成眉毛下垂 [54,57,83]。注射位置保持在骨性眶缘上方 3 ~ 4cm 或眉毛上方 2 ~ 3cm 处，具体取决于每名患者的解剖结构。这样可以使眉毛上方的额肌纤维在放松状态下仍保留一定的正常功能，从而避免眉毛下垂，压迫上睑（图 13.67、图 13.72）。

　　大多数患者的额纹与眉间纹同时存在。对于这些患者，当前倾向于对上面部同时进行治疗 [42,43,47,48,55,71,80]。放松状态下，眉间降肌群（皱眉肌、降眉肌、降眉间肌、眼轮匝肌）的力量通常比额肌稍强。因此，如果不对眉毛降肌群和额肌同时进行治疗，则难免出现眉毛下垂（图 13.73）。保留眉毛上方（2 ~ 4cm）足够的额肌力量，将有助于防止眉毛下垂（图 6.72）。

　　如果额部中央过度注射 OnaBTX-A 治疗，额中部的皮肤和软组织会发生下垂，造成眉间皮肤隆起，并伴随眉头下垂。由于额部中央和眉间呈现"沉重感"，使患者表现出不安的表情。为了避免出现这种常见的"保妥适脸"，额部中央注射位置不能太靠下，尤其是在额部中央没有皱纹时，往往意味着此部位额肌纤维阙如。该部位治疗前，必须明确额部中央存在功能活跃的额肌纤维，如特林达德（Trindade）所述的"欧米茄"形眉间纹 [27]（图 13.22）。为了减少眉毛内侧和眉间软组织

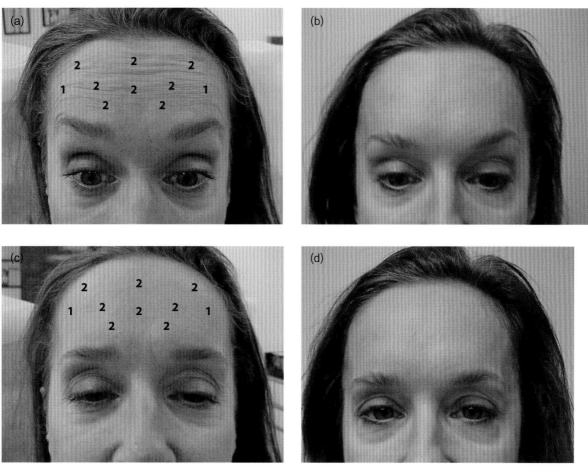

图 13.72　患者 32 岁，女性，应用 OnaBTX–A 治疗额部。(a) 治疗前皱眉时的状态。(b) 治疗后 1 个月皱眉时的状态。(c) 治疗前放松时的状态。(d) 治疗后 1 个月放松时的状态。OnaBTX–A 治疗后眉毛的弧度增加

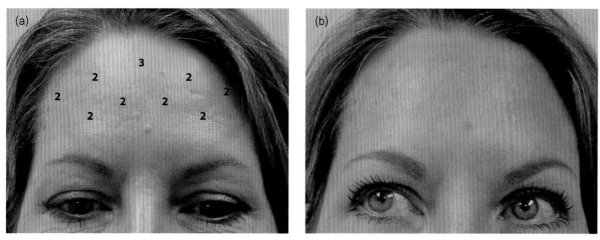

图 13.73　患者 53 岁，应用 OnaBTX–A 治疗额部。(a) 治疗前。(b) 治疗后 2 周。由于没有治疗眉间，双侧眉毛出现轻度下垂

的过度下垂，可以将 OnaBTX-A 注射到内侧降眉肌群中：每侧降眉肌注射 3 ~ 5U，毒素会扩散到眶部眼轮匝肌的内侧纤维中；降眉间肌注射 4 ~ 10U。这样可以减轻眉间软组织的下拉力量，尤其对于特林达德（Trindade）所述的"倒欧米茄"形眉间纹，并抬高眉头（图 13.23）。目前对于眉毛下垂没有有效的治疗方法，只能等待 OnaBTX-A 的药效慢慢消失。同时，应用低剂量、低浓度的 OnaBTX-A 对上外侧眼轮匝肌进行精确注射，可以减轻外侧眉毛下垂。

临床经验表明，OnaBTX-A 的浓度越高（即每瓶 100U 的 OnaBTX-A 稀释 1mL），注射的量会越少，OnaBTX-A 的弥散范围越小[39]，治疗效果维持时间越长。另一方面，为了防止额肌的完全麻痹，需要采用另一种方法对额纹进行治疗。由于文献中对 OnaBTX-A 的稀释浓度和注射剂量没有统一标准，因此，可以使用浓度更低的 OnaBTX-A 对额部进行治疗[39,78,81]。即单纯进行额部治疗时，可以用 2 ~ 4mL 生理盐水来配制 100U 的 OnaBTX-A。这种稀释方法可以使 OnaBTX-A 注射的溶液量略大，毒素弥散的范围更广，同时也避免了额肌的完全麻痹[78]。然而，注射大量低浓度的 OnaBTX-A 可能会缩短治疗效果的维持时间。只要非目标肌纤维（即额肌下部纤维）不因毒素扩散产生直接不良后果，那么采用更高的稀释度可能是一种更好的替代方法，特别是对于新手来说。重要的是应用 OnaBTX-A 或其他肉毒素（BoNT）进行治疗时所用的药物总剂量，而不是注射的总液体量。

OnaBTX-A 治疗后出现的其他更常见的并发症更多地与医生的注射技术有关，而不是与药物本身有关。所有这些并发症都是暂时性的，持续时间一般为 24 ~ 36h，包括皮下淤血、局部水肿、红斑和注射部位的疼痛（图 13.40）。有些患者，注射 OnaBTX-A 后会出现短暂性头痛，伴有或不伴有全身不适，可持续 24 ~ 72h 或 72h 以上[72]。OnaBTX-A 注射后即刻出现头痛似乎是不应该的，因为美国食品药品监督管理局（FDA）已批准 OnaBTX-A 用来治疗紧张性头痛和偏头痛[1,73]。严重的反应，特别是速发型超敏反应是极为罕见的，如过敏反应、荨麻疹、软组织水肿和呼吸困难[76]。一旦发生，必须立即采取适当的抢救措施。

图 13.74 ~ 图 13.81 是 OnaBTX-A 治疗水平额纹的另外一些案例，很多患者同时接受了眉间治疗。

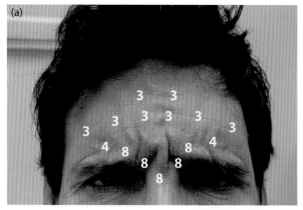
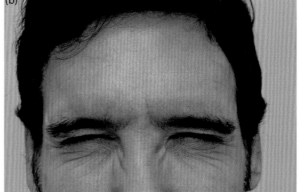

图 13.74　患者 48 岁，应用 OnaBTX-A 治疗额部和眉间。（a）治疗前皱眉时的状态。（b）治疗后 3 周皱眉时的状态

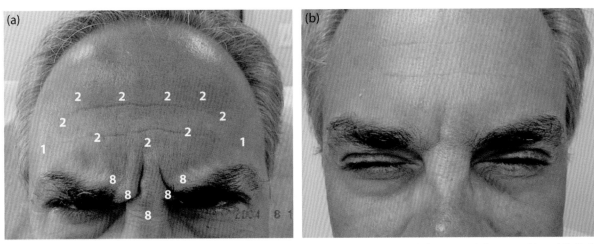

图 13.75 患者 56 岁，应用 OnaBTX-A 治疗额部和眉间。(a) 治疗前皱眉时的状态。(b) 治疗后 2 周皱眉时的状态

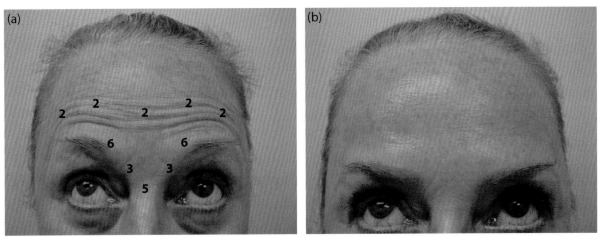

图 13.76 患者 64 岁，应用 OnaBTX-A 治疗额部和眉间。(a) 治疗前抬眉时的状态。(b) 治疗后 3 周抬眉时的状态。注意眉毛"内侧下垂"

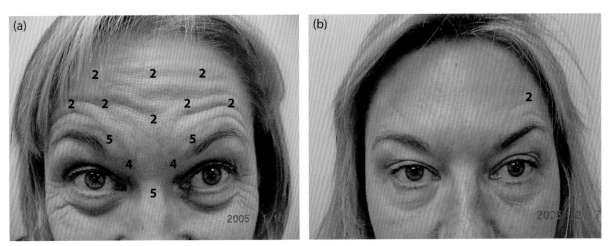

图 13.77 患者 59 岁，应用 OnaBTX-A 治疗额部和眉间。(a) 治疗前抬眉时的状态。(b) 治疗后 3 周抬眉时的状态。左侧眉毛上方补充注射 2U 的 OnaBTX-A

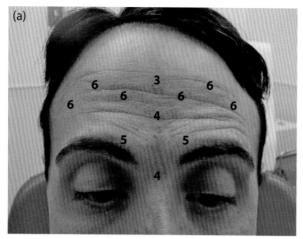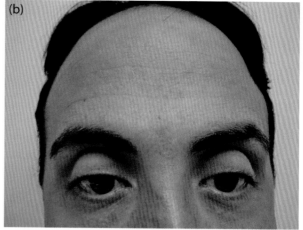

图 13.78　患者 42 岁，应用 OnaBTX-A 治疗额部和眉间。（a）治疗前抬眉时的状态。（b）治疗后 3 周抬眉时的状态

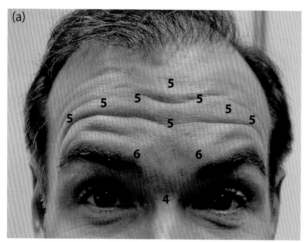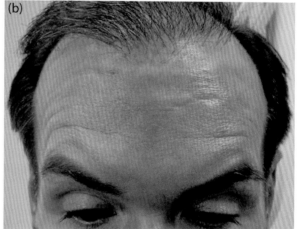

图 13.79　患者 52 岁，应用 OnaBTX-A 治疗额部和眉间。（a）治疗前抬眉时的状态。（b）治疗后 2 周抬眉时的状态。注意眉毛"内侧下垂"

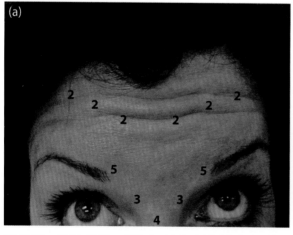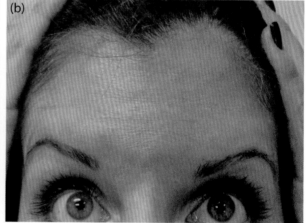

图 13.80　患者 45 岁，应用 OnaBTX-A 治疗额部和眉间。（a）治疗前抬眉时的状态。（b）治疗后 2 个月抬眉时的状态

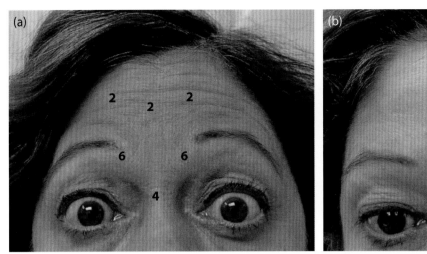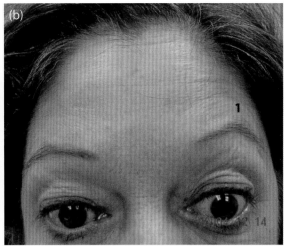

图 13.81　患者 61 岁，应用 OnaBTX-A 治疗额部和眉间。（a）治疗前抬眉时的状态。（b）治疗后 2 周抬眉时的状态。注意患者治疗前左侧眉毛较高，后期补充注射了 1U 的 OnaBTX-A

额肌注射治疗的注意事项

（1）在应用 OnaBTX-A 治疗前，指出并记录双侧眉毛或额部不对称的情况。

（2）额部 OnaBTX-A 注射层次可在皮下或肌肉内。

（3）额部最好与眉间纹和鱼尾纹同时进行治疗。

（4）OnaBTX-A 治疗只是使额肌肌力减弱，而不是使其完全麻痹。

（5）如果要避免发生眉毛下垂，就不应该治疗下额部皱纹，尤其是对于老年患者。

（6）治疗后 2 ~ 4 周，如果双侧额部出现不对称，可通过对功能亢进的额肌补充注射 1 ~ 2U 的 OnaBTX-A 进行治疗。

（7）避免在额部中央注射 OnaBTX-A，以防止眉毛内侧和眉间中央软组织向下突出，尤其是对于额部中央没有额肌纤维的患者。

眶周区：鱼尾纹

前言：问题评估和患者选择

衰老的最初迹象之一就是在外眼角出现放射状的皱纹，有时称为"鱼尾纹"（图 13.82）。根据一个人的皮肤类型、日光暴晒和肌肉量情况，最早可在 20 岁时就出现鱼尾纹。眶周外侧皮肤天生菲薄，使得这个部位更容易出现皱纹。这些外眼角皱纹最初只是在面部做表情时出现，然后在微笑、大笑或眯眼时加重，并随着时间的推移变得越来越明显。这些皱纹使人看起来疲倦，甚至使人显得比实际年龄衰老。对于女人而言，鱼尾纹令人烦恼，尤其是化妆品堆积在皱纹深处时。对于男人而言，鱼尾纹是繁重工作、日光暴晒的标志。

　　鱼尾纹是外侧眼轮匝肌眶部收缩造成的，一般为动态性皱纹。鱼尾纹是一个人面部做表情时肌肉收缩形成的皮肤皱褶，从外眼角呈水平方向放射状分布（图13.82）。这些皱纹与外侧眼轮匝肌的收缩方向垂直，眼轮匝肌的收缩方向垂直于外眼角（图13.83）。早些年在临床上这些动态性皱纹已经通过肉毒素（BoNT）的超说明书范围应用成功进行了治疗（图13.84），直到2013年，美国食品药品监督管理局（FDA）才批准了肉毒素对鱼尾纹的美容治疗，现在鱼尾纹已经是肉毒素治疗的适应证之一[39,84–87]。

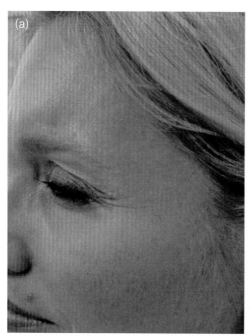
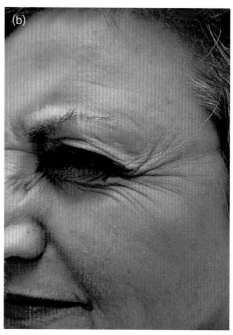

图13.82　（a）患者31岁，挤眼时鱼尾纹加重。（b）患者68岁，也有同样的问题

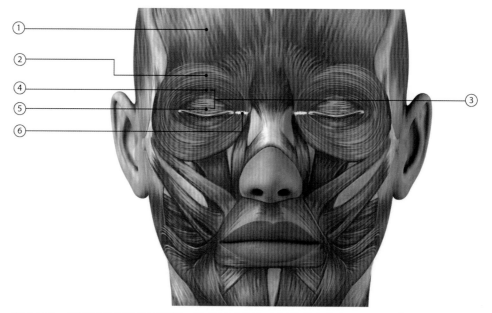

图13.83　眶部眼轮匝肌的正面图。注意外眦处肌肉纤维垂直分布，因此形成的鱼尾纹呈水平方向放射状排列，即垂直于肌肉收缩的方向。1.额肌；2.眼轮匝肌眶部；3.眼轮匝肌睑部；4.眼轮匝肌睑隔前部；5.眼轮匝肌睑板前部；6.泪囊（见附录2——肌肉部分）

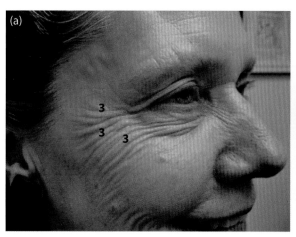 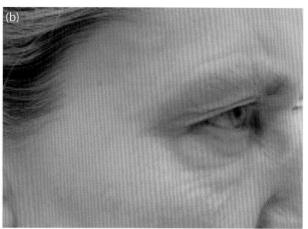

图 13.84　（a）患者 64 岁，治疗前，挤眼时外侧眶部形成数条皱纹。（b）OnaBTX-A 治疗后 3 周，挤眼时的状态

　　然而，身体本身衰老和外部光损伤均为鱼尾纹形成的主要因素，无论面部是否做表情，这类皱纹都会存在，因此被称为静态性皱纹。如果大部分鱼尾纹都是静态性皱纹，OnaBTX-A 的注射效果就会欠佳，只能通过提升手术、皮肤磨削、能量设备或注射软组织填充剂进行治疗。如果大部分鱼尾纹是由外侧眶部眼轮匝肌功能亢进引起的，肉毒素（BoNT）治疗就会产生良好的效果（图 13.84）。

鱼尾纹的功能解剖（见附录 2）

　　眼轮匝肌是一种宽而扁平的皮下环形肌肉，整体上呈椭圆形，环绕眼球，覆盖眼睑并延伸至骨性眶缘的外侧：向上超过眉毛的上边界，向外可达外眦外侧约 3cm，向下可达颊中部。与其他面部肌肉不同，眼轮匝肌的表面和深处均为疏松结缔组织。其他面部肌肉要么位于浅筋膜或表浅肌肉腱膜系统（SMAS）内，要么与浅筋膜或 SMAS 紧密粘连。眼睑皮肤是人体上最薄的皮肤，皮脂腺和汗腺不发达。眼睑皮肤通过细小结缔组织附着在眼轮匝肌之上，皮下层缺乏脂肪但血管丰富。菲薄的皮肤及皮下细小的结缔组织使眼睑皮肤易于扩张并潴留液体。眼轮匝肌具有括约肌功能和闭合眼睑的作用[88]。

　　眼轮匝肌分为眶部、睑部和泪囊部 3 个部分（图 13.85）[28-30]，各部分为一整体，一起收缩，起到闭合眼睑的作用。眶部眼轮匝肌是最外侧、最厚的部分，围绕骨性眼眶形成一个完整的椭圆形。眶部眼轮匝肌起自上、下骨性眼眶的内侧，即额骨的鼻突、上颌骨的额突和内眦韧带，肌纤维形成完整的椭圆形，中间没有任何中断，即使在外侧没有骨性附着。眼轮匝肌上半部分位于皱眉肌的表面，与下部额肌纤维交织在一起。在内侧，眶部眼轮匝肌与额肌中央纤维、降眉肌和降眉间肌有交叉。眶部眼轮匝肌止于眉毛的皮下组织、颞前部（颞浅筋膜）、颊部（与提上唇鼻翼肌、提上唇肌、颧大肌和颧小肌纤维有交叉）（见第 14 章）以及内、外眦韧带。眼轮匝肌收缩可使上下眼睑闭合，用力收缩时可自主闭眼（眼睛紧闭）。用力闭眼时会下拉额部皮肤，使颞部皮肤以及内、外侧眉毛向内移动，同时也会上拉颊部皮肤。用力闭眼时还会压迫眼球和泪囊，使泪液流入到鼻泪管（见下文中的泪泵内容，图 13.132）。眼睑闭合时，眶部眼轮匝肌的上部分更多地充当上眼睑的下拉肌肉，而眶部眼轮匝肌的下半部分更多地充当下眼睑的上提肌肉。频繁的挤眼动作和眶部眼轮匝肌的不停收缩会形成鱼尾纹和下眼睑皱纹，同时造成下睑眼轮匝肌肥厚及外侧眉毛和外眦变薄[64]。

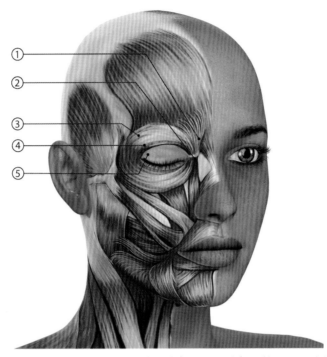

图 13.85　降眉肌止于眶部眼轮匝肌内侧皮下，帮助降低内侧眉毛。睑部眼轮匝肌又分为眶隔前部和睑板前部两部分。眼轮匝肌的泪囊部位于内眦韧带的后方。1. 降眉肌；2. 眼轮匝肌泪囊部；3. 眼轮匝肌眶部；4. 眼轮匝肌睑部，眶隔前部；5. 眼轮匝肌睑部，睑板前部（见附录 2——肌肉部分）

有些人将眶部眼轮匝肌的内侧一部分称为降眉肌，而最新的解剖学研究发现，降眉肌是一对分界明显的独立肌肉，止于内侧眉毛的皮下。当降眉肌收缩时，可向下牵拉眉毛（图 13.85）[28,29,31–36,77]。

眼轮匝肌的睑部呈半椭圆形，起自内眦韧带及韧带上、下方的骨骼和外眦韧带。眼轮匝肌的睑部进一步细分为睑板前部和眶隔前部（图 13.85）。眼轮匝肌睑板前部直接位于睑板的表面。眼轮匝肌眶隔前部环绕在睑板前部周围，位于骨性眼眶和眼睑之间的眶隔表面。眶隔前眼轮匝肌起自内眦韧带的分叉处，而上、下睑板前眼轮匝肌横向外侧走行，连接形成睑外侧缝或支持带。

睑部眼轮匝肌的收缩为眼睑提供了括约肌的作用，并在瞬目或睡觉时使眼睑非自主轻轻闭合。下眼睑向内上牵拉，上眼睑向外下牵拉，从而使眼睑逆时针闭合。睑板前眼轮匝肌收缩导致眼睑非自主闭合，相比眶部眼轮匝肌，该部位肌肉对皱纹形成或软组织错位的影响较小。眶隔前眼轮匝肌收缩主要负责眨眼和轻轻闭眼。睑部眼轮匝肌上半部分收缩可下拉上睑，对抗上睑提肌和苗勒氏肌的收缩，后者负责提升上睑。睑部眼轮匝肌不能用 OnaBTX-A 治疗，除非特殊情况下由最有经验的注射医生进行操作，因为治疗后会导致眼睑自主和非自主闭合功能丧失。

眼轮匝肌泪囊部位于内眦韧带和泪囊的后方（图 13.85、图 13.132），起自泪嵴的上部，在泪囊后方走行，止于泪点内侧的上、下睑板。眼轮匝肌泪囊部收缩将眼睑和泪点向后拉向眼球，从而使泪点与泪湖直接接触。压迫泪囊可使其扩张，便于泪小管系统内的泪泵产生负压，使泪液流入到鼻泪管（图 13.132）。

由于微笑和大笑时鱼尾纹加重，因此颧大肌、颧小肌和笑肌的收缩也是导致这些外眼角皱纹形成的原因。

颧大肌起源于颧颞缝前方，眶部眼轮匝肌深面，以 45° 向口角方向走行（图 13.86）。它与口轴交叉，止于口角的皮肤和黏膜。当一个人微笑和大笑时，颧大肌将口角向上、向外、向后牵拉。

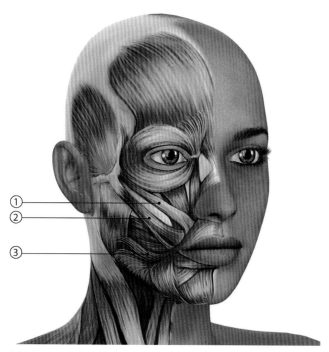

图 13.86　颧大肌帮助提升外侧上唇和口角。颧小肌提升更靠中间部分的上唇。笑肌是大笑动作的肌肉，使口角向外侧稍上方移动。1. 颧小肌；2. 颧大肌；3. 笑肌（见附录 2——肌肉部分）

颧小肌起源于颧上颌缝后方的颧骨，正好位于颧大肌起始处的前方，向下、向前走行，止于上唇的中外侧（图 13.86）。颧小肌帮助向后、向上牵拉口角，尤其是在大笑、微笑及做其他类似的面部表情时。颧小肌还参与提升、形成鼻唇沟，并提升上唇的上外侧，形成蔑视的表情。颧小肌用力收缩会加深鱼尾纹，使外侧眼角皮肤软组织显得臃肿。

笑肌呈带状，一般不发达，位于面部颈阔肌的上缘（图 13.86）。笑肌不是起源于骨骼，而是起自覆盖腮腺、颈阔肌下颌部、咬肌和乳突的结缔组织和筋膜。笑肌横向跨过面部，走行在颈阔肌表面，在口轴内与其他肌肉融合，止于口角皮肤。有时笑肌和颈阔肌很难区分开。当大笑、露龈笑或微笑时，笑肌可以舒展下唇并向后牵拉颊部皮肤，使有些人形成酒窝。笑肌与颈阔肌和颧大肌一起，在不同的面部表情中，向下、向上和向外牵拉口角。因此，当一个人大笑、微笑或露龈笑时，会收缩颧大肌、颧小肌和笑肌，进一步加重鱼尾纹的下半部分，并使其放射状向下延伸到颊部（图 13.87）（见第 14 章）。

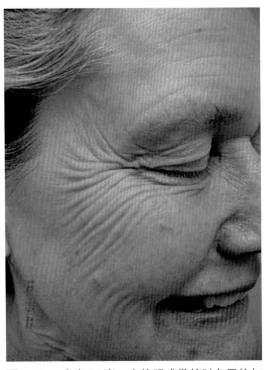

图 13.87　患者 64 岁，在挤眼或微笑时鱼尾纹加重。收缩颧大肌、颧小肌和笑肌时进一步加重了鱼尾纹的下半部分，并使其放射状向下延伸到颊部

治疗鱼尾纹时的药物稀释方法（见附录 3）

眶周区应用 OnaBTX-A 治疗时，务必精准小剂量注射。这就需要配制时用 1mL 生理盐水来溶解 1 瓶 100U 的 OnaBTX-A。在眉间以外面部区域精准注射时，就不能按照说明书推荐的稀释方法，即用 2.5mL 生理盐水溶解 100U 的 OnaBTX-A。

治疗剂量（见附录 4）

2013 年 9 月，美国食品药品监督管理局（FDA）批准了 OnaBTX-A 用于外眼角皱纹（也称为鱼尾纹）的美容治疗[1,56,87,89]。

当在眶周区注射 OnaBTX-A 或其他药物时，无论是医生还是患者都需要聚精会神、舒适自在，并保证不受干扰。患者应该取坐位或半卧位，医生从左右两侧都可以进行操作。在外眼角区域注射 OnaBTX-A 时，医生应该站在对侧，患者面向医生，这样可以让医生注射时针头朝向眼睛外侧，远离眼球。在充足的光线下，医生用非注射手展开患者外眦处的皮肤，以便可以看到皮下走行的血管（图 13.88a）。

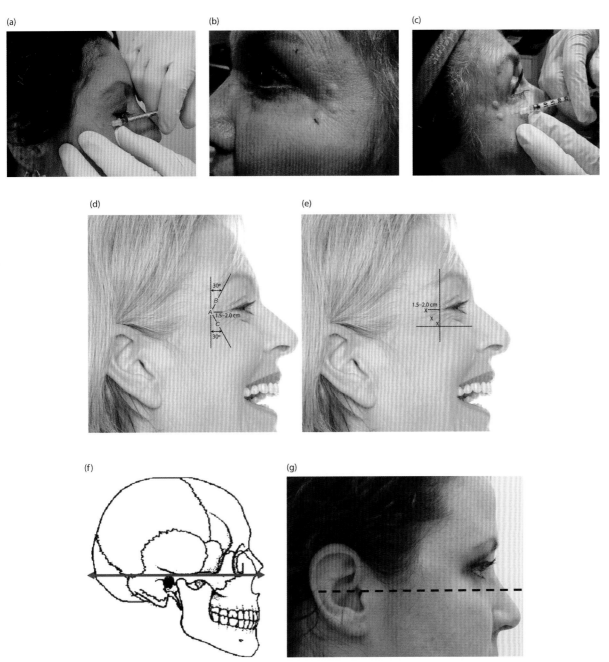

图 13.88 （a）鱼尾纹或外侧眶部眼轮匝肌的注射方法。注射者站在对侧，将针头朝向眼睛外侧，远离眼球，用非注射手将皮肤展开，以便于看清眼周表浅血管。（b）注射后如果局部形成一个皮丘，说明注射深度正确。（c）OnaBTX-A 注射后形成的皮丘。（d、e）美国食品药品监督管理局（FDA）批准的注射方法。（d）最常用的注射方法。（e）不太常用的注射方法。对于外眼角皱纹从外眦中点向外呈放射状排列的患者，建议采用（d）图中所示的注射方法。中间的注射点（A）应当距外眦和骨性眶缘外侧 1.5 ~ 2.0cm。第 2 个注射点（B）位于第 1 个注射点（A）上方 1.5 ~ 2.0cm 处，前倾 30°，同样距离骨性眶缘 1.5 ~ 2.0cm。第 3 个注射点（C）位于第 1 个注射点（A）的下方，同样前倾 30°，但必须在颧弓上方（法兰克福平面），不要向内越过外眦垂线。对于外眼角皱纹大部分位于外眦水平线下方的患者，建议采用（e）图所示的注射方法。3 个注射点均需要距离骨性眶缘 1.5 ~ 2.0cm，都必须在骨弓（法兰克福平面）上方，不要向内越过外眦垂线。（f、g）法兰克福平面：连接外耳道上缘和眶下缘的水平线

美国食品药品监督管理局（FDA）批准了两种外眦区域 OnaBTX-A 注射的方法（图 13.88b ~ e）。这两种注射方法基本相同，在早期研究 OnaBTX-A 治疗外眦皱纹的安全性、有效性和注射剂量的临床试验中都曾得到应用。其中一种注射方法适用于外眼角皱纹呈放射状排列的患者。注射时先从外眦的中点（A）开始（图 13.88d：A），距离外眦和骨性眶缘 1.5 ~ 2.0cm，注射 OnaBTX-A 4U（图 13.88b、d：A）。第 2 个注射点（B 点）（图 13.88d：B）位于第 1 个注射点（A 点）上方 1.5 ~ 2.0cm 处，前倾 30°，同样距离骨性眶缘 1.5 ~ 2.0cm 注射 OnaBTX-A 4U。第 3 个注射点（C 点）（图 13.88d：C）位于第 1 个注射点（A 点）下方，同样前倾 30°（图 13.88d：A），向内不要越过外眦垂线，但必须保持在颧弓上方（即法兰克福平面以上）注射 OnaBTX-A 4U。法兰克福平面是连接外耳道上缘和眶下缘的水平线（图 13.88f）。

对于外眼角皱纹大部分位于外眦水平线下方的患者，建议采用另一种注射方法（图 13.88c、e）。3 个注射点均需要距离骨性眶缘 1.5 ~ 2.0cm，都必须在颧弓（法兰克福平面）上方，不要向内越过外眦垂线，每点注射 OnaBTX-A 4U（图 13.88e）。

由于眶周皮肤较薄，注射时针尖的深度为皮下 2 ~ 3mm，针尖斜面朝下。每点注射后如果局部形成一个皮丘，说明注射深度正确（图 13.88b、c）。这样可使 OnaBTX-A 缓慢而均匀地扩散至下方的外侧眶部眼轮匝肌纤维。在外眦周围注射 OnaBTX-A 时，重要的是注射点距离外侧骨性眶缘 1.5 ~ 2.0cm[1,87,88]。外眦皱纹 OnaBTX-A 美容治疗的推荐剂量为每点注射 4U，3 个注射点每点相隔 1.5 ~ 2.0cm，皮下注射，每侧总剂量为 12U（图 13.89）。男性注射剂量可能稍大一些，每侧 15 ~ 20U（图 13.90）。由于鱼尾纹有多种形态，因此每个患者都需要具体的个体化治疗。通常，外眼角皱纹可分为上睑型、外眦型和下睑或颧部型（图 13.91）。根据患者的年龄和皮肤松弛程度，下方的颧部皱纹有时会越过颧部向下直达口角。从特征上看，患者的外眼角皱纹可以是某一种，也可以是多种形态并存，有时左、右两侧的皱纹形态和严重程度也不同（图 13.92）[90]。尽管凯恩（Kane）将鱼尾纹分成 4 种类型，但他也同样认为，患者皱纹的实际形态并没有真正的解剖学意义。最重要的是要认识到，每个人的眼轮匝肌运动方式多种多样，从而形成不同的鱼尾纹形态，相应地在 OnaBTX-A 治疗时也需要不同的剂量。此外，一个人可能同时存在一定程度的静态性皱纹或动态性皱纹，但只有动态性皱纹才可以通过 OnaBTX-A 注射得到治疗。有经验的注射医生会根据外眦皱纹的类型、深度和严重程度，以及皮肤的厚度和血管分布情况，来确定 OnaBTX-A 的注射点数量及注射剂量（图 13.93、图 13.94）[41-43,78,80,88,90]。通常，男性对自己外眦皱纹的少量减少就会感到满意，尤其是在做微笑和大笑等表情时（图 13.90）。

由于在得到正式批准之前，应用 OnaBTX-A 治疗外眦皱纹已经在临床上开展了多年，因此针对不同类型的鱼尾纹已经有了不同的注射方法[56,84-87]。为了避免注射过程中刺破外眦处的表浅血管，可将总剂量的 OnaBTX-A 分成 1 点或 2 点进行皮内注射或皮下注射，注射后局部形成 1 个或 2 个皮丘（图 13.95）。注射后可对皮丘进行轻轻按摩，按摩方向朝向颞部及眶上方和眶下方，远离眼眶。通过按摩，注射的 OnaBTX-A 会在皮下外侧眶部眼轮匝肌表面分散开。如果没有刺破皮下血管，这种方法也可以防止注射后形成的淤青。注射位置始终要位于骨性眶缘外侧 1.5 ~ 2.0cm。

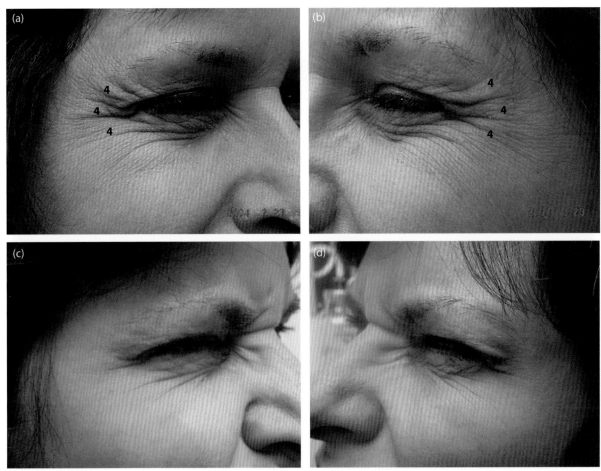

图 13.89　患者 53 岁，女性，应用 OnaBTX-A 治疗。（a、b）治疗前放松时的状态。（b）治疗后 6 周放松时的状态。由于左、右两侧皱纹不对称，两侧的注射点也不对称

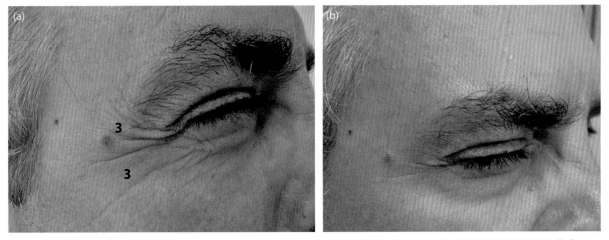

图 13.90　患者 56 岁，男性，应用 OnaBTX-A 治疗。（a）治疗前挤眼时的状态。（b）治疗后 2 周挤眼时的状态

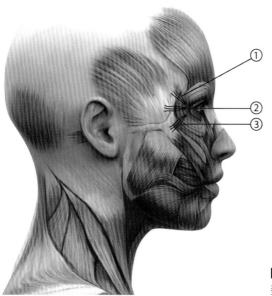

图 13.91　鱼尾纹的不同类型：1. 上睑型；2. 外眦型；3. 下睑或睑颧型

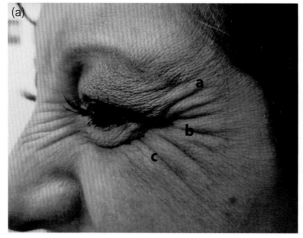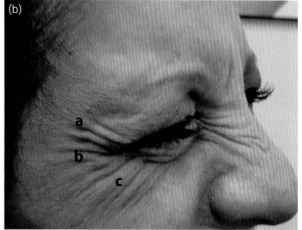

图 13.92　（a、b）患者 49 岁，应用 OnaBTX-A 治疗前挤眼时左、右两侧鱼尾纹的形态不同：a. 上睑型；b. 外眦型；c. 下睑或睑颧型

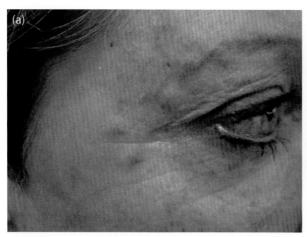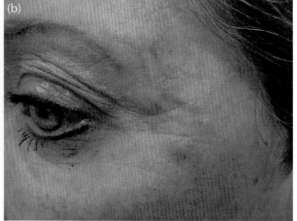

图 13.93　（a、b）患者 59 岁，女性，皮下表浅血管显现，左侧更为明显。两侧 OnaBTX-A 的注射点位不同（a. 右侧 4 点；b. 左侧 2 点）

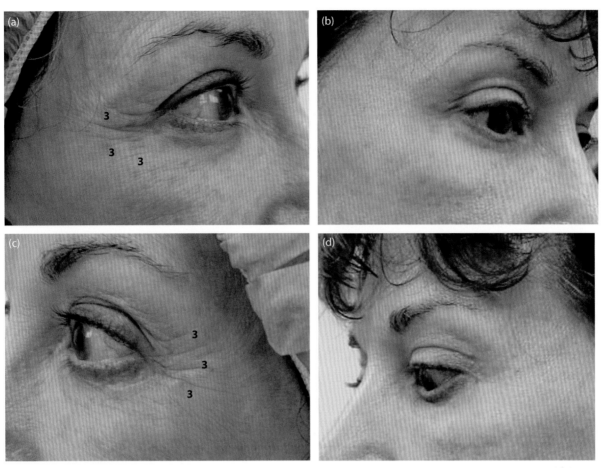

图 13.94　患者 56 岁，应用 OnaBTX-A 治疗。(a、c) 治疗前放松时的状态。(b、d) 治疗后 3 周放松时的状态。注意左、右两侧鱼尾纹的形状不同

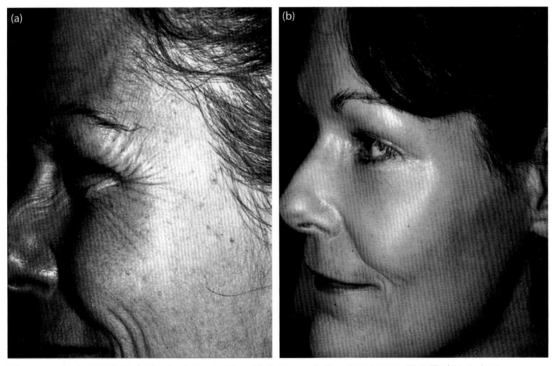

图 13.95　(a) 鱼尾纹治疗前。(b) OnaBTX-A 治疗后 2.5 个月，全面部 CO_2 激光换肤后 2 个月

应用 OnaBTX-A 治疗鱼尾纹时，特别是在下睑和外侧颧突的位置，需要进行皮内或皮下浅层注射，因为这个层次正好是眶部眼轮匝肌浅层肌纤维的止点。

一定要避免在颧骨上缘的下方进行深部注射，因为这将对上唇提肌产生不利影响，造成肌力减弱，从而导致下面部双侧不对称及口周运动功能障碍[91]。OnaBTX-A 对鱼尾纹治疗效果的维持时间通常与面部其他部位相同。如果注射剂量适当，注射位置准确，治疗效果至少可维持 3 个月，有时长达 4 个月或更长时间。对于有些患者，多次 OnaBTX-A 治疗可使治疗效果维持的时间更长。

鱼尾纹的治疗效果

如果鱼尾纹属于动态性皱纹，应用适量的 OnaBTX-A 准确注射会取得显著的治疗效果，且治疗后的并发症也很少（图 13.96）。如果大部分鱼尾纹属于静态性皱纹，并由光损伤和年龄老化所致，那么肉毒素（BoNT）的治疗效果就不会很好，如果治疗前没有向患者交代清楚，治疗后患者就会特别失望。所以 OnaBTX-A 治疗前的评估以及与患者的沟通交流非常重要。术前的病历记录以及照相记录也符合医生和患者双方的利益（见附录 4）。病历记录还应包括患者在就诊期间的任何评论，因为患者在治疗后会很快忘记治疗前医生所说的话。

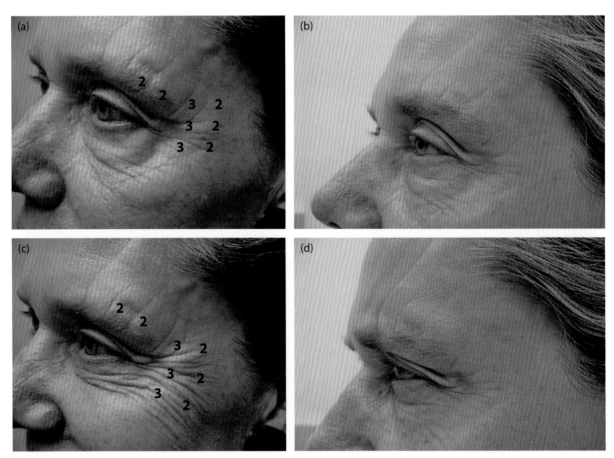

图 13.96　患者 64 岁，应用 OnaBTX-A 治疗。（a）OnaBTX-A 治疗前放松状态下有大面积较深而顽固的鱼尾纹。（b）治疗后 1 个月放松时的状态。（c）治疗前挤眼时的状态。（d）治疗后 1 个月挤眼时的状态

　　大多数情况下，治疗外眦静态性皱纹的最佳治疗措施是采用点阵激光或其他能量设备、皮肤磨削和化学剥脱等方法进行剥脱或非剥脱性换肤，也可以联合应用软组织填充剂（图 13.95）（见第 7 章）。各种非剥脱性面部年轻化治疗技术无法完全去除 50 岁以上因日晒形成的较深而密集的鱼尾纹。这些患者应该意识到，只有通过皮肤剥脱治疗后进行有计划、规律的 OnaBTX-A 注射，并定期进行软组织填充剂治疗，才能达到她们想要的治疗效果（图 13.95）。定期进行治疗可以延长治疗效果的维持时间，不必全年频繁地进行非剥脱激光、强脉冲光、能量设备等治疗，也不必每天涂抹维 A 酸、α - 羟基酸或诸如此类的皮肤用药（见第 17 章）。

　　当外侧眶部眼轮匝肌过度运动时，会形成深而长的顽固性鱼尾纹，使用常规的 OnaBTX-A 注射方法，效果常常不佳，需要额外在颞部于眶部眼轮匝肌的外侧边缘进行注射，才能有效消除这些皱纹（图 13.96）[92]。

　　治疗外眼角下方颧部皱纹时需要小心，因为这些皱纹的大部分可能是由功能亢进的颧大肌产生的。如果患者的外眦处皮肤臃肿，OnaBTX-A 注射治疗下方的鱼尾纹后，会在颧突处造成额外的皱褶，进一步加重颊中部和颊外侧斜向的皱纹[90]。因此，OnaBTX-A 治疗前，可以让患者反复用力微笑，如果下方的鱼尾纹斜向下放射状分布到颊中部和颊外侧，那么在注射下方颧部的鱼尾纹时务必小心（图 13.87、图 13.97）。软组织填充剂或某些能量换肤技术可能是治疗这类顽固性皱纹的最佳方法。用 OnaBTX-A 治疗颧大肌很容易导致微笑时双侧不对称以及上唇功能失调[91]。

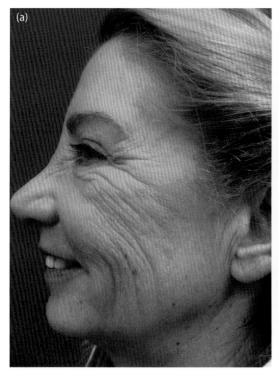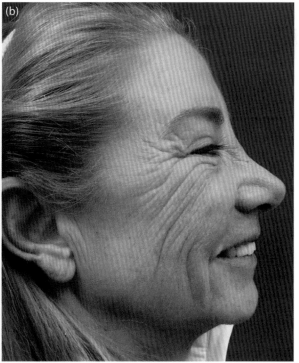

图 13.97　（a、b）患者 62 岁，下方鱼尾纹向下延伸到颊中部和颊外侧

鱼尾纹治疗后的并发症（不良后遗症）（见附录 6）

当注射外侧眶部眼轮匝肌时，应将 OnaBTX-A 注射到皮内或皮下，注射位置应位于外眦垂线外侧 1.5 ~ 2.0cm 处。另外，注射位置向下不能越过颧弓上缘。否则，负责提升外侧上唇和口角的肌肉（颧大肌和颧小肌）部分肌力会受到影响[90,91]，这可能是由于颧大肌和颧小肌的起点位于外侧颧弓（图 13.86）。无论颧大肌还是颧小肌如果不小心受到 OnaBTX-A 的影响，同侧上唇外侧 1/4 部的肌力就会减弱，导致口角下垂、微笑时双侧不对称和流涎。当 OnaBTX-A 注射到或弥散到颧骨内下方后，上唇的提肌，包括提上唇肌、提上唇鼻翼肌和提口角肌就会受到影响，对上唇功能造成严重影响，导致发音障碍和吞咽困难[91]。

将少量高浓度的 OnaBTX-A 注射到远离外侧眶缘（1.5 ~ 2.0cm）的皮下，可以防止毒素意外扩散到上下睑部眼轮匝肌。如果上、下睑部眼轮匝肌受到影响，外眦韧带会变得松弛，引起下睑退缩并可能发生外翻，临床表现为外眦角变钝（图 13.98）。外眦角变钝可继续引起其他并发症，最初可出现溢泪（流泪），随着病情继续发展，使得角膜长时间暴露，容易引起继发性干眼症（眼部干燥），最终可导致角膜损伤（浅层点状角膜炎）[64,70]。

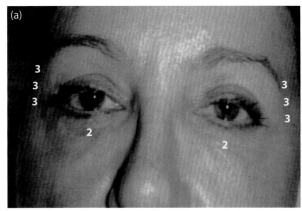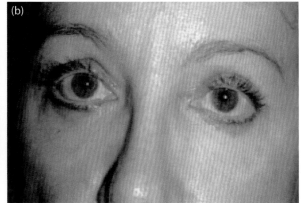

图 13.98　（a）患者 55 岁，眼睑成形术后 8 年，在双侧外眦和双侧下睑分别注射 9 U 和 2U 的 OnaBTX-A。（b）3 周后，外眦角变得圆钝，出现下睑外翻。注意巩膜外露，外眦角显得不自然，失去正常外观

鉴于外直肌和下直肌或下斜肌在眶内的位置，注射的 OnaBTX-A 更容易经眶隔弥散到这些肌肉。如果肉毒素（BoNT）注射位置太靠近外眦，距离骨性眼眶小于 1.5cm，就容易产生这种后果。任何一条眼外肌因注射技术不当而受到 OnaBTX-A 的影响，就会导致复视和斜视。一旦发生，则必须立即请眼科医生会诊。

如果外侧眶周注射 OnaBTX-A 过量，也会引起眉毛下垂、眼睑外翻、复视、兔眼、干眼症和干燥性角膜炎，甚至因角膜暴露而引起浅层点状角膜炎。据报道，如果将 OnaBTX-A 直接注射到眼轮匝肌睑板前部，会导致泪液分泌减少，引起眼部刺激症状、干眼症，施墨（Schirmer）试验结果出现异常[93]。发生这种情况的原因是：由于注射技术不良，造成睑板前眼轮匝肌肌力减弱，使得"泪

泵"无法充分收缩（瞬目），影响正常功能（图 13.132）。OnaBTX-A 简单扩散到眼轮匝肌纤维或泪腺内并非干眼症的原因，因为泪液分泌的减少会随着眼轮匝肌肌力的恢复而逐渐减轻[93]。

　　如果 OnaBTX-A 的注射速度过快，注射时用力较大，或者注射后局部过度用力按摩，都会导致 OnaBTX-A 扩散到下部额肌纤维，从而引起眉毛下垂（图 13.99）。注射大量低浓度的 OnaBTX-A 也会增加毒素扩散到目标肌肉以外的风险。如果 OnaBTX-A 扩散到下睑部眼轮匝肌，外侧眼轮匝肌对下睑的悬吊作用就会减弱，可导致眼睑外翻，特别是对于既往接受过眼睑成形术、深层化学剥脱或激光换肤等介入性治疗的患者。常常表现为下睑退缩，外眦角变得过度圆钝（图 13.98）[64]。

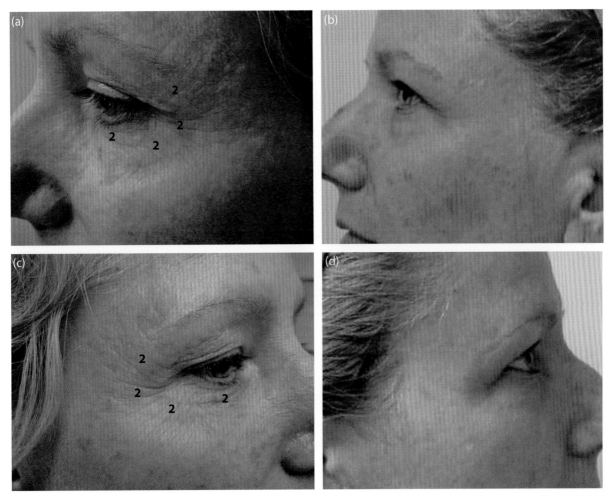

图 13.99　患者 49 岁，女性，（a、c）OnaBTX-A 治疗前。（b、d）OnaBTX-A 治疗后 2 周出现眉毛下垂，具体原因不明：患者揉搓所致，还是医生技术原因所致，或两者兼而有之

　　多余的皮肤使眼睑和眶周功能保持正常。在外眦区，眶部眼轮匝肌收缩会提升多余的外侧眼睑皮肤，使其在局部重新分布。如果外侧眶部眼轮匝肌被肉毒素（BoNT）完全麻痹后，就不会发生上述情况，下眼睑处多余的皮肤会形成明显的褶皱（图 13.100）[90]。严重的病例，即使在放松状态下，也可以在外侧眼睑下方与颧下颊部交界处形成明显的皮肤皱褶[90]。在极少数的情况下，外侧眶

部眼轮匝肌经肉毒素（BoNT）反复而持续治疗后，鱼尾纹完全消失，肌肉发生萎缩，导致眶周外侧变平。最终，当外侧的颧大肌和颧小肌功能仍旧正常时，如果患者用力微笑，上外侧颧部和外眦处的表情就会突然发生变化[90]。由于外下方的眶部眼轮匝肌包绕外眦角，这些肌肉一般呈垂直方向分布。正常情况下，当患者微笑时，下眶部的眼轮匝肌收缩并垂直提升外侧颧下颊部的皮肤。当颧大肌和颧小肌连同下眶部眼轮匝肌收缩，使颧下颊部皮肤向外、向上移动，会使颧突显得更加明显[87]。当外眦区域完全被肉毒素（BoNT）麻痹后，眶部眼轮匝肌失去了对上颊部的提升作用，导致患者大笑或用力微笑时，下眼睑下方的松弛皮肤会变得臃肿，形成皱褶。对于眶周皮肤仍然紧致而有弹性的年轻患者，会使得下眶外侧与上颧部之间的形态存在明显差异（图 13.100）；而对于皮肤松弛、缺乏弹性的老年患者，努力微笑时，扁平的下外侧外眦与饱满的颧颊部之间存在的明显界限使得面部显得不自然（图 13.100）。正常情况下颧突上部也会变平。对于这些患者，最好应用透明质酸对颧部外侧和外眦部进行填充矫正（图 13.100d）。

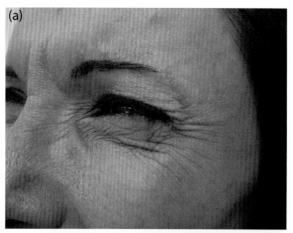
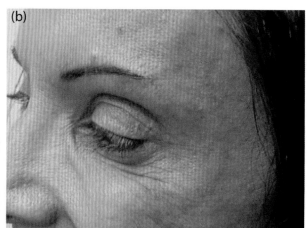
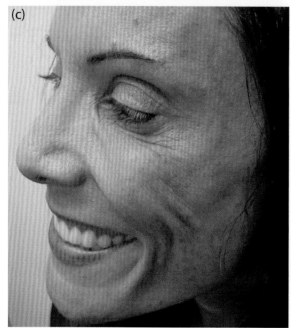
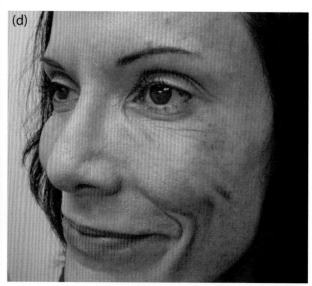

图 13.100　患者 40 岁，应用 OnaBTX-A 治疗鱼尾纹。（a）治疗前。（b）治疗后 2 周。由于眼轮匝肌的肌力减弱，外眦区域变平。（c）使用透明质酸填充物治疗外侧颧部凹陷，治疗前。（d）治疗后即刻

　　注射前后使用冰敷或外敷表麻药膏，可以部分缓解经皮注射引起的短暂不良反应，包括疼痛、红斑、水肿和瘀斑。然而，眼周的解剖结构使得表面麻醉剂的使用有一定困难，也不现实。还应提醒患者在治疗前至少 2 周停用任何含酒精的饮料，以及其他非必需的抗凝药物，如阿司匹林、非甾体消炎药（Nonsteroidal Antiinflammatory Drugs，NSAIDs）、其他非处方药，以及营养品等。

　　使用正常的 OnaBTX-A 推荐剂量治疗鱼尾纹时，还没有出现过由于毒素扩散引起的严重并发症[1]。

　　图 13.101 ～图 13.105 为应用 OnaBTX-A 治疗鱼尾纹（外眦纹）的案例。

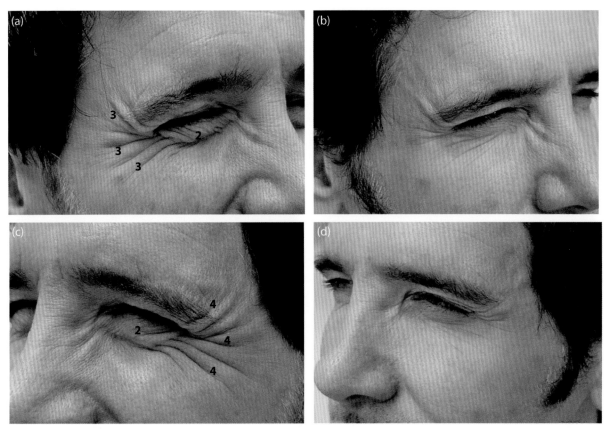

图 13.101　患者 48 岁，应用 OnaBTX-A 治疗鱼尾纹。（a、c）治疗前挤眼时的状态。（b、d）治疗后 3 周挤眼时的状态。注意左、右两侧鱼尾纹形态的差异

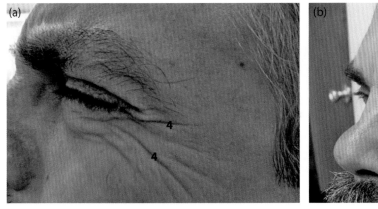
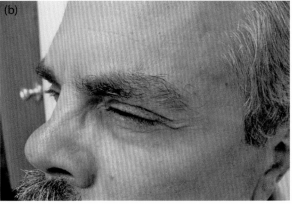

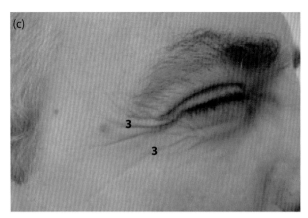
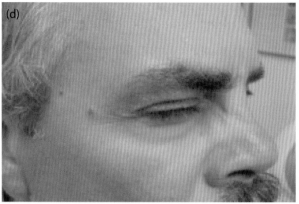

图 13.102　患者 56 岁，应用 OnaBTX–A 治疗鱼尾纹。（a、c）治疗前挤眼时的状态。（b、d）治疗后 2 周挤眼时的状态。注意左右两侧鱼尾纹形态的差异

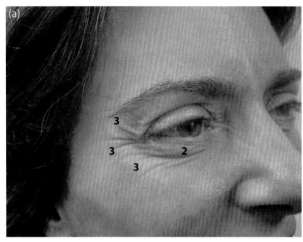
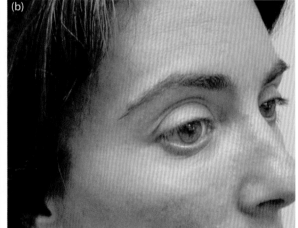

图 13.103　患者 46 岁，应用 OnaBTX–A 治疗鱼尾纹。（a）治疗前挤眼时的状态。（b）治疗后 2 周挤眼时的状态

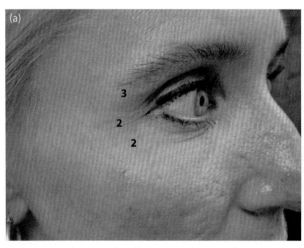
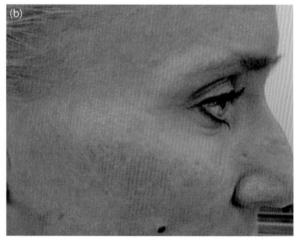

图 13.104　患者 41 岁，应用 OnaBTX–A 治疗鱼尾纹。（a）治疗前放松时的状态。（b）治疗后 4 周放松时的状态

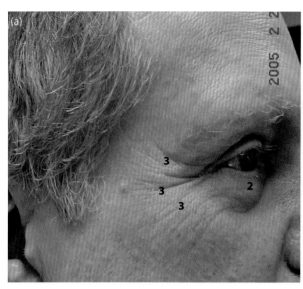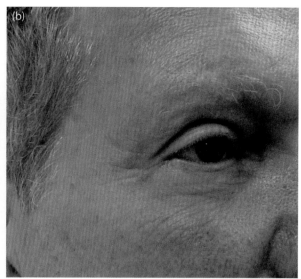

图 13.105　患者 64 岁，用 OnaBTX-A 治疗鱼尾纹。（a）治疗前放松时的状态。（b）治疗后 6 周放松时的状态

鱼尾纹注射治疗的注意事项

（1）所有 OnaBTX-A 眼周注射都应在光线充足的条件下进行，以便清晰地显示出局部的血管，进行皮内或表浅皮下注射，避免发生淤青。

（2）OnaBTX-A 的注射速度要慢，注射位置在骨性眶缘外侧 1.5 ~ 2.0cm 处，针尖远离眼球，以避免损伤眼睛、出现复视和其他不良后遗症。

（3）老年患者进行 OnaBTX-A 治疗后也会有不同程度的改善，这取决于光老化程度、皮肤松弛情况及静态性皱纹的数量。

（4）治疗后淤青如果持续 1 周以上，预示着医生的能力不足以及注射技术不合格。治疗前 2 周，需要停用阿司匹林、非甾体消炎药（NSAIDs）、其他非必需的药物，以及增加凝血时间的营养品。OnaBTX-A 治疗前后使用冰敷，可减少皮下淤血的程度。

（5）同一患者由于两侧鱼尾纹的类型和范围不同，所用的 OnaBTX-A 剂量也会不同。

（6）在外眦下方注射大剂量的 OnaBTX-A，有可能影响到提上唇肌、颧大肌和颧小肌，造成双侧上唇不对称和颊部下垂。因此，注射位置应位于外眦垂线外侧，颧弓上缘（法兰克福平面）上方，同时远离骨性眶缘 1.5cm 以外。

（7）为了避免不良反应的发生，应使用低剂量的 OnaBTX-A 在眶周进行准确注射。

眶周区域：眉毛提升

前言：问题评估和患者选择

随着时间的推移和户外活动时间的累积，面部及身体其他部位的皮肤弹性会逐渐降低，导致皮

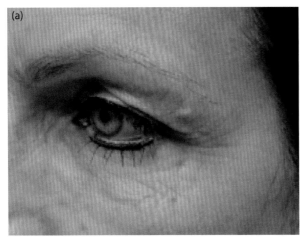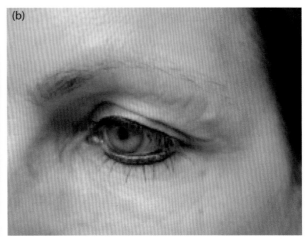

图 13.106　患者 49 岁，应用 OnaBTX-A 注射治疗外侧眼轮匝肌。（a）治疗前。（b）治疗后 3 周。注意下外侧额肌纤维使眉尾提升，减轻了上外侧眼睑的下垂

肤松弛下垂，外侧眉毛也会发生明显的下垂 [92,94]（图 13.106）。外侧眉毛的皮肤厚，下垂会给人一种"沉重的"下坠外观，使人显得疲惫不堪、忧心忡忡及心事重重。外侧眉毛高挑表达出快乐、活力、赞许、自信和性感等情感，而眉毛下压、低垂或平直则传达了悲伤、疲劳、焦虑、轻蔑和不赞成等情绪。外侧眉毛下垂经常会随着年龄的增长而逐渐明显。男性外侧眉毛下垂发生的时间一般要比女性晚，但如果下垂逐渐加重，遮挡视野时，无论男女都要施行上睑整形术或提眉术，有时需要两种手术联合施行。同时，肉毒素（BoNT）治疗可以达到抬高外侧眉毛的效果，延缓眉毛下垂的发生，使人多年保持年轻有活力的状态。

　　一个人眉毛的整体轮廓和形状取决于很多因素，包括年龄、性别、种族、文化和当前的时尚趋势。每个人的眉毛大小、形状和位置可以有很大的不同，首先取决于面部的形状（如长形、椭圆形、心形、圆形、方形或菱形）（图 13.107）[96,99]。因此，在临床实践中，"理想眉形"并不能普遍适用于所有的脸形。不应在既定脸形上强求特定的眉形，因为在一张脸上看起来美观的眉形，在另一张脸上可能看起来就显得不自然且无吸引力。为了使肉毒素（BoNT）注射能够产生可接受的效果，必须对每名患者的面部进行个体化评估。注射医生有责任进行详细的治疗前评估，研究患者的眉形和位置如何符合"理想眉形"的轮廓，以便使每个患者的面部显得更美观。

　　人们对女性眉毛的理想外形与眉峰位置已经争论了几十年。1974 年 5 月，在加拿大不列颠哥伦比亚省温哥华市举行的美容整形学会会议上，韦斯特莫尔（Westmore）首次发表了一篇关于"面部美容治疗与联合手术矫正"的论文，描述了"理想"女性眉毛的具体形态特征 [97]。韦斯特莫尔（Westmore）认为女性眉峰应位于外侧角膜缘的上方，眉头应该位于外侧鼻翼缘和内眦垂线上，眉尾应该位于外眦和外侧鼻翼缘的连线上。最后，眉头和眉尾应该位于同一水平线上（图 13.108）。眉头应该呈"棒头状"，向外侧逐渐变细，直达眉尾。

(a)

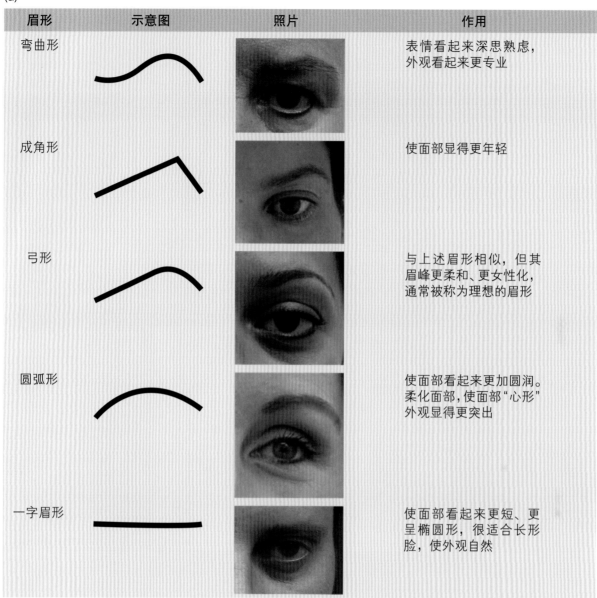

(b)

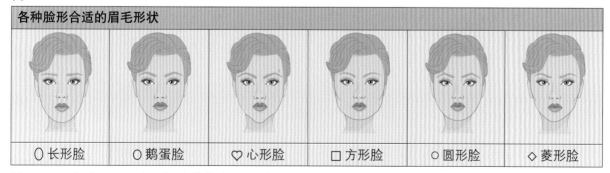

图 13.107　（a）不同眉形及对面部整体外形的影响。（b）各种脸形适合的眉毛形状

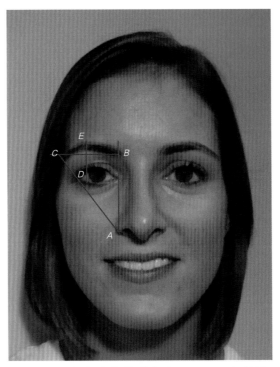

图 13.108 根据韦斯特莫尔（Westmore）所述，女性理想眉毛：眉峰（*E*）应位于外侧角膜缘（*D*）上方；眉头位于外侧鼻翼缘和内眦垂线（*AB*）上；眉尾位于外眦和外侧鼻翼缘的连线（*AC*）上；眉头和眉尾应位于同一水平线（*BC*）上

　　1985 年，安格里斯（Angres）根据内眦间距提出了另一种"女性理想眉形"的标准[98]。他认为，即使两眼靠得过近或过远，良好的眉毛形状和位置都可以使面部显得更平衡。正常的内眦间距为 30 ~ 35mm，大致等于一只眼睛的长度（28 ~ 30mm）。因此，安格里斯（Angres）认为，在评估患者的理想眉毛位置时，应当考虑患者的内眦间距（图 13.109）[98]。如果内眦间距正常，眉头应该位于内眦垂线上（图 13.109a），这种情况更常见于椭圆脸的人群。眉峰位于瞳孔中线或外侧角膜缘上方，眉毛轻度上斜，会使眉形显得更有吸引力（图 13.109a）。如果内眦间距较宽，眉头应该位于内眦内侧（图 13.109b），常见于亚裔人群或非裔人群。眉峰应该位于内侧角膜缘的上方，或者不超过瞳孔中线，眉尾应止于外眦上方。这种分布会给人一种眉毛拉近的错觉。另一方面，如果内眦间距较窄，眉头应位于内眦垂线的外侧（图 13.109c），常见于面部狭窄的人群。眉峰应位于外侧角膜缘上方或略偏于角膜缘外侧，眉尾斜斜地止于外眦上方（图 13.109c）。这样会使人的注意力更集中于颞侧，而非鼻侧，使两眼间距看起来增宽[98]。

　　由于韦斯特莫尔（Westmore）的"女性理想眉形"是基于椭圆脸形，所以在临床研究中还需要根据具体的脸形对眉毛的标准进行调整。库克（Cook）和其同事以及甘特（Gunter）和阿特罗布斯（Atrobus）共同认为，眉峰应当更偏向外侧，大约位于外侧角膜缘和外眦中间的位置[99,100]。他们同时指出，眉毛内侧应起于眉弓，比外侧眉毛稍低。罗斯（Roth）和麦琴格（Metzinger）研究了一组

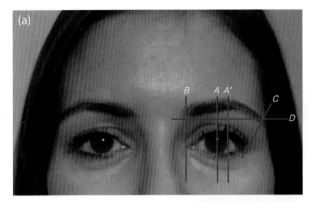
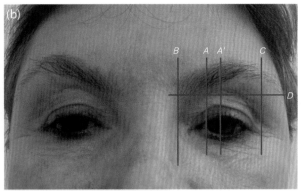
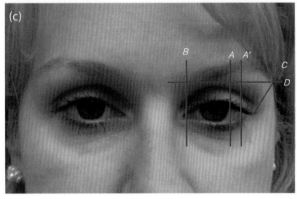

图 13.109　椭圆形、圆形和狭窄形面部的眉毛位置。（a）椭圆形脸，两眼间距和眉毛位置正常，眉峰应位于瞳孔中线上（A）或外侧角膜缘垂线上（A'），眉头应位于内眦垂线上（B），眉毛轻度上斜延伸到外眦上方（C），眉峰距离眉头与眉尾水平线（D）1～2cm。（b）圆形脸，两眼和两侧眉毛间距较宽。眉峰应位于内侧角膜缘上方（A）或靠近瞳孔中线处（A'），眉头应位于内眦内侧（B），眉尾应止于外眦上方（C），并与眉头位于同一水平面上（D）。（c）狭窄形脸，两眼和两侧眉毛距离较近，眉峰应位于外侧角膜缘上方（A）或略偏于角膜缘外侧（A'），眉头应位于内眦垂线外侧（B），眉尾斜斜地延伸到外眦上方（C），距离眉头与眉尾水平线（D）2～4cm（From Angres GG. Annals of Ophthalmology 1985; 17(10): 605–611.）

随机挑选的时尚模特[101]，发现眉峰更偏向于外侧角膜缘外侧，紧贴外眦内侧。此外，外侧眉毛应比内侧眉毛高。但他们的描述没有考虑到脸形问题。随后，比勒（Biller）和基姆（Kim）比较了亚洲和高加索的女性评估者，让她们分别在亚洲和高加索女性模特中指出她们喜欢的眉峰位置。亚洲人与高加索人相比，内眦间距更宽，这一点在评估者对理想眉峰位置的偏好中没有起到显著作用。总体而言，这些评估者，无论种族如何，也无论被评估的模特种族如何，在年轻人的脸上更喜欢偏外侧的眉峰，在年长者的脸上，更喜欢偏内侧的眉峰[102]。

在另一项类似的研究中，施雷伯（Schreiber）等研究了普通人群对漂亮眉形的观点[103]。他们调查了当地社区的 100 个人，要求他们对 27 个模特施行眼睑整形手术前后的照片进行评估，分为"有吸引力"和"无吸引力"2 类。他们的研究结果显示，一般公众更喜欢位置较低的眉毛，这一观点与眼睑整形术后的效果和文献中的报道不一致。受调查者认为很多眼睑成形术后的眉毛位置太高，导致总是呈现吃惊的外观。她们更喜欢眉峰的位置偏角膜缘外侧，而不像手术后那样（图 13.108）[103]。

　　总之，目前的眉毛美学原则要求，椭圆脸上"女性理想眉毛"的整体外形应与鼻背曲线相连续，后者向两侧弯曲，延伸到眉弓直达眉头（图 13.107）。理想的女性眉毛应当起始于连接鼻翼外侧缘和内眦的垂线上，位于眶上缘上方约 1cm，眉尾止于鼻翼与外眦的连线上。眉头和眉尾大约位于同一水平线上，眉尾比眉头略高 1 ~ 2mm。眉峰应位于角膜外侧缘垂线上或略偏外侧（眉毛内侧 2/3 和眉毛外侧 1/3 的交界处）。有些女性的整体脸形不完全是椭圆形，眉峰可以位于外眦上方而非角膜外侧缘。

　　最后，如果患者的脸并不是呈椭圆形，化妆可以帮助人们巧妙地修饰成韦斯特莫尔（Westmore）的"理想眉毛"。尤其是化妆师可以改变眉毛的位置和形状，从而给人形成"理想"椭圆形脸的错觉 [95,98,101,102]。通过对眉毛位置进行适当的修饰，但并不需要完全严格按照韦斯特莫尔（Westmore）理想眉形的标准，可以使某些脸形看起来更有吸引力 [104]。例如，方形脸适合搭配略微弯曲的眉毛，眉峰位于角膜外侧缘，而眉尾指向耳部中央；这样会使面部棱角不再那么分明，同时会让上、下面部之间的距离看起来变短。平直的眉毛会让长而窄的脸看起来更有吸引力，眉尾指向耳尖部，这样会使人觉得面部的长度变短。圆形脸适合高挑的眉毛，眉尾同样指向耳尖，这样可以增强面部的棱角感 [95,104]（图 13.110）。总之，女性眉毛的整体轮廓应该形似海鸥的翅膀。

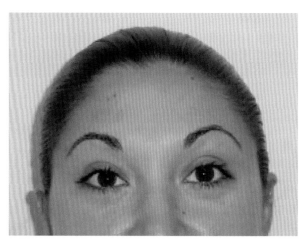

图 13.110　圆形脸的眉峰应该更靠近外眦

　　眉毛的位置及其与眶上缘的关系也很重要。库克（Cook）等观察到，女性的眉峰通常位于骨性眶上缘的上方，而男性的眉峰则正好位于骨性眶缘 [99]。男性眉毛不仅在位置上与女性不同，通常在形状上也有不同。一般情况下，理想的女性眉毛在骨性眶缘上方大约 5mm 处，呈漂亮的弓形，眉头呈棒状 [96,99]（图 13.108）。而男性眉毛在正常情况下显得较平直（弯度较低）、眉毛浓密，尤其在眉毛外侧，位置也较低，坐落于眶上缘上方的眉弓上 [96,99,100]（图 13.4）。

眉毛提升的功能解剖学（见附录 2）

　　眉毛的形状和功能对于眼睛和整个面部的美学非常重要。尽管眉毛对于防止汗液进入到眼睛里非常重要，但女性往往对自己眉毛的自然形状并不满意，因此不断地将眉毛修细，重塑眉形[28]。外侧眉毛下垂是多种因素造成的。当眶周皮肤和软组织弹性变差显得多余时，额肌的下外侧纤维就无法有效提起外侧眶周较重的皮肤和软组织。此外，由于反复的皱眉动作及外侧眶部眼轮匝肌的强力垂直收缩（即降肌作用），再加上外侧额肌的提升能力减弱，就会逐渐导致外侧眉毛发生下垂[96]（图 13.111）。尸体解剖研究发现，眉毛下有一脂肪垫，通过致密纤维组织固定在眶上嵴。由于眶上嵴仅延伸到眶内侧 1/2 或 2/3 处，外侧眉毛缺乏深层组织和结构的支撑，再加上额肌随着年龄的增长也会变得更加松弛，使眉毛与额部皮肤更容易一起下垂[92]。由于外侧眉毛比内侧眉毛更缺少深部结构的支撑，作用在眉毛上的平衡力量会选择性地降低外侧眉毛。随着时间的推移，帽状腱膜下脂肪滑动平面使眉毛的活动度增加，腱膜下和眶隔前脂肪垫受重力影响向下移位。因此，造成眉毛下垂的因素包括：①外侧额肌的静息肌张力降低。②重力对外侧眉毛软组织的下拉作用。③皱眉肌协同外侧眶部眼轮匝肌的下拉力量，直接造成外侧眉毛下降[94]（关于眉间提肌和降肌的完整描述见上文）

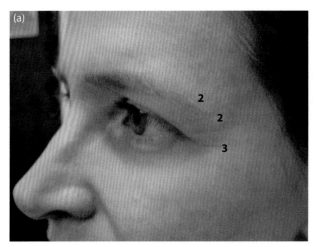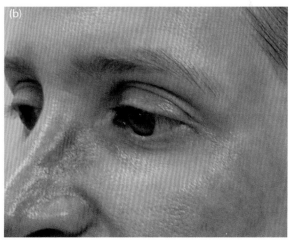

图 13.111　患者 40 岁，应用 OnaBTX–A 治疗。（a）治疗前放松时的状态。（b）治疗后 3 周放松时的状态。注意治疗前后外侧眉毛高度的差异

眉毛提升时的药物稀释方法（见附录 3）

治疗眶周时需要注射少量高浓度的 OnaBTX–A。因此，每瓶 100U 的 OnaBTX–A 需要用 1mL 的生理盐水进行配制，使用配有 31 号针头的 0.3mL Becton Dickenson U–100 胰岛素注射器进行精确注射，同时可以减少局部创伤[37]。

治疗剂量：眉毛提升的治疗方法（该做什么及不该做什么）（见附录 4）

为了提升和增加外侧眉毛的弧度，需要用 2 ～ 4U 或更高剂量的 OnaBTX–A 对外侧眶部眼轮匝肌进行皮内注射或皮下注射，特别是对于女性患者。临床上常常可以在眉尾处看到一些皱纹（图 13.112）。这些皱纹通常位于颞前线下方额骨颧突与眉弓外侧交汇处（图 13.69、图 13.113）。根据

患者的具体解剖结构，皮内注射位置可以在外侧眉毛和眉尾的上方、下方或眉毛内（图 13.114）。可在肌肉收缩最强处，进行 1 点或不超过 3 点等距离皮内注射，每点注射 OnaBTX-A 2 ~ 4U，注射位置向内不超过瞳孔中线。注射点数量越少，每点注射剂量就越大。OnaBTX-A 表浅注射就可以减弱眉毛外侧眶部眼轮匝肌的下拉力量，从而使外侧眉毛抬高（图 13.115）。

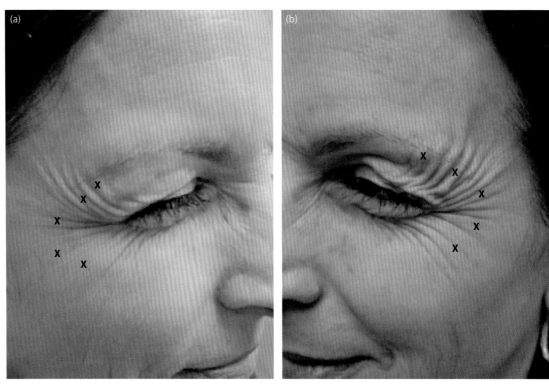

图 13.112　患者 49 岁，OnaBTX-A 治疗前，上眼睑和外侧眉毛处存在很多皱纹。注意（a）右侧和（b）左侧的皱纹形态不同（X 为 OnaBTX-A 的注射位置，每点皮内注射剂量为 1 ~ 3U）

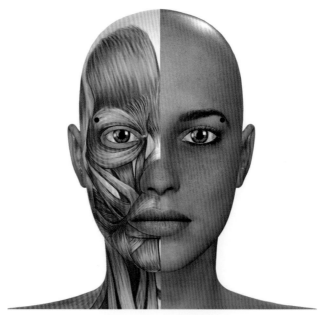

图 13.113　提升外侧眉毛时，主要注射点的位置（●）

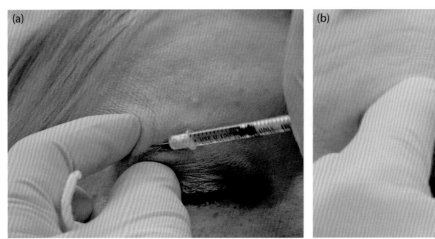
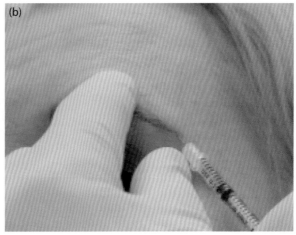

图 13.114 （a、b）不同患者的解剖结构不同，外侧眉毛的注射位置也有所不同。注射时应参考骨性眶缘和眉弓的位置，而不是眉毛的位置。女性的眉毛在眉弓上通常要高于男性

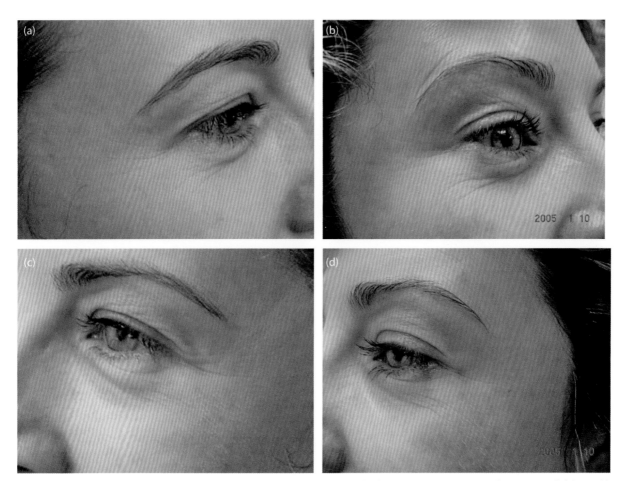

图 13.115 （a）患者 45 岁，OnaBTX-A 治疗前右侧眉毛放松时的状态。（b）OnaBTX-A 治疗 3 周后，右侧眉毛抬高。（c）OnaBTX-A 治疗前左侧眉毛放松时的状态。（d）OnaBTX-A 治疗 3 周后，左侧眉毛抬高

　　治疗时让患者取坐位或半卧位，用力抬高和压低眉毛，这样有利于医生评估外侧眶部眼轮匝肌的下拉力量以及外侧额肌的提升力量。确定所需的 OnaBTX-A 注射剂量后，再次让患者用力抬眉，同时医生用非注射手的食指和拇指将患者的眉毛固定在抬高位置（图 13.116、图 13.117）。这

样可以抬高下部额肌纤维，暴露出上眶部眼轮匝肌的表浅纤维。针头朝上，远离眼眶和眼球，沿着外侧眉毛进行皮内注射，每点注射 2U，总量不超过 8U，注射点数量一般不超过 3 个。眶部眼轮匝肌力量较强的患者，常常表现为眉毛外侧下垂，伴有或不伴有皱纹，注射时应该先从瞳孔中线外侧骨性眶缘上方 2.5 ～ 3.0cm 处开始。注射位置不必参考眉毛的位置，因为女性的眉毛通常高于男性（图 13.114）。注射层次位于皮下或皮下浅层软组织内，每点间隔约 1cm，最外侧一点位于眉弓与颞前线下端的交汇处（图 13.116）。注射过程要缓慢，注射层次要表浅，注射后局部会形成皮丘，这样可以确保注射层次位于皮内和皮下交界处（图 13.117）。通常，对于眶部眼轮匝肌力量很强的患者，在外侧眉毛处进行 1 ～ 3 点皮内注射，每点注射 OnaBTX-A 1 ～ 3 U，就足以达到外侧眉毛提升效果，同时也能减少眉毛外侧的皱纹（图 13.118、图 13.119）。这种表浅注射技术可以减少 OnaBTX-A 不必要的扩散，降低产生不良后遗症的风险，包括眉毛和上睑下垂、眼睑外翻、斜视、复视或干眼症等（见下文和附录 6 的并发症内容）。

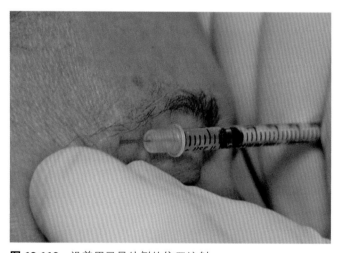

图 13.116　沿着眉弓最外侧的位置注射

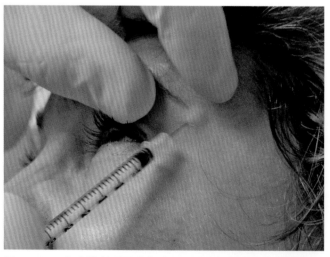

图 13.117　每点注射后形成皮丘，可以确保正确的注射深度

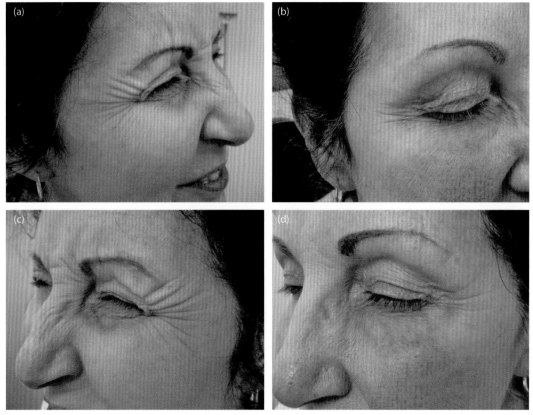

图 13.118　患者 62 岁，应用 OnaBTX-A 治疗。(a) 右外侧眉毛 OnaBTX-A 治疗前。(b) 治疗后 2 周，注意外侧眉毛抬高，皱纹减少。(c) 左外侧眉毛 OnaBTX-A 治疗前。(d) 治疗后 2 周，注意外侧眉毛抬高，皱纹减少

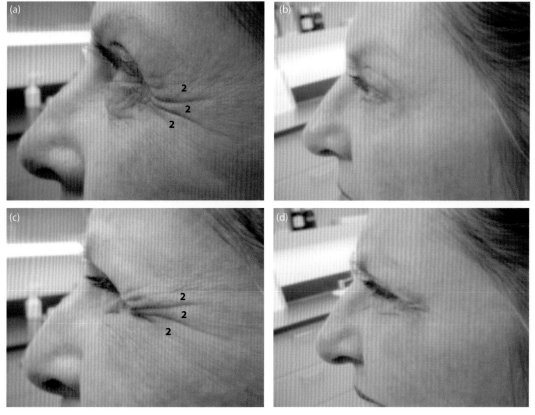

图 13.119　患者 58 岁，应用 OnaBTX-A 治疗。(a) 治疗前放松时的状态。(b) 治疗后 3 周放松时的状态。(c) 治疗前挤眼时的状态。(d) 治疗后 3 周挤眼时的状态

眉毛提升的治疗效果（见附录5）

外侧眉毛提升可以减轻上睑外侧的檐盖样外观（图 13.120）[71,104]。第 1 次治疗后，有可能出现内侧、中央或外侧眉毛的提升，效果不稳定，但如果注射技术正确、治疗记录和照相资料保存良好，再次治疗可得到相同的效果（见附录 4）[61]。注射技术正确的话，并发症的发生率很低，对有些人而言，充其量就是出现治疗效果略微欠佳。因此，为了获得可重复的治疗结果，每名患者的临床记录必须包括图解和照相资料，以及详细的治疗过程。每名患者的眉毛提升程度也需要按照患者的文化背景、当前的流行趋势以及可接受的种族标准[102]（见第 17 章），同时根据每个患者的容貌和个体解剖结构来确定。眉毛的提升效果也取决于医生的注射技术。通常情况下，外侧眉毛 OnaBTX-A 的治疗效果维持时间同眉间治疗一样

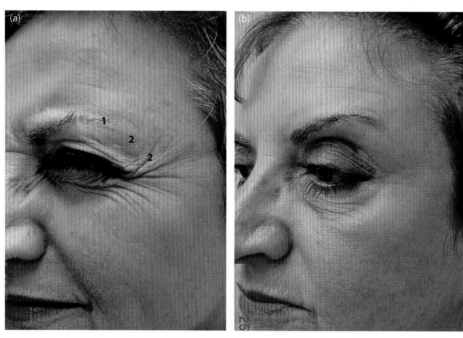

图 13.120　患者 68 岁，外侧眼轮匝肌注射 OnaBTX-A 治疗。（a）治疗前。（b）注射后 3 周。注意上眼睑外侧的提升效果

重要的是需要提醒患者，对于紧挨着外侧眉毛上方或眉毛内的水平额纹，如果要消除，将不得不引起外侧眉毛的下垂（图 13.70）。这些细纹是眉毛代偿性提升的表现，因此预示着治疗后会引起继发性眉毛下垂（图 13.36）。外下方额肌的功能对于提升外侧眉毛是必需的。如果外下方的额部和外侧眉毛的皮肤过度松弛，多余的皮肤会造成外侧眶部的檐盖样外观，紧挨着外侧眉毛上方会有水平皱纹，应用 OnaBTX-A 治疗就无法得到患者满意的结果（图 13.121）。对于有些患者，可以尝试应用少量低浓度的 OnaBTX-A 进行治疗。直接用注射器抽取 1/2U 或 1U 的 OnaBTX-A，用生理盐水稀释 3 倍，少量直接注射到皱纹内。对于眉毛内或眉毛附近的皱纹，注射不到 1U 的 OnaBTX-A 就足矣，同时也不会造成眉毛下垂，或仅造成轻度的眉毛下垂。另外，局部注射透明质酸填充剂可能是一个更好的选择，在治疗这些皱纹时，并不会引起任何程度的眉毛下垂。

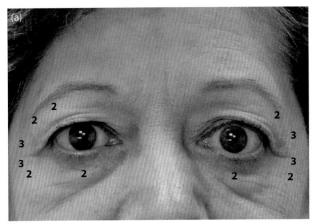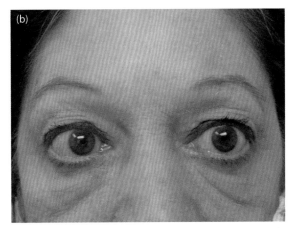

图 13.121　（a）患者 61 岁，女性，双侧皮肤松垂导致眶部出现檐盖样外观，图示为 OnaBTX-A 的注射位置和注射剂量。（b）OnaBTX-A 治疗后 3 周

眉毛提升治疗后的并发症（不良后遗症）（见附录 6）

我们时常要谨记，进行额部 OnaBTX-A 治疗时，外侧额部注射位置不能过高或过低。注射位置过高会导致外侧眉毛过度抬高，产生所谓的"墨菲斯托"式或"斯波克先生"样外观。注射位置过低会引起或加重眉毛下垂，直到外下侧额肌的力量恢复后，眉毛才能慢慢抬高。

如果在外上眶部 OnaBTX-A 的注射位置过深，药物会扩散到眼轮匝肌睑板前部，患者的正常眨眼功能受到影响，或者毒素扩散到泪腺，造成泪腺分泌泪液的量减少，两者都会造成干眼症[93]。这种情况发生后，有必要每天用市售的人工泪液（即眼用生理盐水）滴眼，直到泪腺分泌泪液和患者眨眼的功能恢复正常。同时建议找眼科医生会诊。

如果在外眦处 OnaBTX-A 的注射力量过大、注射层次过深、注射速度过快，则可导致毒素扩散到眶内，削弱眼外肌的力量，导致斜视和复视。避免这些并发症的最佳方法是将 OnaBTX-A 缓慢注射到皮内，女性每点注射 2 ~ 3U，男性每点注射 3 ~ 4U。注射剂量取决于眉毛降肌和额肌的力量，以及皮肤松垂、眶外侧下垂和皱纹的程度。

图 13.122 ~ 图 13.128 为应用 OnaBTX-A 提升眉毛的案例。

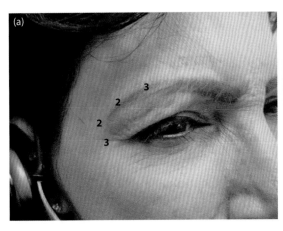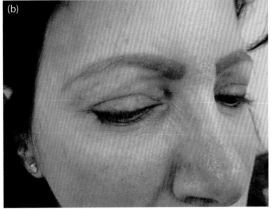

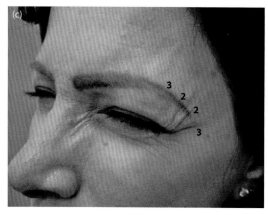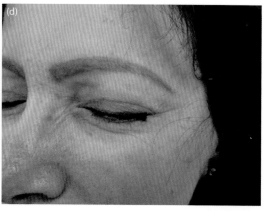

图 13.122　患者 57 岁，应用 OnaBTX–A 治疗。（a）右侧治疗前挤眼时的状态。（b）治疗后 3 周挤眼时的状态。（c）左侧治疗前挤眼时的状态。（d）治疗后 3 周挤眼时的状态。注意外侧眉毛高度和下垂程度的变化

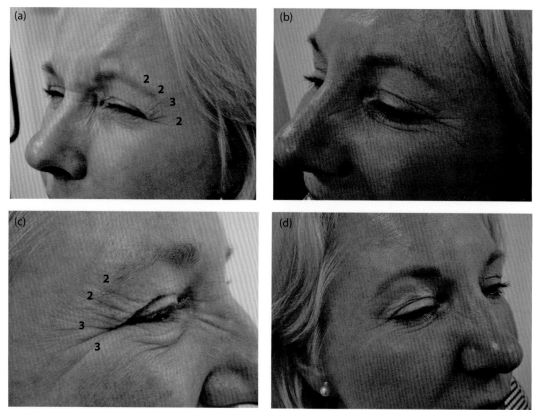

图 13.123　患者 52 岁，应用 OnaBTX–A 治疗。（a）左侧治疗前挤眼时的状态。（b）治疗后 3 周挤眼时的状态。（c）右侧治疗前挤眼时的状态。（d）治疗后 3 周挤眼时的状态。注意外侧眉毛高度和下垂程度的变化

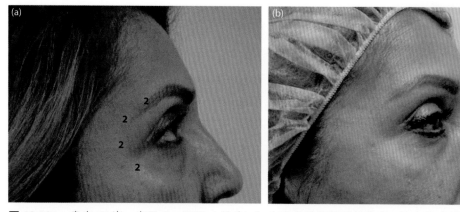

图 13.124　患者 57 岁，应用 OnaBTX–A 治疗。（a）治疗前放松时的状态。（b）治疗后 2 周放松时的状态。注意外侧眉毛下垂程度的变化

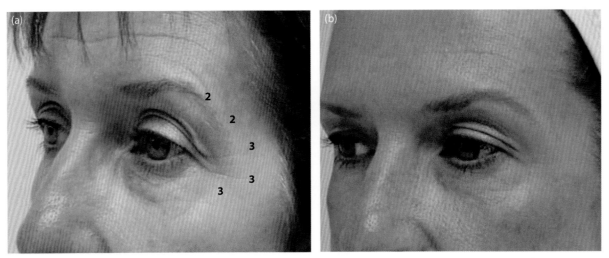

图 13.125　患者 45 岁，外侧眶部眼轮匝肌注射 OnaBTX-A。（a）治疗前。（b）治疗后 2 周。注意外侧眉毛下垂程度的变化

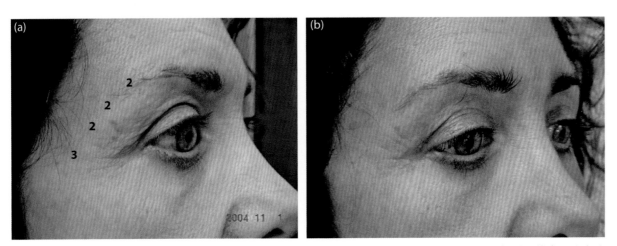

图 13.126　患者 53 岁，应用 OnaBTX-A 治疗。（a）治疗前放松时的状态。（b）治疗后 3 周放松时的状态。注意外侧眉毛下垂程度的变化

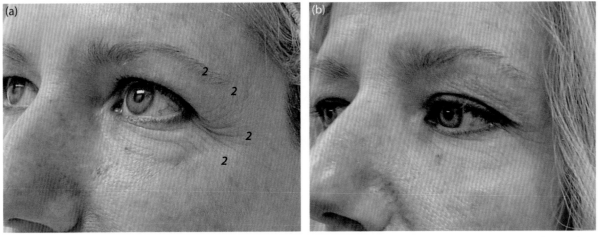

图 13.127　患者 49 岁，应用 OnaBTX-A 治疗。（a）治疗前放松时的状态。（b）治疗后 3 周放松时的状态。注意外侧眉毛高度和下垂程度的变化

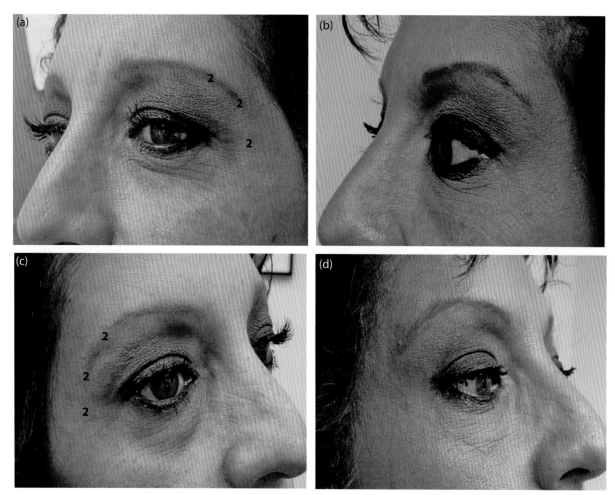

图 13.128   患者 48 岁，应用 OnaBTX–A 治疗。（a）左侧治疗前放松时的状态。（b）左侧治疗后 2 周放松时的状态。（c）右侧治疗前放松时的状态。（d）右侧治疗后 2 周放松时的状态。注意外侧侧眉毛高度和下垂程度的变化

外侧眉毛注射治疗的注意事项

（1）对上外侧眉毛注射 4 ~ 6U 的 OnaBTX–A，可引起暂时性的外侧眉毛提升，增大眼裂，同时纠正外眼角下垂。

（2）注射位置应位于眉尾上方，距离骨性眶缘 2.5 ~ 3.0cm，否则会累及泪腺，导致干眼症。皮内注射，注射后形成皮丘，说明注射层次正确。

（3）注射前，让患者抬起眉毛，上提额肌的下部纤维，暴露外侧眉毛附近的上眶部眼轮匝肌纤维。

（4）注射剂量和注射位置要准确，注射层次要表浅，避免 OnaBTX–A 扩散至额肌下部，加重外眼角下垂。

（5）上外侧眼轮匝肌的注射位置应在眉弓上方 1.5 ~ 2.5cm，并沿着眉弓横向进行皮内注射，但注射点应在瞳孔中线外侧，这样可减少一些患者眉毛外侧的皮肤皱纹。

（6）为了维持额肌外下部的部分纤维的力量，防止加重外眼角下垂，OnaBTX–A 的注射位置应

沿着眉弓距离骨性眶缘 2.5 ~ 3cm。为了防止出现"墨菲斯托"式或"斯波克先生"样外观，还可以对骨性眶缘上方 3 ~ 4cm 的额肌下部纤维进行 OnaBTX-A 肌肉内注射。

（7）对于外侧眉毛和下外侧额部皮肤过度松弛和下垂的患者，OnaBTX-A 注射可能无法有效地提升外侧眉毛，矫正外眼角下垂，注射软组织填充剂应该是一个正确的选择。

眶周区：下睑皱纹

前言：问题评估和患者选择

很多人除了存在鱼尾纹和外侧眉毛下垂外，在下睑也有很多皱纹，这样会使人看起来比较疲劳、睡眠不足，甚至显得比实际年龄要大。这些下睑"皱褶"或"肌肉条"是由眼轮匝肌睑部（眶隔前部、睑板前部或两者都有）肥大造成的，并伴有一定程度的皮肤松弛（眼睑皮肤松弛症）、眶隔脂肪脱垂和淋巴水肿（图 13.129）[28,77,102]。这些下睑皱褶还会导致女性甚至男性出现"黑眼圈"和眼袋。同样，由于睑板前眼轮匝肌功能亢进造成的眼裂变窄，也会使人看起来显得疲倦、冷漠、受压迫和消极无抱负。各种面部动作，主要是微笑或大笑时，也会使眼裂瞬间缩小。在下睑眶隔前眼轮匝肌注射 OnaBTX-A，可减少下睑过多的皱纹，而在睑板前眼轮匝肌注射 OnaBTX-A，可使眼裂扩大，使人看起来更年轻、更快乐，整体上显得更愉悦、更有吸引力。

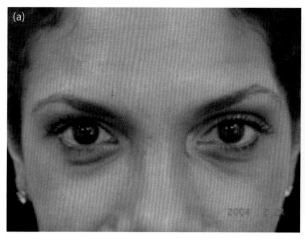
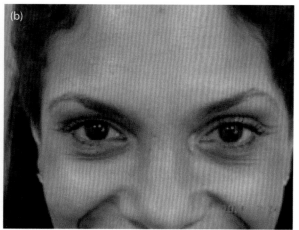

图 13.129 （a）患者 42 岁，放松状态下，下眼睑早期出现的条纹和褶皱。（b）微笑时眼周皱纹加重，患者还抱怨眼睛下方有黑眼圈

下睑皱纹的功能解剖学（见附录 2）

眼轮匝肌有助于保护眼睛免受强光、阵风和快速飞行的异物的伤害。那些在户外强光环境中工作的人由于不断地眯眼，会使眼轮匝肌长期处于部分收缩的紧张状态，导致下睑眼轮匝肌变得肥大。年轻患者，肥大的眼轮匝肌可在眼周形成额外的皱褶，当皱褶靠近下睑缘时，我们称之为"卧蚕"（图 13.129）。这些下睑皱褶可以用 OnaBTX-A 进行治疗（图 13.130）。然而，老年患者的眼睑皮肤

逐渐变薄，显得多余而缺乏弹性。眶隔同样变薄，功能减弱。由于眶隔前眼轮匝肌的力量减弱，眶隔脂肪凸出，在眶下区域形成特征性"条纹"（图 13.131）。在眶隔前眼轮匝肌注射 OnaBTX-A 会进一步减弱眼轮匝肌的力量，抑制其阻挡眶隔脂肪突出的能力，将加重眶下区域的皱纹，因此应该禁止这样操作[105]。

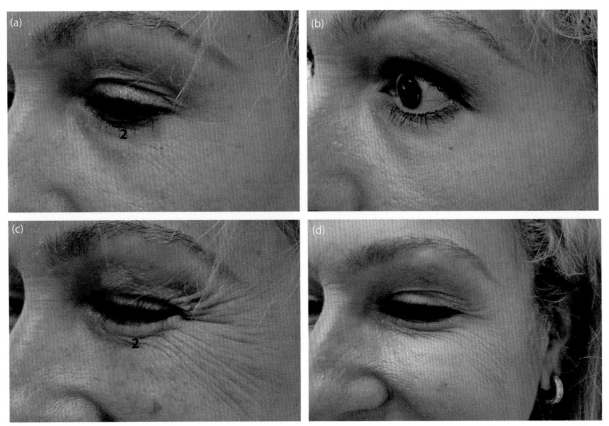

图 13.130　（a）患者 42 岁，女性，左下眼睑中部注射 2U OnaBTX-A 治疗前放松时的状态。（b）治疗后 3 周放松时的状态。（c）治疗前微笑时的状态。（d）治疗后 3 周微笑时的状态

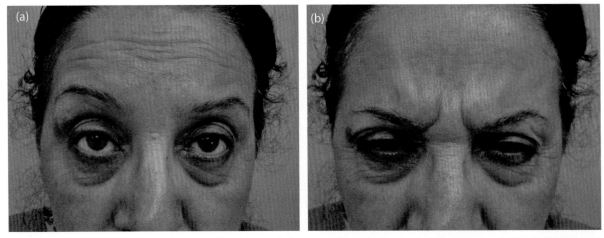

图 13.131　（a）患者 64 岁，女性，眶隔前眼轮匝肌变薄，下眼睑出现皱褶。（b）患者眯眼时，眶部和睑部眼轮匝肌收缩。下睑注射 OnaBTX-A 会使眼轮匝肌功能进一步减弱，加重患者眯眼时的下睑皱褶；因此，就不应在该患者下睑进行 OnaBTX-A 注射

眨眼是一种非自主、半自动的、人体所需的快速闭眼动作，可以帮助清除角膜表面的刺激物，同时使泪液分布到眼球表面，起到润滑作用。眨眼动作是在上睑提肌和上下睑板肌放松时睑部眼轮匝肌收缩引起的。眶隔前眼轮匝肌的一个主要功能就是自发反射性的眨眼动作。每眨一次眼，泪液就会均匀分布到眼球的表面（图 13.132）。睁闭眼会激活所谓的"泪泵"功能，将分泌的泪液通过泪小管系统引入到泪囊，沿着鼻泪管向下，从下鼻甲下方的下鼻道进入鼻腔。

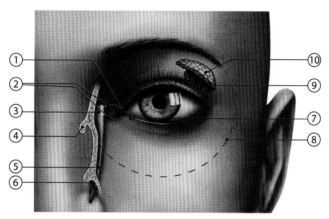

图 13.132　泪液是由主泪腺（眶部泪腺）和副泪腺（睑部泪腺）产生的。每次眨眼动作都会起到泪床的清除功能，使泪液分布到眼球表面。睑部眼轮匝肌的收缩可使泪液通过泪道系统引流到鼻腔内。1.半月皱襞及泪湖；2.泪小管；3.泪囊；4.中鼻甲；5.鼻泪管；6.下鼻道；7.下泪乳头及泪小点；8.眼轮匝肌（眶部）外侧边界；9.睑部泪腺（副泪腺）；10.眶部泪腺

当分泌的泪液从眶上端的泪腺流出后，会聚集在内下眼角形成泪湖。当眼睛睁开时，泪囊部眼轮匝肌会压迫泪囊，使扩张的泪小点与眼球和泪湖直接接触，泪液就可以流入到泪小管。眨眼时，眼睛闭合，睑板前眼轮匝肌的表浅纤维收缩，使外上方眼球表面的泪液流向内下方。再次睁开眼睛时，睑板前眼轮匝肌的深部纤维收缩，关闭上、下泪小管系统。同时，眶隔前眼轮匝肌的深部纤维牵拉泪囊的侧壁，使其内腔扩大，在鼻泪管系统内形成负压梯度，导致泪液被吸入泪囊（图 13.132）。当再次睁眼时，泪小管系统内重新形成正压，泪囊萎陷，将泪液推进鼻泪管，然后通过下鼻甲下方的下鼻道进入鼻腔。同时，泪小点和泪小管重新开放继续收集来自泪湖的泪液，这个过程随着睁眼闭眼循环往复[28,30]。

下睑皱纹治疗时的药物稀释方法（见附录 3）

眶周注射 OnaBTX-A 治疗时，药物注射剂量和注射位置必须准确，注射量要少。因此，每瓶 100U 的 OnaBTX-A 只能用 1mL 的生理盐水配制（见附录 2）。

治疗剂量：下睑皱纹的治疗方法（该做什么及不该做什么）（见附录 4）

下眼睑注射 OnaBTX-A 治疗的合适人群是那些下睑弹性正常的患者，下睑弹性情况可通过下睑

牵拉试验和下睑牵拉弹回试验进行检测。很多 60 岁以下的患者，如果既往未接受过任何下睑手术，包括眼睑成形术或激光 / 化学剥脱术等，通常下睑牵拉试验和下睑牵拉弹回试验结果正常，这些患者可以应用肉毒素（BoNT）进行下睑治疗。

　　进行下睑牵拉弹回测试时，试验者用食指将患者的下睑向下牵拉 5s，然后放开，嘱患者不要眨眼。如果下睑在 1s 内自动回缩贴近眼球，则视为检查结果正常。如果下睑需要 2s 后才能恢复到正常位置，则说明下睑存在轻度松弛。如果需要 3s 或更长的时间才能恢复到正常位置，则说明下睑存在中度松弛。如果患者需要通过眨眼才能使下睑恢复到正常位置，则说明存在明显的松弛。对于松弛严重的患者，有时在眨眼后，下睑仍保持在外翻状态[28]。

　　进行下睑牵拉试验时，试验者用拇指和食指捏住患者下睑的皮肤，将眼睑轻轻地从眼球上拉开。如果眼睑与眼球的距离小于 8mm，则说明下睑的弹性正常，可以接受 OnaBTX-A 注射治疗[28]。当患者的牵拉弹回试验和下睑牵拉试验结果显示下睑皮肤弹性不足时，则不应进行 OnaBTX-A 治疗，因为治疗后容易引起下睑退缩甚至下睑外翻。

　　另一种检测下睑眼轮匝肌功能的方法是放松状态下让患者向前平视，然后再向上看。如果下睑变平，眶周脂肪向内移动，则说明眶隔前眼轮匝肌功能正常，下睑比较紧致，可以接受 OnaBTX-A 治疗。如果下睑脂肪突出加重，尤其是用手指压迫上睑眼球时，下睑脂肪进一步向前突出，则说明下睑眶隔前眼轮匝肌的肌力很弱，则注射 OnaBTX-A 只会加剧下睑脂肪的脱垂，并加重局部皱褶的形成，因此不应该进行 OnaBTX-A 治疗。另外，这种治疗方法也不会减轻局部的淋巴水肿[28]。治疗时，患者应当取坐位或半卧位，双眼直视前方。为了避免患者看到针头而受到惊吓，医生应该站在患者接受治疗的一侧，从侧面进针，对下睑进行治疗。注射时，让患者向上方直视，深吸一口气，不要移动。同时，医生用非注射手的食指将下睑皮肤向下牵拉，注射针筒靠在食指上，在下睑缘下方 2 ~ 3mm 处，针尖呈大约 45° 角刺入睑板前皮肤，刺入皮下 2 ~ 3mm，保持在真皮稍下的深度，并且不超过真皮 / 皮下交界处，注射位置在瞳孔中线外侧 2 ~ 4mm 处（图 13.133a）。即使针尖进入皮内 2 ~ 3mm，针尖的实际位置也应该保持在瞳孔中线外侧。当针尖完全进入皮内，并保持在瞳孔中线外侧时，可以注射 OnaBTX-A 2U（即 0.02mL）。OnaBTX-A 药液应完全注射到眼睑浅层组织内，不能沿着针眼渗出。注射后如果局部可看到形成的皮丘，说明注射深度正确（图 13.133b、c）。当针尖从皮肤撤出时，不能有任何液体从针尖漏出，说明注射针头内没有空气。注射器内如果有空气存在，则针筒内会产生正压，当针尖撤出皮肤时，即使手指不再施加任何压力，药液也会从针头自动流出（图 13.133d）。注射后向外侧轻轻按摩，不仅可分散患者的注意力，而且也有助于 OnaBTX-A 均匀分散到睑部眼轮匝肌表面。如果医生注射动作平稳而迅速，患者则不会因看到针头而畏缩躲避，甚至会夸赞医生的注射技术高超。可在睑缘下方 2 ~ 3mm、外眦与瞳孔中线之间的中点处进行另一点 1 ~ 2U 的 OnaBTX-A 注射，继续注射到皮内或在真皮 / 皮下交界处（图 13.134）[1,106,107]。对多数患者而言，在下眼睑的第 2 点注射是不必要的，因为有可能导致下睑外侧退缩或其他不良后遗症。

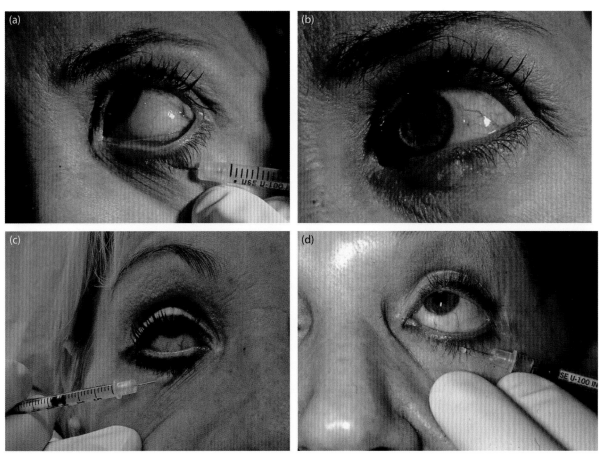

图 13.133 （a）下睑 OnaBTX–A 注射技术。注意用非注射手的食指向下牵拉下眼睑皮肤，使其绷紧。在下睑缘下方 2 ~ 3mm 处，针尖呈 45° 角刺入皮肤 2 ~ 3mm，深度直至真皮深层和皮下组织层。（b）注意 OnaBTX–A 注射后形成的皮丘。（c）注射后形成皮丘表明 OnaBTX–A 注射深度正确。（d）注射器内的小气泡会在针头拔出时，使药液从针尖溢出，滴到皮肤表面，从而会浪费 1 滴 OnaBTX–A

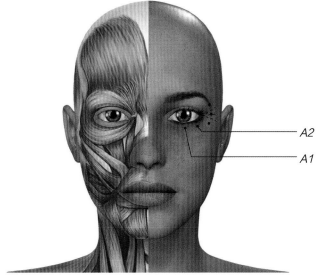

图 13.134 治疗下睑皱纹时，除了在瞳孔中线处（A1）注射 1 点外，还需要根据皱纹的深度和睑部眼轮匝肌的张力，确定是否在瞳孔中线与外眦之间的中点处（A2）再注射第 2 点。有时还需要对鱼尾纹（●）进行治疗，OnaBTX–A 注射剂量需要根据外侧眶部眼轮匝肌的张力情况来确定

下睑皱纹的治疗效果（结果）（见附录 5）

临床治疗过程中有人偶然发现，在下睑缘下方 2 ~ 3mm 的瞳孔中线处，对睑板前眼睑眼轮匝肌注射 2 ~ 4U 的 OnaBTX-A，可以改善下眼睑及其下方多余的皮肤肉条（图 13.129、图 13.130）[106]。在下睑的睑板前注射 OnaBTX-A，还能使睑板前眼轮匝肌放松，从而可以增大眼裂，无论是在放松状态下还是在微笑、大笑及做各种面部表情时。眼裂开大的程度取决于睑板前眼轮匝肌注射的剂量以及是否同时治疗了鱼尾纹。对于只在下睑瞳孔中线处注射了 2U 的 OnaBTX-A 进行治疗的患者，眼裂（In Palpebral Aperture，IPA）在放松状态下开大约 0.5mm，在满面笑容时开大约 1.3mm（图 13.134）。对于同时应用 OnaBTX-A 治疗鱼尾纹的患者，眼裂（IPA）在放松状态下开大约 1.75mm，在满面笑容时开大约 2.9mm。鱼尾纹的治疗方法采用 3 点注射，每点注射 4U，间隔 1.5cm，总剂量为 12U（表 13.1）[107]。增加下睑 OnaBTX-A 的注射剂量，无论是否同时进行鱼尾纹治疗，可使眼裂（IPA）相应地增大（表 13.1）。同时对下睑睑板前眼轮匝肌和外侧眶部眼轮匝肌进行治疗看起来具有一定的协同效应。睑板前眼轮匝肌注射会形成"眼睛睁大"的效果，使患者变得年轻，显得更充满活力（图 13.135）。在大多数情况下，并不需要在外眦与瞳孔中线之间的中点处（图 13.134 中的 A2）进行第 2 针 OnaBTX-A 注射，这样反而会增加外眦变圆钝和下睑退缩的风险（图 13.98）。这种治疗方法在亚洲人群中更受欢迎，因为可以形成一个圆圆的、更像西方人的眼裂 [106,107]。

表 13.1 眼裂（IPA）在放松状态下与满面笑容时的开大程度

	单独治疗睑板前部			同时治疗睑板前部与鱼尾纹		
OnaBTX-A 注射剂量	2U	4U	8U	2U	4U	8U
在放松状态下 IPA（mm）	0.5	1.75	1.95	1.75	2.2	1.5
在满面笑容时 IPA（mm）	1.3	2.5	4.5	2.9	2.9	4.0

来源：Adapted from Flynn TC et al. Dermatol Surg 2001；27：703 - 708

下睑皱纹治疗后的并发症（不良后遗症）（见附录 6）

对于初次接受下睑 OnaBTX-A 治疗的患者，治疗后可能会出现持续数小时至数天的眶周水肿。这可能是因为淋巴淤积所致，由于下睑眶隔前眼轮匝肌的括约泵作用轻度减弱，导致周围软组织的

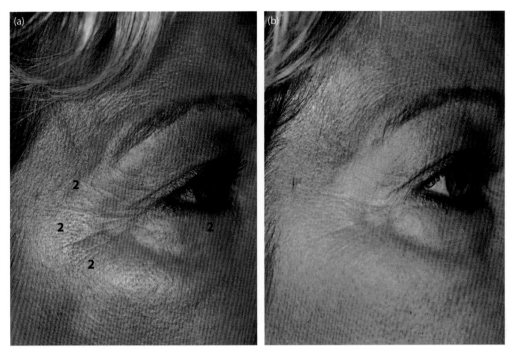

图 13.135　患者 56 岁，在下睑缘下方 2 ~ 3mm 瞳孔中线处注射 2U 的 OnaBTX-A。(a) 治疗前，(b) 治疗后。注意患者眼裂变大

淋巴回流障碍 [64]。另外，如果下睑张力明显降低，则会使眨眼动作减少，妨碍"泪泵"的功能，导致暂时性溢泪，这种情况会一直等到下睑张力恢复为止（图 13.132）。

　　如果外侧上睑和（或）下睑的睑部眼轮匝肌功能减弱，则有可能导致外眦变圆钝，下睑退缩。只要鱼尾纹的注射位置在眶缘外侧 1.5 ~ 2.0cm 就可以有效避免发生这种并发症。在下睑进行如上所述的第 2 点（图 13.134 中的 A2）注射会导致外眦角变圆钝，邻近的下睑外侧出现退缩，尤其是同时用 OnaBTX-A 对外侧鱼尾纹进行治疗时（图 13.98）。因此，除非患者的下睑存在围绕外眦的顽固性皱纹，并且这些皱纹与外眦皱纹连在一起，否则不应在下睑进行第 2 点（图 13.134 中的 A2）OnaBTX-A 注射，仅在下睑板瞳孔中线处注射 1 点就已足够（图 13.134 中的 A1）。

　　下睑眼轮匝肌肥大表现为下睑外侧隆起（睑板前隆起）。法吉恩（Fagien）报道了应用 OnaBTX-A 进行 2 点注射治疗这些肥大的肌肉，每点注射 0.5 ~ 1.5U。第 1 点在睑缘下尽量远离外眦角（睑板前眼轮匝肌），另一点位于睑板前眼轮匝肌瞳孔中线处 [64]。睑板前注射位置一定要位于睑缘下方 2 ~ 3mm，注射到真皮深层，尽量不要触及皮下组织，一定不要靠近颧突，因为大多数的提上唇肌肉起自颧弓（图 13.136）。否则会导致上唇下垂、双侧不对称，甚至影响上唇括约肌功能。当 OnaBTX-A 注射过深，或注射到颧弓下方时，由于 OnaBTX-A 扩散，影响到提上唇外侧的肌肉（颧大肌和提口角肌），甚至提上唇中央的肌肉（提上唇肌、颧小肌和提上唇鼻翼肌），则可能会发生这些不良后遗症。

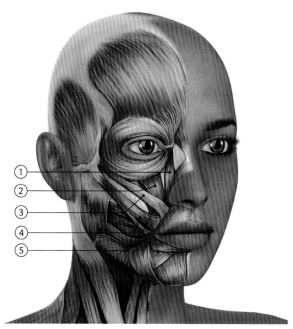

图 13.136　提上唇的肌肉：1. 提上唇鼻翼肌；2. 提上唇肌；3. 颧小肌；4. 提口角肌；5. 颧大肌（见附录 2——肌肉部分）

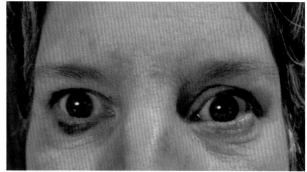

图 13.137　患者 53 岁，女性，双侧下睑初次注射 2U 的 OnaBTX-A 后 2 天，右下睑淤青持续了大约 10 天

　　如果将 OnaBTX-A 注射到下睑瞳孔中线的内侧，或注射到颧骨中央，则会影响到下睑部眼轮匝肌的自主或非自主的括约功能和提升功能，从而使眼睛闭合不全，眨眼受限。这样反过来又会减弱鼻泪管的泪泵作用，出现暂时性溢泪，如果剂量过大，甚至出现眼睑外翻。眼睑闭合不全可导致发生干眼症，引起角膜过度暴露、干燥症（干燥性角膜炎）以及点状角膜炎（角膜溃疡）[108]。老年人由于肌力减弱，眶隔变薄，就更容易发生。

　　实际上，由于下眼睑的皮肤较薄，血管丰富，注射后出现淤青在所难免（图 13.137）。使用带细针的小号胰岛素注射器（Becton-Dickinson 100-U 0.3mL 胰岛素注射器附带 31 号针头）进行缓慢皮内注射，可以预防或减少注射后淤青的发生。其他预防注射后淤青的方法包括治疗前后进行冰敷，利用头顶充足的光线辨认出皮下表浅的血管。注射前轻轻展开注射部位的皮肤，有助于确定皮下表浅血管的位置（图 13.10c）。注射后轻柔按摩和加压冰敷也有助于减少淤青的发生。对于血管较脆的患者，常见于中年人和老年人，注射后往往不可避免发生下睑淤青，但一般会在数天（10 ~ 12 天）内恢复。

　　对于下睑弹性较差，功能不全的患者，由于眶周脂肪突出会形成皱褶，当用 OnaBTX-A 对下睑的睑板前（眶隔前）眼轮匝肌进行治疗后，无意中会加重眶下脂肪的假性疝出。对于老年患者，由于眼轮匝肌下脂肪（Suborbicularis Oculi Fat，SOOF）萎缩并向下移位，眶隔也发生了退化，或者对于曾接受过下睑整形术或下睑其他手术的患者，由于下睑的眶隔前眼轮匝肌的悬吊作用减弱，OnaBTX-A 注射会更容易加重假性眶下脂肪疝出（图 13.131）[105]。对于下睑松弛的患者，在眶隔下方、外眦的外下方或颧部上方进行 OnaBTX-A 注射后，会进一步损害眼轮匝肌的本身力量，加重眶下皱纹，而不是使皱纹减少，因此不应对这些患者进行 OnaBTX-A 注射治疗[90]。

　　弗林（Flynn）等在治疗剂量的研究中，对于只在下睑的睑板前注射 1 点 2U OnaBTX-A 的患者，并没有发现任何实质性的并发症（图 13.134）[107]。对于在下睑的睑板前进行 2 点注射的患者，每点（图 13.134 A1、A2）注射 2U 的 OnaBTX-A，其中不到一半发生了"干眼症"，1 例患者无法配戴隐形眼镜[106,107]。对于在下睑的睑板前进行 2 点注射，每点（图 13.134 中的 A1 和 A2）注射 2U 的 OnaBTX-A 的患者，出现了一些暂时性的不良反应，这些不良反应比严重的并发症更让人烦恼，包括：短暂性下睑水肿，使患者感觉下睑肿胀以及持续性"下垂的眼袋"和下眼睑水肿，这些症状一直到试验结束时仍然较重[106,107]。另外，还有一些患者患上了畏光症，由于难以做出眯眼动作保护眼睛免受阳光照射，因此不能在明亮的光线下外出。还有一些人受到眼睛闭合不全的困扰，他们在洗脸时无论用不用肥皂都会感到扎眼。所有这些症状都出现在下睑的睑板前 2 点注射 8U 的 OnaBTX-A 的患者身上，在 3 个月内都得到了有效缓解。

　　图 13.138 ~ 图 13.143 为 OnaBTX-A 治疗下睑皱纹的案例。

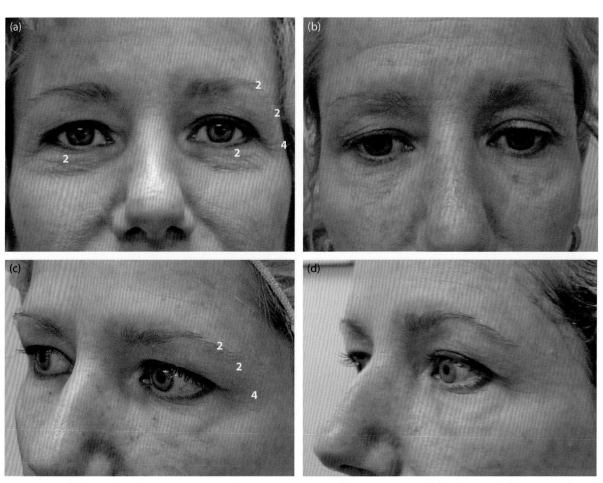

图 13.138　患者 49 岁，应用 OnaBTX-A 治疗。（a）上、下睑注射 OnaBTX-A 治疗前放松时的状态。（b）治疗后 3 周放松时的状态。（c）治疗前左侧放松时的状态。（d）治疗后 3 周左侧放松时的状态。注意治疗后眉毛抬高，上睑缘外露，向上看时眼裂增大

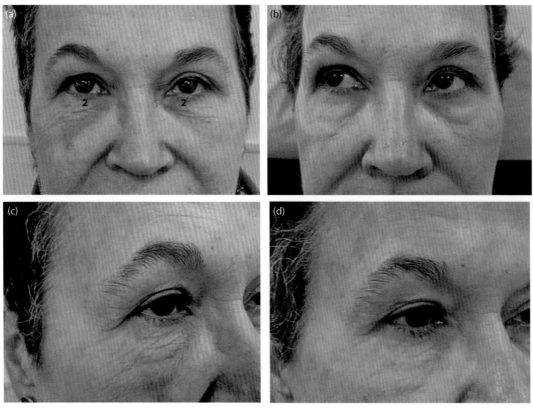

图 13.139　患者 68 岁，应用 OnaBTX–A 治疗。（a）治疗前放松时的状态。（b）下睑注射 OnaBTX–A 治疗后 5 周，CO_2 点阵激光表浅皮肤磨削后 1 个月放松时的状态。（c）治疗前右侧放松时的状态。（d）治疗后右侧放松时的状态

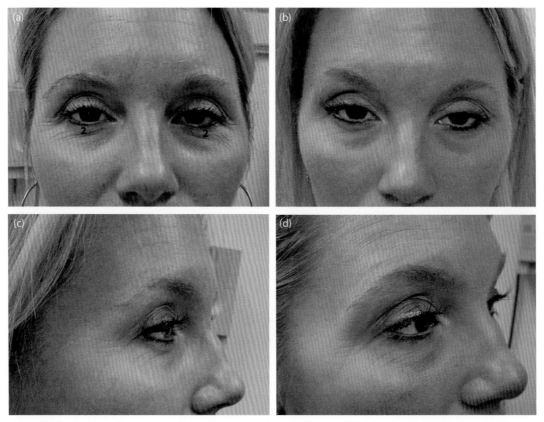

图 13.140　患者 38 岁，上、下睑和外眦鱼尾纹注射 OnaBTX–A 治疗。（a）治疗前放松时的状态。（b）治疗后 1 个月放松时的状态。（c）治疗前右侧放松时的状态。（d）治疗后右侧放松时的状态（注意治疗后眉毛抬高）

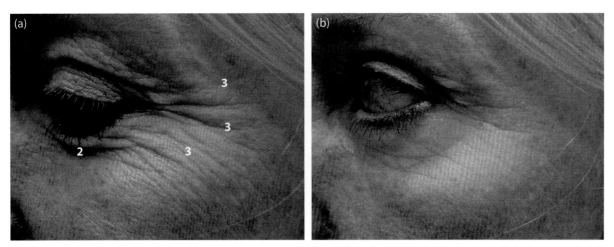

图 13.141 患者 47 岁，下睑和鱼尾纹注射 OnaBTX-A 治疗。(a) 治疗前放松时的状态。(b) 治疗后 2 周放松时的状态

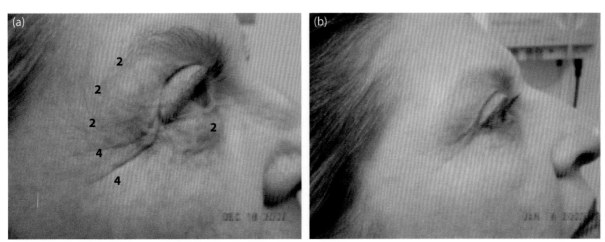

图 13.142 患者 58 岁，上、下睑和鱼尾纹注射 OnaBTX-A 治疗。(a) 治疗前放松向前平视时的状态。(b) 治疗后 3 周放松向前平视时的状态。注意下睑皱纹和鱼尾纹明显减少

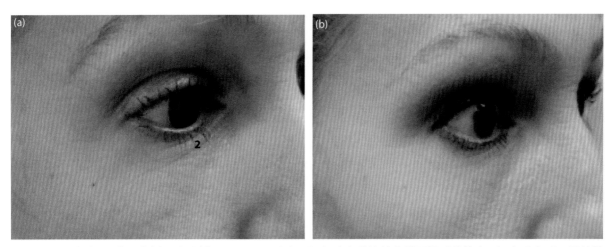

图 13.143 患者 42 岁，右侧下睑注射 OnaBTX-A 治疗。(a) 治疗前放松向前平视时的状态。(b) 治疗后 3 周放松向前平视时的状态。注意眼裂变大

下睑注射治疗的注意事项

（1）下睑 OnaBTX-A 注射，可使"眼睛变大"，让人显得年轻。

（2）在下睑缘下方 2 ~ 3mm，瞳孔中线外侧 2 ~ 4mm，进行皮内或真皮 / 皮下交界处注射，注射到睑板前眼轮匝肌内，OnaBTX-A 的注射剂量仅需要 1 ~ 3U，最多不超过 4U。

（3）睑板前 OnaBTX-A 注射过量，或注射位置在下睑外眦与瞳孔中线之间的中点，会增加并发症发生的风险，包括下睑外翻、外眦角变圆钝、无法紧闭双眼、畏光、流泪、角膜干燥等。

（4）注射位置在下睑瞳孔中线内侧可能会过度减弱下睑功能，导致眨眼反射减少，引起溢泪，或长时间的眼睑闭合不全，导致角膜暴露和干眼症。

（5）在下睑缘下方 3 ~ 4mm 的位置进行深层注射，会影响提上唇肌的功能，导致双侧唇部不对称和颊部下垂。

（6）对睑板前和眶隔前眼轮匝肌表浅纤维进行注射时，建议采用高浓度的 OnaBTX-A 进行小剂量注射。

（7）对于任何曾接受过眼周美容治疗的患者，如果下睑牵拉弹回试验或下睑牵拉试验结果异常，就不适合用 OnaBTX-A 对睑板前和眶隔前眼轮匝肌进行注射。

参考文献

[1] Package insert on BOTOX®/BOTOX®. Cosmetic. Irvine, CA:Allergan, Inc; revised October 2017.

[2] Package insert on Dysport®, Galderma Laboratories, L.P., Fort Worth, TX,–revised March 2012.

[3] Package insert on Xeomin®, Merz Pharma, GmbH&Co KGaA, Am Pharmapark, D-06861, Dessal-RossLau, Germany—revised April 2014.

[4] Brin MF, Boodhoo TI, Pogoda JM et al. Safety and tolerability of OnaBTX-A in the treatment of facial lines: A meta-analysis of individual patient data from global clinical registration studies in 1678 participants. J Am Acad Dermatol 2009; 61(6): 961–70, e1–e11.

[5] Schlessinger J, Dover JS, Joseph J et al. Long-term safety of abobotulinumtoxinA for the treatment of glabellar lines: Results from a 36-month, multicenter, open-label extension study. Dermatol Surg 2014; 40: 176–183.

[6] Rzany B, Flynn TC, Schlöbe Am Heinz M et al. Long-term results for incobotulinumtoxinA in the treatment of glabellar frown lines. Dermatol Surg 2013; 39: 95–103.

[7] Scott AB. Botulinum toxin injection into extraocular muscles as an alternative to strabismus surgery. Ophthalmology 1980; 87(10): 1044–1049.

[8] Carruthers JA, Lowe NJ, Menter MA, Gibson J et al. A multicenter, double-blind, randomized, placebo-controlled study of the efficacy and safety of botulinum toxin type A in the treatment of glabellar lines. J Am Acad Dermatol 2002; 46: 840–849.

[9] Monheit G, Carruthers A, Brandt F et al. A randomized, doubleblind, placebo-controlled study of botulinum toxin type A for the treatment of glabellar lines: Determination of optimal dose. Dermatol Surg 2007; 33: s51–59.

[10] Kane MA, Brandt F, Rohrich RJ et al. Evaluation of variable-dose treatment with a new U.S. botulinum toxin type A

(Dysport) for correction of moderate to severe glabellar lines: Results from a phase III, randomized, double-blind, placebo-controlled study. Plast Reconstr Surg 2009; 124: 1619–1629.

[11] Brandt F, Swanson N, Baumann L et al. Randomized, placebocontrolled study of new botulinum toxin type A for treatment of glabellar lines: Efficacy and safety. Dermatol Surg 2009; 35: 1893–1901.

[12] Sattler G, Callender M, Grablowitz D, Walker T et al. Noninferiority of incobotulinumtoxinA, free from complexing proteins, compared with another botulinum toxin type A in the treatment of glabellar frown lines. Dermatol Surg 2010; 36: 2146–2154.

[13] Imhof M, Kühne U. A phase III study of incobotulinumtoxinA in the treatment of glabellar frown lines. J Clin Aesthet Dermatol 2011; 4: 28–34.

[14] Prager W, Huber-Vorlander J, TauFigure AZ et al. Botulinum toxin type A treatment to the upper face: Retrospective analysis of daily practice. Clin Cosmet Investig Dermatol 2012; 5: 53–58.

[15] Karsai S, Raulin C. Current evidence on the unit equivalence of the different botulinum neurotoxin A formulations and recommendations for clinical practice in dermatology. Dermatol Surg 2009; 35: 1–8.

[16] Lorenc ZP, Kenkel JM, Fagien S et al. Consensus panel's assessment and recommendations of the use of 3 botulinum toxin type A products in facial aesthetics. Aesthet Surg J 2013; 33: 35s–40s.

[17] Kane M, Donofrio L, Ascher B et al. Expanding the use of neurotoxins in facial aesthetics: A consensus panel's assessment and recommendations. J Drugs Dermatol 2010; 9(suppl): s7–s22.

[18] Carruthers A, Kane MAC, Flynn TC et al. The convergence of medicine and neurotoxins: A focus on botulinum toxin

type A and its application in aesthetic medicine—A global, evidencebased botulinum toxin consensus education initiative part I: Botulinum toxin in clinical and cosmetic practice. Dermatol Surg 2013; 39(3): 493–509.

[19] Carruthers J, Fournier N, Kerscher M et al. The convergence of medicine and neurotoxins: A focus on botulinum toxin type A and its application in aesthetic medicine—A global, evidencebased botulinum toxin consensus education initiative part II: Incorporating botulinum toxin into aesthetic clinical practice. Dermatol Surg 2013; 39(3): 510–525.

[20] Carruthers JDA, Carruthers JA. Treatment of glabellar frown lines with C. Botulinum-A exotoxin. Dermatol Surg Oncol 1992; 18.17–21.

[21] Blitzer A, Brin MF, Keen MS, Aviv JE. Botulinum toxin for the treatment of hyperfunctional lines of the face. Arch Otolaryngol Head Neck Surg 1993; 119: 1018–1022.

[22] Fulton JE. Botulinum toxin: The Newport Beach experience. Dermatol Surg 1998; 24(11): 1219–1224.

[23] Hankins CL, Strimling R, Rogers GS. Botulinum A toxin for glabellar wrinkles: Dose and response. Dermatol Surg 1998; 24: 1181–1183.

[24] Carruthers JD, Lowe NJ, Menter MA et al. Double-blind, placebocontrolled study of the safety and efficacy of botulinum toxin type A for patients with glabellar lines. Plast Reconstr Surg 2003; 112: 1089–1098.

[25] Wu Y, Zhao G, Li H et al. Botulinum toxin type A for the treatment of glabellar lines in Chinese: A double-blind, randomized, placebo-controlled study. Dermatol Surg 2010; 36(1): 102–108.

[26] Rzany B, Ascher B, Monheit GD. Treatment of glabellar lines with botulinum toxin type A (Speywood Unit): A clinical overview. JEADV 2010; 24(Suppl 1), 1–14.

[27] Trindade de Almeida AR, da Costa Marques ER, Banegas R et al. Glabellar contraction patterns: A tool to optimize botulinum toxin treatment. Dermatol Surg 2012; 38(9): 1506–1515.

[28] Fratila A, Attrasch C, Zubcov-Iwantscheff A. Structural and functional anatomy of the orbital region, Chapter 1. In: Fratila A, Zubcov-Iwantscheff A, Coleman WP. (ed). Illustrated Guide to Eyelid and Periorial Surgery: Applied Anatomy, Examination, Blepharoplasty. UK: Quintessence Publishing Co, Ltd; 2015, pp. 1–25.

[29] Lamilla GC, Ingallina FM, Poulain B, Trévidic P. Anatomy and Botulinum Toxin Injections. Master Collection Volume 1. Paris, France: Expert 2 Expert SARL; 2015.

[30] Standring S (ed). Gray's Anatomy: The Anatomical Basis of Clinical Practice. Chapter 30 and 33, 41st ed. Philadelphia: Elsevier; 2016.

[31] Benedetto AV, Lahti JG. Measurements of the anatomical position of the corrugator supercilii. Dermatol Surg 2005; 31: 923–927.

[32] Janis JE, Ghavanni A, Lemmon JA et al. Anatomy of the corrugator supercilii muscle: Part 1. Corrugator topography. Plast Reconstr Surg 2007; 120: 1647–1653.

[33] Knize DM. Muscles that act on glabellar skin: A closer look. Plast Reconstr Surg 2000; 105(1): 350–361.

[34] Macdonald MR, Spiegel J, Raven RB et al. An anatomical approach to glabellar rhytides. Arch Otolaryngol Head Neck Surg 1998; 124: 1315–1320.

[35] Park JI, Hoagland TM, Park MS. Anatomy of the corrugator supercilii muscle. Arch Facial Plast Surg 2003; 5: 412–415.

[36] Cook Jr. BE, Lucarelli MJ, Lemke BN. Depressor supercilii muscle: Anatomy, histology, and cosmetic implications. Ophthalmic Plast Reconstr Surg 2001; 17: 404–411.

[37] Flynn TC, Carruthers A, Carruthers J. Surgical pearl: The use of the Ultra-Fine II short needle 0.3-cc insulin syringe for botulinum toxin injections. J Am Acad Dermatol 2002; 46: 931–933.

[38] Alam M, Dover JS, Arndt KA. Pain associated with injection of botulinum A exotoxin reconstituted using isotonic sodium chloride with and without preservative: A double-blind, randomized controlled trial. Arch Dermatol 2002; 138: 510–514.

[39] Trindade de Almeida AR, Secco LC, Carruthers A. Handling botulinum toxins: An updated literature review. Dermatol Surg 2011; 37: 1553–1565.

[40] Alam M, Bolotin D, Carruthers J et al. Consensus statement regarding storage and reuse of previously reconstituted neuromodulators. Dermatol Surg 2015; 41: 321–326.

[41] Carruthers J, Fagien S, Matarasso SV et al. Consensus recommendations on the use of botulinum toxin type A in facial aesthetics. Plast Reconstr Surg 2004; 114(Suppl): 1s–18s.

[42] Carruthers JDA, Glogau RG, Blitzer A et al. Advances in facial rejuvenation: Botulinum toxin type A, hyaluronic acid dermal fillers, and combination therapies: Consensus recommendations. Plast Reconstr Surg 2008; 121(Suppl): 5s–30s.

[43] Raspaldo H, Baspeyras M, Bellity P et al. Upper- and mid-face anti-aging treatment and prevention using onabotulinumtoxin A: The 2010 multidisciplinary French consensus—part 1. J. Cosmet Dermatol 2011; 10: 36–50.

[44] Jankivic J. Needle EMG guidance for injection of botulinum toxin: Needle EMG guidance is rarely required. Muscle Nerve 2001; 24: 1568.

[45] Pribitkin EA, Greco TM, Goode RL, Keane WM. Patient selection in the treatment of glabellar wrinkles with botulinum toxin type A injection. Arch Otolaryngol Head Neck Surg 1997; 123: 321–326.

[46] Carruthers A, Carruthers J, Samireh S. Dose-ranging study of botulinum toxin in the treatment of glabellar rhytides in females. Dermatol Surg 2005; 31: 414–422.

[47] Carruthers A, Carruthers J. A single-center, dose-comparison, pilot study of botulinum neurotoxin type A in female patients with upper facial rhytids: Safety and efficacy. J Am Acad Dermatol 2009; 60(6): 972–979.

[48] Carruthers A, Carruthers J. A single-center dose-comparison study of botulinum neurotoxin type A in females with upper facial rhytids: Assessing patients' perception of treatment outcomes. J Drugs Dermatol 2009; 8(10): 942–929.

[49] Carruthers J, Carruthers A. Prospective, double-blind, randomized, parallel-group, dose-ranging study of botulinum toxin type A in men with glabellar rhytides. Dermatol Surg 2005; 31: 1297–303. 50. Flynn TC. Botox in men. Dermatol Ther 2007; 20: 407–413.

[51] Monheit G, Lin X, Nelson D, Kane M. Consideration of muscle mass in glabellar line treatment with botulinum toxin type A. J Drugs Dermatol 2012; 11(9): 1041–1045.

[52] Keaney TC, Alster TS. Botulinum toxin in men: Review of relevant anatomy and clinical trial data. Dermatol Surg 2013; 39:1434–1443.

[53] Bowe WP, Chekuri B, Eidelman ME. Neurotoxin techniques for men. Cosmet Dermatol—A Supplement to Cutis 2013: 22–28.

[54] Alam M, Dover JS, Klein AW, Arndt KA. Botulinum A exotoxin for hyperfunctional facial lines: Where not to inject. Arch Dermatol 2002; 138: 1180–1185.

[55] Carruthers J, Carruthers A. Botulinum toxin type A treatment of multiple upper facial sites: Patient-reported outcomes. Dermatol Surg 2007; 33: s10–17.

[56] Moers-Carpi M, Carruthers J, Fagien S et al. Efficacy and safety of OnaBTX-A for treating crow's feet lines alone or in combination with glabellar lines: A multicenter, randomized, controlled trial. Dermatol Surg 2015; 41: 102–112.

[57] Benedetto AV. The cosmetic uses of botulinum toxin type A. Int J Dermatol 1999; 38: 641–655.

[58] Lehrer MS, Benedetto AV. Boutlinum toxin—an update on its use in facial rejuvenation. Cosmet Dermatol 2005; 4: 285–297.

[59] Binder WJ, Blitzer A, Brin MF. Treatment of hyperfunctional lines of the face with botulinum toxin A. Dermatol Surg 1998;

24: 1198–1205.

[60] Frankel AS, Kamer FM. Chemical browlift. Arch Otolaryngol Head Neck Surg 1998; 124: 321–323.

[61] Huang W, Rogachefsky AS, Foster JA. Browlift with botulinum toxin. Dermatol Surg 2000; 26: 55–60.

[62] Ahn MS, Cotton M, Maas CS. Temporal browlift using botulinum toxin A. Plast Reconstr Surg 2000; 105: 1129–1135.

[63] Carruthers A, Carruthers J. Eyebrow height after botulinum toxin type A to the glabella. Dermatol Surg 2007; 33: s26–31.

[64] Fagien S. Temporary management of upper lid ptosis, lid malposition and eyelid fissure asymmetry with botulinum toxin type A. Plast Reconstr Surg 2004; 114: 1892–1902.

[65] Ramey NA, Woodward JA. Mechanisms of blepharoptosis following cosmetic glabellar chemodenervation. Plast Reconstr Surg 2010; 126(5): 248e–249e.

[66] Steinsapir KD, Groth MJ, Boxrud CA. Persistence of upper blepharoptosis after cosmetic botulinum toxin type A. Dermatol Surg 2015; 41: 833–840.

[67] McKinney P, Camirand A, Carraway JH et al. Secondary upper eyelid blepharoplasty. Aesthet Surg J 2004; 24(1): 51–59.

[68] Zoumalan CI, Lisman RD. Evaluation and management of unilateral ptosis and avoiding contralateral ptosis. Aesthet Surg J 2010; 30(3): 320–328.

[69] Malik KJ, Lee MS, Park DJJ. Lash ptosis in congenital and acquired blepharoptosis. Arch Ophthalmol 2007; 125(12): 1613–1615.

[70] Northington ME, Huang CC. Dry eyes and superficial punctate keratitis: A complication of treatment of glabellar dynamic rhytides with botulinum exotoxin A. Dermatol Surg 2004; 30: 1515–1517.

[71] Fagien S. Botulinum toxin type A for facial aesthetic enhancement: Role in facial shaping. Plast Reconstr Surg 2003; 112 (Suppl 5): 6s–18s.

[72] Alam M, Arndt KA, Dover JS. Severe, intractable headache following injection with botulinum A exotoxin. J Am Acad Dermatol 2002; 46: 62–65.

[73] Ashkenazi A, Silberstein S. Is botulinum toxin useful in treating headache? Yes. Curr Treat Options Neurol 2009; 11(1): 18–23.

[74] Carruthers A, Carruthers J, and Cohen J. Dilution volume of botulinum toxin type A for the treatment of glabellar rhytides: Does it matter? Dermatol Surg 2007; 33: S97–104.

[75] Sclafani AP, Jung M. Desired position, shape, and dynamic range of the normal adult eyebrow. Arch Facial Plast Surg 2010; 12(2): 123–127.

[76] Cote TR, Mohan AK, Polder JA et al. Botulinum toxin type A injections: Adverse events reported to the US Food and Drug Administration in therapeutic and cosmetic cases. J Am Acad Dermatol 2005; 53: 407–415.

[77] Wieder JM, Moy RL. Understanding botulinum toxin. Surgical anatomy of the frown, forehead, and periocular region. Dermatol Surg 1998; 24: 1172–1174.

[78] Hsu TS, Dover JS, Arndt KA. Effect of volume and concentration on the diffusion of botulinum exotoxin A. Arch Dermatol 2004; 140: 1351–1354.

[79] Carruthers A, Carruthers J, Cohen J. A prospective, double-blind, randomized, parallel-group, dose-ranging study of botulinum toxin type A in female subjects with horizontal forehead rhytides. Dermatol Surg 2003; 29: 461–467.

[80] Rohrich RJ, Janis JE, Faigen S, Stuzin JM. The cosmetic use of botulinum toxin. Plast Reconstr Surg 2003; 112: 117s–187s.

[81] Ozsoy Z, Genc B, Gozu A. A new technique applying botulinum toxin in narrow and wide foreheads. Aesth Plast Surg 2005; 39: 368–372.

[82] Oliveira de Morais O, Reis-Filho EM, Pereira LV et al. Comparison of four botulinum neurotoxin type A preparations in the treatment of hyperdynamic forehead lines in men: A pilot study. J Drugs Dermatol 2012; 11(2): 216–219.

[83] Matarasso SL. Complications of botulinum A exotoxin for hyperfunctional lines. Dermatol Surg 1998; 24: 1249–1254.

[84] Keen M, Kopelman JE, Aviv JE et al. Botulinum toxin A: A novel method to remove periorbital wrinkles. Facial Plast Surg 1994; 10(2): 141–146.

[85] Matarasso SL. Comparison of botulinum toxin types A and B: A bilateral and double- blind randomized evaluation in the treatment of canthal rhytides. Dermatol Surg 2003; 29: 7–13.

[86] Lowe NJ, Lask G, Yamauchi P. Bilateral, double-blind, randomized comparison of 3 doses of botulinum toxin type A and placebo in patients with crow's feet. JAAD 2002; 47: 834–840.

[87] Carruthers A, Bruce S, de Coninck et al. Efficacy and safety of OnaBTX-A for the treatment of crow's feet lines: A multi-center, randomized, controlled trial. Dermatol Surg 2014; 40: 1181–1190.

[88] Patrinely JR, Anderson RL. Anatomy of the orbicularis oculi and other facial muscles. In: Jankovic J, Tolosa E (eds). Adv Neurol. Vol. 49; Facial Dyskinesias. New York, NY: Raven Press; 1988.

[89] Lowe NJ, Ascher B, Heckmann M. Double-blind, randomized, placebo-controlled, dose-response study of the safety and efficacy of botulinum toxin type A in subjects with crow's feet. Dermatol Surg 2005; 31: 257–262.

[90] Kane MAC. Classification of crow's feet patterns among Caucasian women: The key to individualizing treatment. Plast Reconstr Surg 2003; 112(5): 33s–39s.

[91] Matarasso SL, Matarasso A. Treatment guidelines for botulinum toxin type A for the periocular region and a report on partial upper lip ptosis following injections to the lateral canthal rhytids. Plast Reconstr Surg 2001; 108(1): 208–214.

[92] Lemke BN, Stasior OG. The anatomy of eyebrow ptosis. Arch Ophthalmol 1982; 100: 981–986.

[93] Matarasso SL. Decreased tear expression with an abnormal Schirmer's test following botulinum toxin type A for the treatment of lateral canthal rhytides. Dermatol Surg 2002; 28: 149–152.

[94] Knize DM. An anatomically based study of the mechanism of eyebrow ptosis. Plast Reconstr Surg 1996; 97: 1321.

[95] Alex JC. Aesthetic considerations in the elevation of the eyebrow. Facial Plast Surg 2004; 20: 193–198.

[96] Y alcınkaya E, Cingi C, Söken H, Ulusoy S, Muluk NB. Aesthetic analysis of the ideal eyebrow shape and position. Eur Arch Otorhinolaryngol 2016; 273: 305–310.

[97] Westmore MG. Facial cosmetics in conjunction with surgery. Paper Presented At: Aesthetic Plastic Surgical Society Meeting; May 7. 1974; British Columbia, Canada: Vancouver.

[98] Angres GG. Blepharopigmentation and eyebrow enhancement techniques for maximum cosmetic results. Ann Ophthalmol 1985; 17(10): 605–611.

[99] Cook TA, Brownrigg PJ, Wang TD et al. The versatile midforehead browlift. Arch Otolaryngol Head Neck Surg 1989; 115(2): 163–8. 100. Gunter JP, Antrobus SD. Aesthetic analysis of the eyebrows. Plast Reconstr Surg 1997; 99(7): 1808–1816.

[101] Roth JM, Metzinger SE. Quantifying the arch position of the female eyebrow. Arch Facial Plast Surg 2003; 5(3): 235–239.

[102] Biller JA, Kim DW. A contemporary assessment of facial aesthetic preferences. Arch Facial Plast Surg 2009; 11(2): 91–97.

[103] Schreiber JE, Singh NK, Klatsky SA. Beauty lies in the "Eyebrow" of the beholder: A public survey of eyebrow aesthetics. Aesthetic Surg J 2005; 25: 348–352.

[104] Baker SB, Dayan JH, Crane A, Kim S. The influence of brow shape on the perception of facial form and brow aesthetics. Plast Reconstr Surg 2007; 119(7): 2240–2247.

[105] Goldman M. Festoon formation after intraorbital botulinum A toxin: A case report. Dermatol Surg 2003; 29: 560–561.

[106] Flynn TC, Carruthers J, Carruthers A. Botulinum A toxin treatment of the lower eyelids improves infraorbital rhytides and widens the eye. Dermatol Surg 2001; 27: 703–708.

[107] Flynn TC, Carruthers JA, Clark RE. Botulinum A toxin (BOTOX) in the lower eyelid: Dose-finding study. Dermatol Surg 2003; 29: 943–950.

[108] Balikian RV, Zimbler MS. Primary and adjunctive uses of botulinum toxin type A in the periorbital region. Otolaryngol Clin N Am 2007; 40: 291–303.

第 14 章　A 型肉毒素在中面部美容中的应用

安东尼·V. 贝内代托（Anthony V. Benedetto）

中面部

前言

随着人们对无创面部年轻化技术的需求增加，很多有经验的肉毒素（BoNT）注射医生现在开始尝试对中下面部进行治疗[1]。然而，目前所有这些治疗方法在美国都没有获得食品药品监督管理局（FDA）的批准，都是超说明书范围治疗。像面部其他部位一样，如果要在中面部应用肉毒素（BoNT）成功进行治疗，治疗医生就必须完全掌握中面部提肌与降肌活动之间的动态平衡。中下面部表情肌之间的相互作用在解剖形态和功能上可能要更复杂一些，因此治疗起来比上面部更具挑战性。特别是，由于上面部有各种体表标志，因此各个肌肉可以很容易被区分开来，肉毒素（BoNT）注射相对容易。然而，在中下面部，浅层和深层表情肌的运动是相互依存的，这些肌肉与口周的一些肌肉相邻，并构成其中的一部分，参与发音、情感表达和（或）咀嚼及吞咽等运动。所有相邻的中面部表情肌相互有交叉，构成表浅肌肉腱膜系统（Superficial Muscular Aponeurotic System, SMAS）。很多肌肉具有互补的动态功能，有些功能则互不相关。中下面部的表情肌主要集中在口周，具有非常特殊的功能。这些肌肉之间有时相互协同，有时相互拮抗，总是以一种复杂的、协同的动态方式发挥作用，使人能够微笑、大笑、做鬼脸、噘嘴或者用嘴做出其他明显或微小的动作。这些复杂的功能可以使人用嘴含住固体、液体或空气而不丢失，也可以使人随意地用嘴缓慢或用力地吐出嘴内的内容物。这些肌肉产生的精细动作可使人窃窃私语或大声疾呼，也可辅助产生咀嚼、吞咽以及其他简单和复杂的动作，这些动作或明或暗地通过有意或无意的运动发挥着作用，形成一个人的特有举止和性格。此外，这些浅层和深层的肌肉覆盖在厚厚的软组织之上，形成了与额部和眉部截然不同的解剖结构。因此，如果在中下面部注射 OnaBTX-A，药物不小心弥散至目标肌肉以外，会很容易发生意想不到的后果和不良反应。因此，当在面部下 2/3 使用 OnaBTX-A 治疗时，低剂量通常就会有效，而高剂量不一定会更好，相反可能会对正常面部表情肌功能的动态平衡造成伤害。

　　还有其他因素会造成上面部和中下面部解剖结构上的差异，这将决定面部年轻化时各部位OnaBTX-A 的注射方法 [2]。上面部的皮肤更厚，且紧密地附着于下方的肌肉组织。上面部不良反应的发生往往与注射的 OnaBTX-A 的吸收和扩散有关。上面部不良反应通常表现为双侧不对称性或外观不自然，大多数情况下可通过额外注射几个单位的 OnaBTX-A 进行纠正。一般而言，上面部肌肉组织需要更高剂量的 OnaBTX-A 才能产生理想的效果，治疗后很少发生功能障碍，除非出现严重的上睑下垂。

　　另一方面，由于中下面部肌肉组织排列紧凑且界限模糊，因此治疗时应该使用更低剂量的OnaBTX-A，使目标肌肉的运动轻度减弱，同时也要避免注射的肉毒素扩散到毗邻的肌肉上。本质上，中下面部的皱纹更具静态性，而上面部的皱纹更具动态性 [3,4]。特别是在中面部，由于光损伤、容积损失和软组织移位，会产生皱纹并逐渐加重 [5]。这就是中下面部长期存在的较深皱纹和褶皱无论注射多少 OnaBTX-A 都无法完全消除的原因。不断增加肉毒素（BoNT）的治疗剂量只能导致解剖异常和功能失衡，而并不能满意地减少不必要的皱纹。在治疗之前，必须向患者清楚地说明这一点，以免让患者失望。在使用 OnaBTX-A 注射治疗患者时，为了维持解剖结构的对称性，保持中下面部正常的肌肉活动，应使用准确的低剂量 OnaBTX-A 对目标肌肉进行精确注射。尤其是在中面部的治疗过程中，上唇提肌群很容易受到相邻肌肉注射的 OnaBTX-A 扩散的影响，导致唇部发生一个或多个运动功能（例如吃、喝、说话和表达情感）障碍。另外，由于口轮匝肌和上唇提肌群的肌纤维混杂在一起，肌肉表面由较厚的皮下组织覆盖，所以中面部 OnaBTX-A 注射只能由有经验的注射医生进行操作 [6]。

　　另外，在中下面部的大部分区域，要想获得更好的整体美容效果，还可以利用不同的软组织填充物，或使用换肤技术，以及其他类型的介入手术（如除皱术、假体植入和各种软组织悬吊技术）来治疗，而应用 OnaBTX-A 注射进行补充治疗，可以提高并延长最终的美容效果 [5-7]（见第 7 章）。

鼻背纹（见附录 2）

前言：问题评估与患者选择

　　很多人在鼻梁的侧壁靠近鼻根的地方，形成斜向的皱纹，放射状向下朝着鼻翼方向走行。当人们说话、微笑、大笑或皱眉时，这些斜纹会加深、加重。这些皱纹被称为鼻背纹，又称作"兔纹"。这种皱纹在那些经常挤眼的人身上尤其常见，她 / 他们或是因为视力差而拒绝佩戴矫正眼镜，或是在工作时长时间面对电脑屏幕，或是在明亮光线下享受长时间户外活动而不佩戴防护眼镜。这些鼻背纹主要是由鼻肌横部收缩引起的。这些皱纹在鼻子两侧的形状和深度可能会有所不同（图 14.1）。鼻背纹分布的位置和形成的原因在解剖学上与横贯鼻根的水平纹是不同的，水平纹是由降眉间肌的向下牵拉产生的。当用 OnaBTX-A 治疗眉间纹后，鼻横肌代偿性收缩，就会在鼻梁两侧形成放射状扇形分布的纵向皱纹，这种鼻背纹又称为"BOTOX® 征"（图 14.2）[7]。另一方面，当这些鼻背纹在接受肉毒素（BoNT）治疗之前就自然存在时，则被称为"兔纹"或"皱鼻纹"（图 14.3）[7,8]。女性如果有这种特殊的鼻背纹，会觉得烦恼、不美观，因为会无意中表现出鄙视、厌恶或不赞同的表情。这些皱纹应当与皱眉纹一起接受 OnaBTX-A 的注射治疗。另外，一些人的皮肤缺乏弹性，显得松弛、冗余，当用力挤眼时，会提拉中面部的皮肤和软组织向上，产生较深的鼻背皱褶。对于这些患者，其鼻背纹不是由鼻横肌的收缩引起的，而是由颧下和鼻外侧皮肤的提拉和折叠引起的，注射 OnaBTX-A 是无效的（图 14.4）。

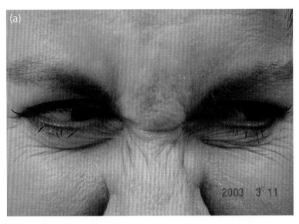
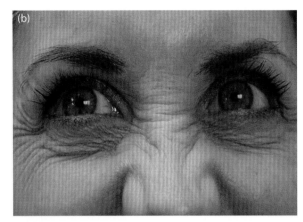
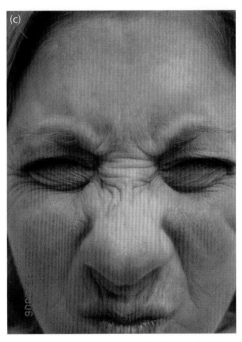
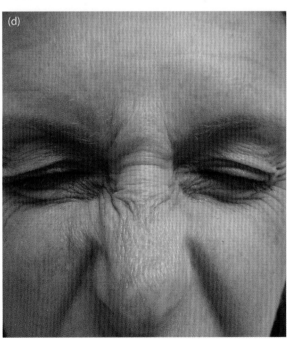

图14.1　鼻背纹或"兔纹"，由鼻横肌收缩产生，是指OnaBTX-A治疗前从鼻根侧面发出的垂直纹。跨越鼻根的横纹或水平纹是由降眉间肌产生的。不同的患者具有不同的皱纹形态，可能是由提上唇鼻翼肌内侧部分（LLSAN）、眶部眼轮匝肌和异常分布的鼻肌收缩造成的。注意由鼻横肌收缩所造成的常见鼻背纹形态，可伴有：（a）鼻睫部皱纹。（b）鼻-眶部和鼻-鼻翼部皱纹。（c）鼻睫部和鼻翼部皱纹。（d）鼻-眶部和鼻-鼻翼部皱纹

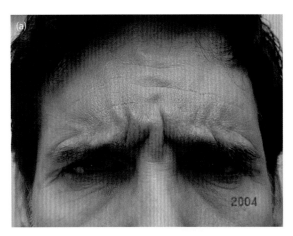
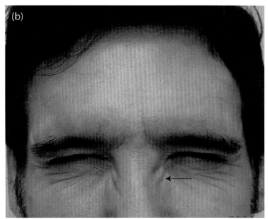
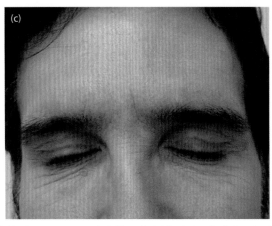

图 14.2　"BOTOX® 征"。(a) 在接受 OnaBTX–A 治疗前，患者皱眉时无鼻背纹。(b) OnaBTX–A 治疗眉间纹 3 周后，皱眉时出现了代偿性鼻背纹，即 "BOTOX® 征"（箭头所示）。(c) 在鼻横肌补充注射后 2 周，代偿性鼻背纹消失

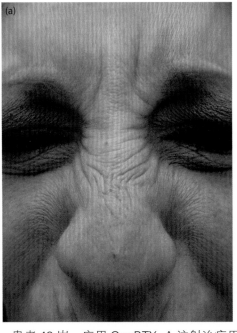
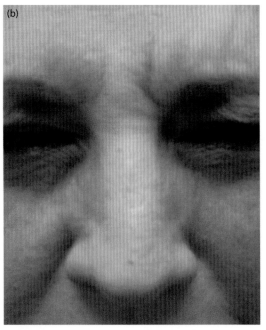

图 14.3　患者 49 岁，应用 OnaBTX–A 注射治疗眉间纹和鼻背纹。(a) 治疗前皱眉时的状态。(b) 治疗后 3 周皱眉时的状态。注意鼻背部 "兔纹" 减少

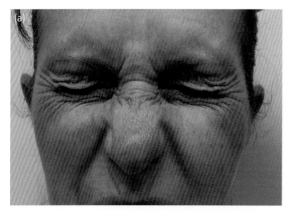

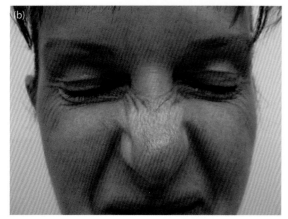

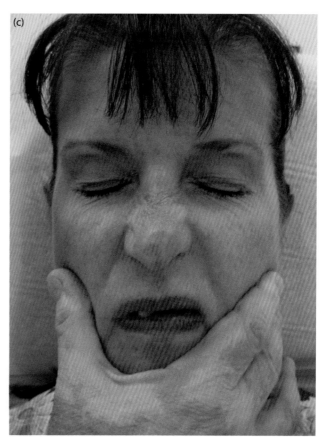

图 14.4 （a）患者 49 岁，其鼻背纹并非都是由鼻横肌收缩引起的。（b）更多是由颧下和鼻外侧皮肤的折叠引起的，在注射 OnaBTX-A 2 周后，可见 OnaBTX-A 注射对该患者没有明显的帮助。（c）当将中面部固定住后，松弛皮肤无法向上运动，鼻背外侧纹就会消失

鼻背纹的功能解剖学（见附录 2）

　　鼻背纹是由鼻肌上部或横部收缩引起的，也被称为鼻孔压肌。鼻肌是一对菲薄的扁平状三角形肌肉，可分为两部分：横部和翼部 [9,10]。鼻横肌起源于上颌骨、切牙窝的上外侧，覆盖犬齿根部（图 14.5）。其肌纤维向内上方走行，在鼻梁上扩展成为薄层腱膜组织，穿过中线，与对侧鼻横肌纤维交织。鼻横肌向上止于降眉间肌腱膜，向外侧与内侧眶部眼轮匝肌和提上唇鼻翼肌（Levator Labii Superioris Alaeque Nasi, LLSAN）纤维交织。鼻横肌的部分纤维连同鼻翼肌还附着在鼻唇沟和鼻翼沟的皮肤，鼻翼肌又被称为后鼻孔张肌（图 14.6）（有关鼻肌翼部的描述，见下一节"鼻翼扩张"）。鼻横肌或"鼻孔压肌"压迫鼻软骨部分，将鼻翼向内推向鼻中隔，从而压迫鼻前庭与鼻腔交界处的鼻孔，激活内鼻阀 [9,10]。最近的一项研究发现，在 40 具尸体中，有 36 具（81%）的鼻横肌纤维与提上唇鼻翼肌（LLSAN）浅表纤维在鼻外侧有交织 [11]。这也许可以解释为何有些人易于产生兔纹，而另一些人却不容易。正是那些鼻横肌纤维与提上唇鼻翼肌（LLSAN）纤维有大量交织的人，才有足够的肌力使鼻梁中上部发生移动和折叠而形成皱纹。而其他人的鼻横肌与提上唇鼻翼肌（LLSAN）没有形成广泛的交织，可能只是形成细微的兔纹，或者根本不产生任何的皱纹。事实上，

特雷维迪奇（Trevidic）和其他整形外科医生及解剖学同事认为，鼻背纹根本不是由鼻横肌产生的，而单纯只是由提上唇鼻翼肌（LLSAN）收缩形成的 [10]。有些人可以自然形成兔纹而另一些人不能形成的另一个原因可能是人群中有部分人（50% 或 60%）在鼻梁和鼻外侧存在额外的一块肌肉，称为异形鼻肌。莱图尔瑙（Letourneau）和丹尼尔（Daniel）在新鲜尸体解剖中发现 50% 的人存在异形鼻肌 [12]。异形鼻肌起源于上颌骨额突，止于鼻骨、上侧鼻软骨、降眉间肌和鼻横肌 [9,12–14]。正常情况下，在鼻骨外侧眶部眼轮匝肌、提上唇鼻翼肌（LLSAN）与降眉间肌之间的区域没有肌肉组织，当存在异形鼻肌时，该肌肉可覆盖这一区域 [15]。根据该肌肉的位置和肌纤维的方向判断，异形鼻肌的作用似乎是压迫和拉长鼻子（另见下文的兔纹形态内容）（图 14.6）。

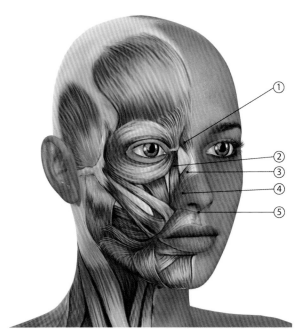
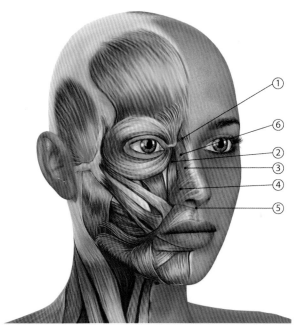

图 14.5　鼻横肌起源于上颌骨，止于鼻背腱膜。1. 降眉间肌；2. 提上唇鼻翼肌；3. 鼻横肌（鼻孔压肌）；4. 鼻翼肌（后鼻孔张肌）；5. 降鼻中隔肌

图 14.6　正常情况下，在鼻骨外侧眶部眼轮匝肌、提上唇鼻翼肌（LLSAN）与降眉间肌之间的区域没有肌肉组织，当存在异形鼻肌时，该肌肉可覆盖这一区域。1. 降眉间肌；2. 提上唇鼻翼肌；3. 鼻横肌（鼻孔压肌）；4. 鼻翼肌（后鼻孔张肌）；5. 降鼻中隔肌；6. 异形鼻肌

让患者用力挤眼，就像强烈的光线照进眼睛一样，这种情况下可产生鼻背纹。如果这些皱纹在颊部皮肤没有向上移动时就显得很明显，那么该患者在 OnaBTX-A 治疗眉间纹后，将很容易产生兔纹（图 14.3）。因此，任何肉毒素（BoNT）治疗前，医生都应当向患者指出并让患者看到这种自然形成的鼻背纹。只有这样，患者才能明白为什么鼻横肌应该和眉间纹一起接受治疗。如果鼻背纹不与眉间纹同时进行治疗，并且在治疗后变得明显，无论患者在治疗前是否意识到这些皱纹的存在，都将有可能责怪医生和 OnaBTX-A 的治疗。因此，在使用 OnaBTX-A 进行任何治疗之前，注射

医生都有义务告知患者这些皱纹的存在，强调有必要将鼻背纹作为其治疗中必不可少的一部分（图 14.3）。

　　然而，当鼻横肌日常的收缩不明显时，就不必在治疗眉间纹的同时治疗鼻横肌。另一方面，如果患者的眉间纹在接受 OnaBTX-A 治疗后，鼻背纹确实变得明显，表现出"BOTOX® 征"时，那么就应该在 OnaBTX-A 治疗后 2 ~ 3 周随访时，予以进一步的治疗（图 14.2）。

治疗鼻背纹时的药品稀释方法（见附录 3）

　　为了防止 OnaBTX-A 在注射点以外出现非预期的广泛扩散，在治疗鼻背纹时，必须进行最小量的 OnaBTX-A 注射。因此，在注射鼻背纹时，应使用 1mL 生理盐水配制每瓶 100U 的 OnaBTX-A。

治疗剂量：鼻背纹的治疗方法（该做什么及不该做什么）（见附录 4）

　　为了获得鼻背纹相关肌肉松弛的效果，可以在紧挨鼻根下方和鼻面角前上方的鼻侧壁位置，皮下注射或肌肉内注射 2 ~ 5U 的 OnaBTX-A（图 14.7）。在进行这项操作时，应当把针头置于内眦血管和上唇提肌群的上方[16-18]。该区域的皮肤和软组织非常薄且血管丰富，在这个位置，即使针尖只偏移几毫米，也可能造成很大的麻烦。

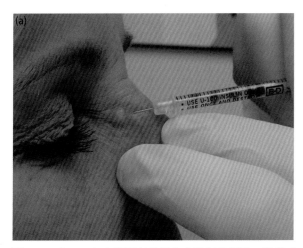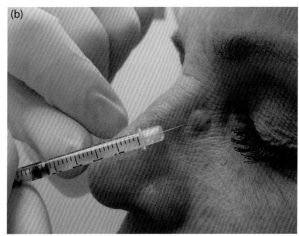

图 14.7　（a、b）在鼻面角的前上方注射鼻横肌。注意 OnaBTX-A 注射后形成的皮丘

　　患者取坐位或半卧位，进行注射时最重要的是要避免在鼻侧壁注射的位置过低，进入鼻面沟中（图 14.8）。另外，由于提上唇鼻翼肌（LLSAN）和提上唇肌（Levator Labii Superioris, LLS）都起自颧突的内侧，所以注射 OnaBTX-A 都有可能削弱两者的肌力。这些提肌中的任何一个受到影响，都可能导致上唇下垂、双侧不对称以及由此引起的口腔功能改变。男性并不像女性那样容易出现此类问题。OnaBTX-A 的用药剂量取决于皱纹的深度和位置以及鼻横肌的肌力。一般需要在每侧鼻梁注射 3 ~ 5U 的 OnaBTX-A 来消除皱纹。要想完全消除鼻背纹，可能还需要额外再注射 2 ~ 4U 的 OnaBTX-A，特别是对于那些一天中大部分时间在户外度过，由于持续挤眼而导致鼻肌肥大和功能亢进的男性和女性（另见下文的兔纹形态内容）。

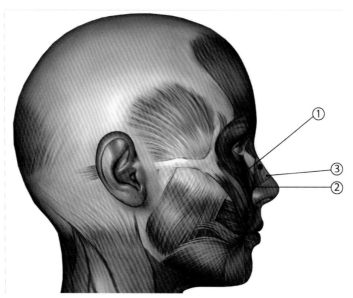

图 14.8   治疗鼻孔压肌（鼻横肌）时，应在蓝点（·）标注的位置进行注射，以避免意外削弱上唇提肌的肌力以及损伤内眦神经血管。1. 提上唇鼻翼肌（LLSAN）；2. 提上唇肌（LLS）；3. 鼻横肌（见第 12 章图 12.1 和图 12.2）

鼻背纹的治疗效果（结果）（见附录 5）

鼻背纹和眉间纹治疗后，会使人看起来放松而年轻。当只治疗眉间纹而不治疗鼻背纹时，眉间变得平滑会使鼻背纹产生异常、不美观的效果（图 14.2、图 14.9）。

塔穆拉（Tamura）等[19]研究发现，在每侧鼻背的鼻横肌的肌腹注射 3U 的 OnaBTX-A，就可以成功治疗大约 40% 的鼻背纹患者（图 14.10）。在他们的研究中，另外 60% 患者在鼻梁远端和近端仍然存在不同形状的鼻背纹，为了进一步减少这些持续存在的兔纹，需要在鼻梁两侧的不同位

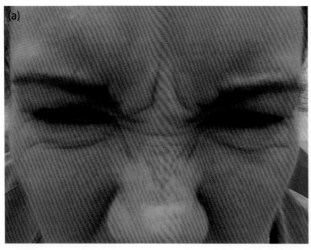
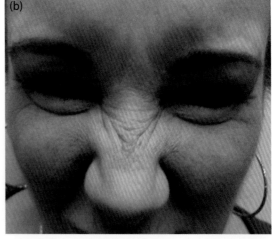

图 14.9 （a）患者接受治疗前存在眉间纹和鼻背部"兔纹"。（b）OnaBTX-A 治疗眉间纹后 3 周，鼻横肌代偿性收缩时的状态，患者坚持不接受对兔纹进行治疗

置，根据确定的 3 种不同皱纹形态，额外再注射 2U 的 OnaBTX-A。他们根据解剖位置将这些顽固的兔纹命名为鼻翼部皱纹、鼻眶部皱纹和鼻睫部皱纹（图 14.1、图 14.11）。在最初 OnaBTX-A 治疗后 4 周第 1 次随访时，可予以额外的 OnaBTX-A 治疗。约 30% 患者在鼻根部存在持续性的皱纹，向上延伸到眉头和眉间，主要是由于邻近眉弓的眶部眼轮匝肌收缩造成的，因此被称为鼻睫部皱纹（图 14.1a、c 和图 14.11）。另外 30% 的患者鼻根部持续性皱纹是由于眶部眼轮匝肌的鼻部收缩形成的，因此被称为鼻眶部皱纹（图 14.1b、d 和图 14.11）。第 3 种类型即持续性鼻 – 鼻翼部皱纹，可出现在上述两种类型中，被认为是提上唇鼻翼肌（LLSAN）鼻翼部收缩的结果（图 14.1b ~ d 和图 14.11）。在使用 OnaBTX-A 进行标准治疗后，周围未受影响的肌纤维持续收缩产生顽固性皱纹，因此需要在每侧鼻梁额外再注射 2U 的 OnaBTX-A，以完全消除残留的鼻背部兔纹（图 14.12、图 14.13）[19]。

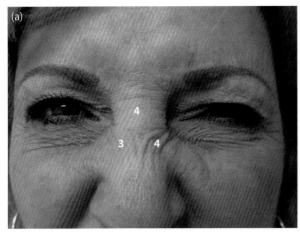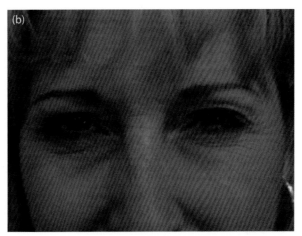

图 14.10　患者 52 岁，应用 OnaBTX-A 同时治疗眉间纹和鼻背纹。（a）治疗前皱眉时。（b）降眉间肌注射剂量为 4U，鼻背纹注射总剂量为 7U，治疗后 2 周皱眉时。注意由于治疗前左侧皱纹更深、更明显，因此需要额外多注射 1U 的 OnaBTX-A 以消除"兔纹"

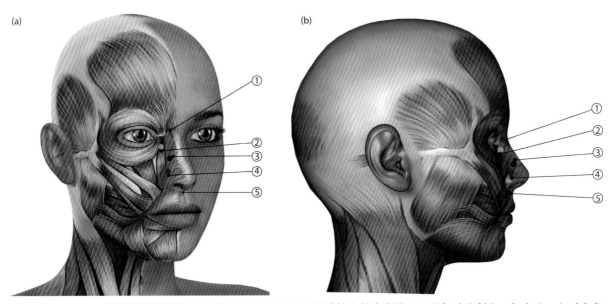

图 14.11　（a、b）鼻横肌标准注射点：蓝点（·）。注意为消除持久性鼻背纹需要的额外注射点：红点（·）对应鼻睫部皱纹；绿点（·）对应鼻眶部皱纹；紫点（·）对应鼻翼部皱纹

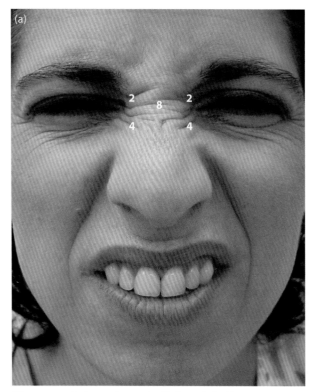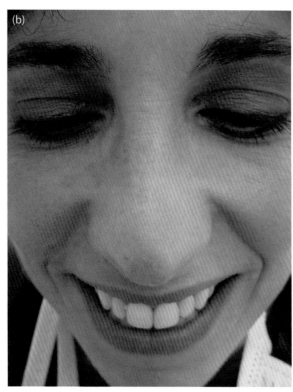

图 14.12　患者 45 岁，眉间横纹及鼻背斜纹同时接受 OnaBTX-A 治疗。(a) 治疗前皱眉时。(b) 治疗后 3 周皱眉时。对于降眉间肌产生的鼻根横纹，使用 8U 的 OnaBTX-A 进行治疗；对于鼻睫部皱纹，每侧鼻根使用 2U 的 OnaBTX-A 进行治疗；对于鼻眶部皱纹，每侧鼻梁使用 4U 的 OnaBTX-A 进行治疗。注意患者的"兔纹"完全得到消除

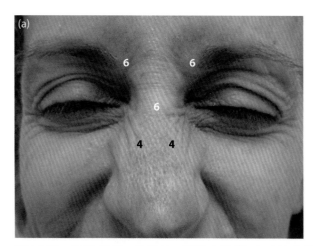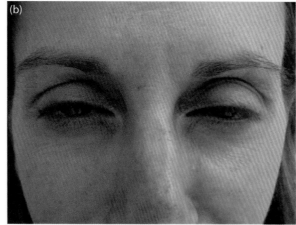

图 14.13　患者 49 岁，应用 OnaBTX-A 治疗。(a) 治疗前，(b) 治疗后 3 周时。注：眉间的治疗剂量用白色字体标示，鼻背的治疗剂量用黑色字体标示

　　然而，通过动员颊部和颧下的皮肤向鼻根部提升，在近侧鼻背两侧形成皱纹的患者，接受 OnaBTX-A 治疗不会有什么效果（图 14.4）。注射 OnaBTX-A 只会减轻由鼻横肌和周围辅助肌纤维收缩而形成的皱纹，这些辅助肌肉包括内侧眶部眼轮匝肌、提上唇鼻翼肌（LLSAN）的翼部以及异形鼻肌（图 14.3、图 14.6、图 14.12 和图 14.13）。通常，OnaBTX-A 治疗鼻背纹的效果可持续

3 ~ 4 个月，或者与眉间纹的治疗效果维持时间相当。对于既往接受过鼻整形术的患者，疗效持续的时间可能要比预期的短一些 [17-18,20,21]。

治疗鼻背纹时的并发症（不良后遗症）（见附录 6）

如果 OnaBTX-A 注射得太深，或沿鼻侧壁注射的位置太低，进入到鼻面沟内，会使毒素扩散到上唇提肌群（即提上唇鼻翼肌和提上唇肌），因为这两块肌肉均起源于颧突内侧。如果这两个提肌中的任意一个受到影响，都可能导致微笑时双侧不对称，甚至上唇下垂，引起口腔括约肌功能不全，说话、进食和饮水功能障碍。

此外，如果内侧睑部眼轮匝肌的肌力由于 OnaBTX-A 的意外扩散而减弱，则可降低泪泵的作用，引起溢泪（过度流泪）（见第 13 章）[21]。如果剂量过高或注射位置不正确，则会导致内直肌肌力减弱，发生复视。注射 OnaBTX-A 后，如果对注射部位进行用力按摩，即使剂量合适且注射技术无瑕疵，也会使其扩散到目标区域以外，产生同样的不良反应。一旦治疗后出现上述不良反应，由于没有解毒剂，患者只能忍受，直至 OnaBTX-A 的作用消失为止。因此，建议咨询眼科医生，以帮助患者应对这些令人担忧的眼部问题。

还需要注意的是，内眦动脉和内眦静脉位于鼻面角内，沿鼻侧壁注射的位置过低、过深，可能导致 OnaBTX-A 进入血管内，或者损伤某根血管，引起淤血（静脉）或血肿（动脉）。因此，在用肉毒素（BoNT）治疗该区域时，只需将针尖置于皮内或皮下浅层（图 14.7）。当注射量少于 10U 时，即使 OnaBTX-A 注射到血管内，目前也没有任何不良反应的报道。图 14.14 ~ 图 14.19 展示了 OnaBTX-A 治疗鼻背纹的其他案例。

鼻背纹注射治疗的注意事项

（1）挤眼动作有助于某些人暴露出自然存在的鼻背纹，被称为"兔纹"。在用 OnaBTX-A 治疗眉间纹之前，应予以引发并识别出来。

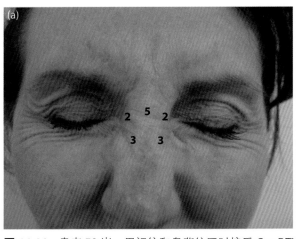
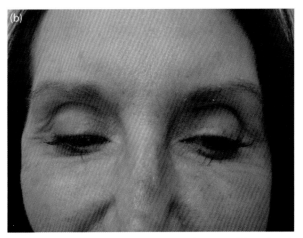

图 14.14　患者 59 岁，眉间纹和鼻背纹同时接受 OnaBTX-A 治疗。（a）治疗前皱眉时。（b）治疗后 3 周皱眉时。注意患者"兔纹"消失

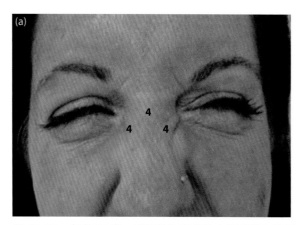
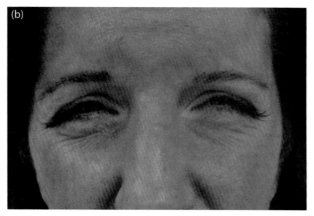

图 14.15　患者 55 岁，眉间纹和鼻背纹（鼻翼部）接受 OnaBTX–A 治疗。（a）治疗前皱眉时。（b）治疗后 4 周皱眉时。注意患者的"兔纹"消失

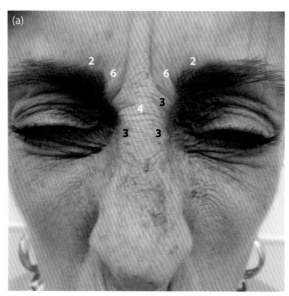
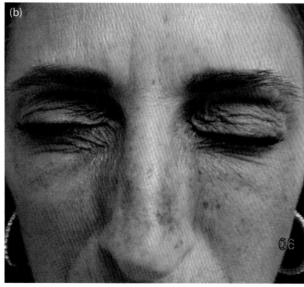

图 14.16　患者 52 岁，存在鼻睫部、鼻 – 眶部和鼻 – 鼻翼部皱纹。（a）OnaBTX–A 治疗前。（b）治疗后 8 天。注：眉间治疗剂量用白色字体标注，鼻背治疗剂量用黑色字体标准

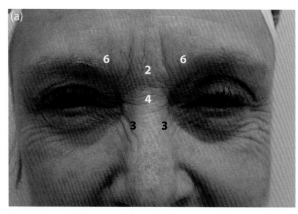
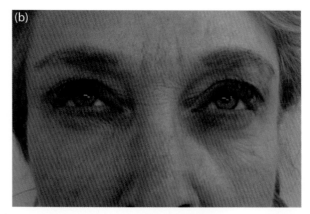

图 14.17　患者 67 岁，接受 OnaBTX–A 治疗。（a）治疗前。（b）治疗后 2 周。注：眉间治疗剂量用白色字体标注，鼻背治疗剂量用黑色字体标注

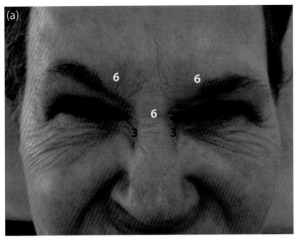
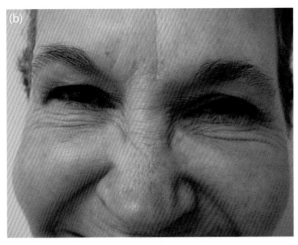

图 14.18　患者 66 岁，眉间纹和鼻背纹（鼻眶部和鼻翼部）接受 OnaBTX-A 治疗。（a）治疗前皱眉时。（b）治疗后 1 周皱眉时，患者"兔纹"消失。注：眉间治疗剂量用白色字体标注，鼻背治疗剂量用黑色字体标注

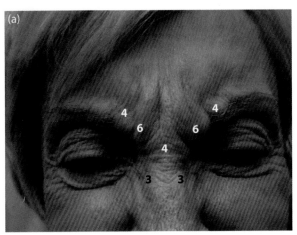
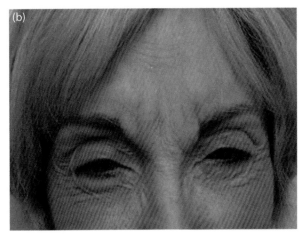

图 14.19　患者 80 岁，鼻背或"兔纹"接受 OnaBTX-A 治疗。（a）治疗前。（b）治疗后 3 个月。注：眉间治疗剂量用白色字体标注，鼻背治疗剂量用黑色字体标注

（2）OnaBTX-A 治疗后出现的鼻背纹是鼻横肌代偿性收缩的结果，被称为"BOTOX® 征"。

（3）应对垂直鼻背纹（即鼻横肌收缩产生的皱纹）和水平鼻根纹（即降眉间肌收缩产生的皱纹）同时进行治疗。

（4）OnaBTX-A 注射部位为鼻根和鼻梁外侧，注射方式为皮内注射或皮下注射。

（5）如果注射的位置过低、过深，进入到鼻面沟内，可能引起淤血、血肿、不对称微笑，甚至上唇下垂和上唇功能不全以及口腔括约肌功能障碍。

（6）大约有 60% 的患者需要根据不同的皱纹形态在鼻根两侧或鼻梁的近端或远端进行额外 OnaBTX-A 治疗，以消除所有鼻背纹。

（7）对于皮肤松弛、缺乏弹性的患者，过度挤眼时所形成的鼻背纹是不能使用 OnaBTX-A 注射来治疗的。

鼻翼扩张

前言：问题评估与患者选择

鼻子有不同的类型和形状（图 14.20）。得益于鼻子在面部中央的位置，其大小、形状和比例有助于为一个人的美丽加分。鼻子的广泛分类基于鼻底或鼻翼的形状。狭长形或瘦长的鼻子可见于高加索人，中鼻型或稍扁平中等长宽的鼻子见于东方人，而阔鼻或宽而短的扁平鼻见于非裔人[22]（图 14.21）。人的鼻子是最显著的面部结构之一，可用来识别一个人的种族，并与其他种族区分开来[23]。鼻子的形状是一个人的标志，表明了一个人的种族、民族、年龄和性别。人体测量的结果也因年龄、性别、民族和种族背景而有差异。然而，在这个旅游不受限制、社会交往包罗万象的全球化时代，种族间的融合导致个体间发生变异，目前这种现象在不同的民族和种族之间变得越来越普遍[23-27]。例如，在西方，特别是在美洲，"混血"人口来自 3 个主要种族：土著印第安人、欧洲高加索人和非裔人。拉丁美洲混血儿没有特定的种族表型，其主要面部特征取决于起源的地理区域。来自墨西哥、秘鲁、玻利维亚和许多中美洲国家的人表现出更显著的土著印第安人的面部特征，而来自阿根廷和智利的人表现出更显著的欧洲人的面部特征。来自巴西、加勒比群岛、哥伦比亚和委内瑞拉沿海的人表现出更显著的非洲人面部特征。同样，全球化影响也发生在东方不同地区的其他文化和民族群体中（见第 17 章）。

尽管混血儿与西欧高加索人具有基因相关性，但是混血儿的面部特征与西欧高加索人的传统面部特征有很大的不同。混血儿的面部通常很宽，皮肤厚实，鼻子看起来很小、棱角不分明、呈球状而稍微扁平。混血鼻或中型鼻的下层支撑结构不如狭长形鼻强健：骨骼小而宽，很多人鼻根深且存在小的驼峰。软骨结构薄而弱，软骨穹隆宽。由于尾侧鼻中隔薄弱、鼻前棘小且鼻翼软骨缺乏有力的支撑，因此鼻尖部支撑结构较弱。从外观上看，混血儿中型鼻表现为鼻梁宽、鼻根低、鼻基底宽、鼻小柱短、鼻唇角尖锐，以及鼻孔外形扩张呈水平状（图 14.22）[25]。不足为奇的是，亚洲人的中型鼻也具有与混血儿中型鼻相似的特征，因为 30 000 多年前，具有亚洲人和蒙古人特征的人们越过

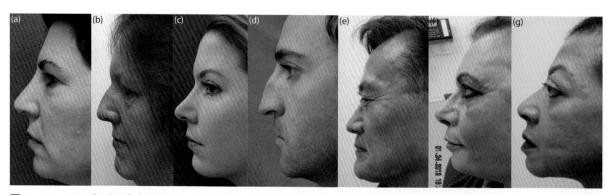

图 14.20　不同类型的鼻部轮廓：（a）希腊鼻。（b）罗马鼻。（c）北欧鼻。（d）中东 / 北非鼻。（e）亚洲 – 蒙古鼻。（f）亚洲 – 印度鼻。（g）撒哈拉以南非洲鼻

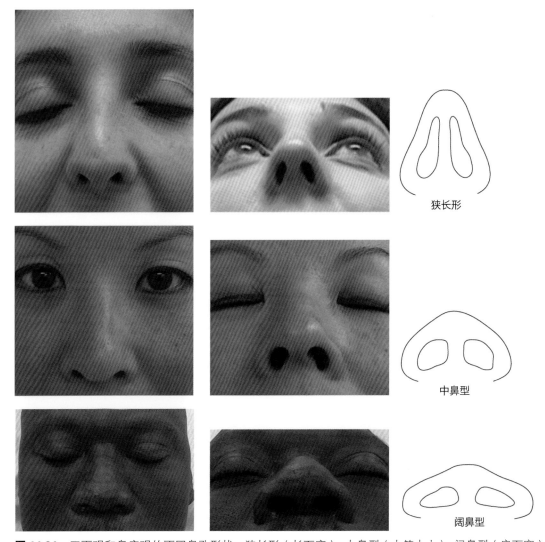

图 14.21　正面观和鼻底观的不同鼻孔形状：狭长形（长而窄），中鼻型（中等大小），阔鼻型（扁而宽）

白令海峡，在新大陆不同的地区定居下来，形成不同的部落，直到 15 世纪和 16 世纪西班牙人和葡萄牙人航行到美洲时为止 [22,25]。

有些人在自然状态下或在生理或情绪压力下，鼻孔会张开，并随呼吸反复张大。用力吸气时鼻孔明显的移动会给人传递一种消极的态度，包括愤怒、恐惧、疲惫、焦虑、不赞成或苦恼。有些人说话、微笑、大笑或表达情绪时，鼻孔也会明显地扩张（图 14.23、图 14.24）。这种无意识的鼻孔扩张更多见于宽鼻梁与宽鼻翼基底者，还可见于狭长形鼻者。然而，一般来说，拥有明显中鼻型或狭长形鼻的人，在吸气和面部活动时会不由自主地明显收缩鼻翼小叶，正是这部分人想要解决这种令人尴尬的鼻子不自主运动。有些人的整体鼻型为中鼻型和狭长形，鼻翼肌肉组织（即鼻孔张肌和提上唇鼻翼肌）更发达、更活跃，就更容易发生无意识的鼻孔扩张。这些肌肉也能使人主动及被动地扩张鼻孔。因此，他们的鼻子比狭长形鼻拥有更多额外的鼻部活动 [27]。对于那些非自主鼻翼扩张的患者，注射 OnaBTX-A 可能会减少这种令人尴尬的、特殊的联动症。

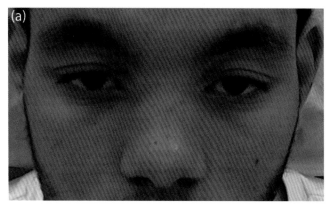 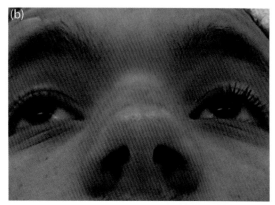

图 14.22 （a、b）"混血鼻"表现为鼻梁宽、鼻根低、鼻基底宽、鼻小柱短、鼻唇角尖锐，以及鼻孔呈水平状且向外张开

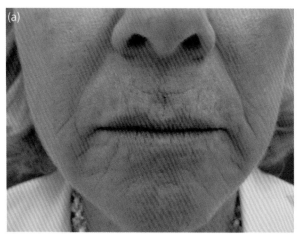 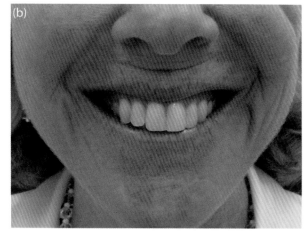

图 14.23 （a、b）患者 63 岁，微笑时鼻孔张开、上唇卷曲，形成横向的上唇皱褶，鼻尖向下旋转，伴随着鼻孔张开，后面牙龈外露。注意该老年患者与图 14.30 中的年轻患者之间的差异

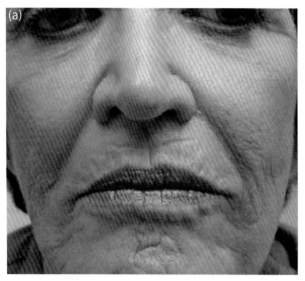 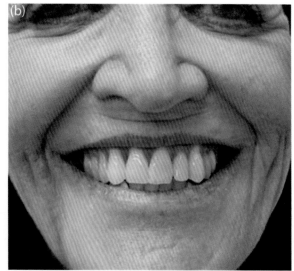

图 14.24 （a、b）患者 72 岁，微笑时上唇出现水平皱褶，鼻孔明显扩张

鼻翼扩张的功能解剖学（见附录 2）

鼻翼扩张是鼻小叶肌肉不自主收缩的结果，导致鼻翼在吸气和面部活动时反复扩张，特别是在进食、饮水、说话、大笑和微笑时 [9,10]（图 14.23、图 14.24）。

在开始介绍鼻部肌肉之前，读者必须明白，不同鼻部肌肉的命名存在明显的不一致、互相矛盾甚至不准确的现象，这取决于某个特定研究开展的时间及研究结果发表时所使用的流行术语。研究对象的年龄、种族和民族起源，以及给定的引文是解剖学研究还是外科学研究，都对所识别和描述的肌肉名称有影响。更重要的是，并非所有的肌肉都出现在所有个体中，并且由于研究对象的年龄、性别、种族和民族背景的不同，所有存在的肌肉可能也存在很大的个体差异 [12,28,29]。当在某个研究中强调解剖学或生理学标准时，就会更加令人困惑。因此，在研究鼻部的三维功能解剖学时，文献比较研究可能会引起一定的误解和困惑 [12,13]。

鼻子自面部的前表面凸起，相较于耳朵更具有独特的立体结构。上面部表情肌既可以作为独立的肌肉执行重要功能，又可以组成彼此依赖的激动肌群或拮抗肌群，形成联合降肌协同收缩（皱眉肌、降眉肌、降眉间肌和眼轮匝肌）或作为提肌独立收缩（额肌）。然而，鼻子的表情肌只有少数几块独立发挥作用，大部分都协同发挥作用，在呼吸、发声和情感表达过程中，作为压肌和张肌，以非竞争性的互补方式协同工作 [12]。鼻部肌肉具有不同的运动方向，用于保持气道通畅，并维持内外鼻阀的正常工作，从而保障鼻孔通气无阻 [30]。此外，鼻子还具有帮助一个人在说话、唱歌时辅助形成特定声音的独特能力。如果通过鼻阀的正常气道轻微受损，例如鼻软骨支撑结构发生轻微偏曲、季节性过敏，或上呼吸道疾病引起鼻黏膜水肿和鼻甲肥大，就会造成正常的鼻肌运动发生改变。结果就会造成鼻气道通畅度受损，气流阻力增加，并干扰空气共鸣、清晰发音或唱歌的能力。此外，一个人"看起来不舒服"可以通过整体外观很容易被识别出来，这一点可以通过鼻部肌肉等面部表情肌自主或不自主地抽动明显地表现出来。因此，必须明白不同鼻部肌肉在统一的活动方式中具有不同的活动功能，并且各肌肉之间具有互补性，可保持吸气和呼气的完整性和一致性，以及在面部表情、言语和非言语交流的独特作用。

鼻翼小叶非软骨部分的肌肉由 2 个功能相似的肌肉构成，两者之间具有互补性：其一是鼻翼肌，也称为"后鼻孔张肌"，是更靠近鼻翼上方的鼻横肌的延伸；其二是"前鼻孔张肌"（图 14.25）。在活体或尸体解剖中，通常很难将每个人的后鼻孔张肌与前鼻孔张肌完全分离开来 [29]。

后鼻孔张肌起源于侧切牙和犬牙上方的上颌骨，位于降鼻中隔肌骨骼起点稍外侧以及鼻横肌的骨骼附着处内侧，并在鼻唇沟下方与鼻横肌部分融合（因此获得别名"鼻翼肌"）（图 14.25）。鼻翼肌或后鼻孔张肌的肌纤维向上和向前走行并止于以下部位：①位于大翼软骨（又称为下外侧软骨）外侧脚后缘上方鼻小叶的皮肤。②铰链区附属鼻翼软骨（籽骨）。③鼻孔边缘的鼻面沟（图 14.26）[14]。鼻翼肌还参与形成人中脊上部和鼻槛（图 14.26）。后鼻孔张肌的翼部纤维向外与提上唇鼻翼肌（LLSAN）和提上唇肌（LLS）的肌纤维交织。鼻翼肌的肌纤维（即后鼻孔张肌）向内与"前鼻孔张肌"和降鼻中隔肌的肌纤维交织（图 14.26）。后鼻孔张肌将鼻翼的铰链区向外侧牵引，可使鼻翼向下移动，从而辅助拉长鼻子和扩大鼻孔。

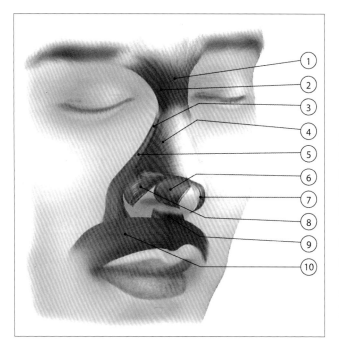

(a)

图 14.25　鼻翼小叶的非软骨部分包含鼻翼肌（也称为"后鼻孔张肌"）和前鼻孔张肌，前者属于鼻横肌的延伸，这些肌肉在功能上具有互补性。鼻孔压肌（当存在时）起源于下外侧软骨中间脚，与前鼻孔张肌的一些肌肉纤维相互交织，止于鼻孔边缘的鼻穹隆部皮肤，并沿鼻小柱垂直向下走行，止于鼻棘。当存在"鼻尖开大肌"时（也称为鼻小张肌），可发现其附着于下外侧软骨外侧脚，并包围远端鼻尖小叶和鼻穹隆。1. 降眉间肌；2. 降眉肌；3. 异形鼻肌；4. 鼻横肌；5. 提上唇鼻翼肌；6. 前鼻孔张肌；7. 鼻孔压肌；8. 后鼻孔张肌（鼻翼肌）；9. 降鼻中隔肌；10. 口轮匝肌

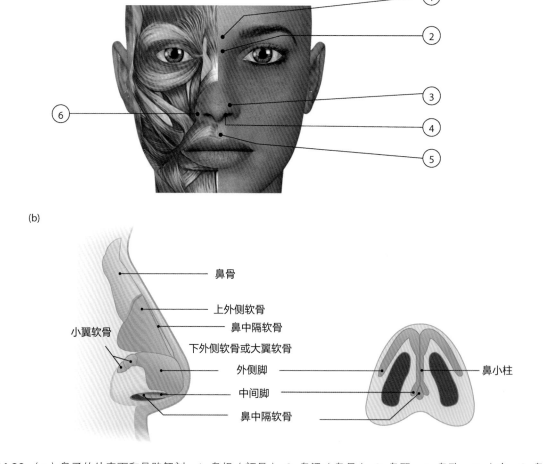

(b)

图 14.26　（a）鼻子的外表面和骨骼解剖：1. 鼻根（额骨）；2. 鼻梁（鼻骨）；3. 鼻翼；4. 鼻孔；5. 人中；6. 鼻翼肌。（b）鼻软骨和肌肉起点。鼻翼肌（后鼻孔张肌）起源于上颌骨，止于下外侧软骨外侧脚后缘上方鼻小叶的皮肤、附属鼻翼软骨（籽骨）、鼻面沟。鼻翼肌向外与提上唇鼻翼肌和提上唇肌交织，向内与降鼻中隔肌和前鼻孔张肌交织

前鼻孔张肌呈扇形，起源于下外侧软骨上缘的鼻翼肌（后鼻孔张肌）前方，以及下外侧软骨外侧脚的尾侧端 [13]（图 14.25）。前鼻孔张肌围绕鼻孔，占据了大部分的鼻孔外侧壁（鼻翼小叶），此处没有软骨组织，并于鼻孔穹隆处与鼻小压肌相互交织。前鼻孔张肌止于外侧鼻翼边缘的皮肤和鼻棘，其肌纤维呈典型的交错排列，类似于舌内部肌肉 [29]。前鼻孔张肌的主要功能是稳定鼻侧壁最松弛的部分，辅助扩张鼻孔，特别是在吸气时，防止鼻翼塌陷，从而保持外鼻阀的功能 [9,10,14-17]。该肌肉是鼻扩张的主要肌肉，可引起鼻孔直径增加和鼻前庭变宽。

杜克特（Ducut）及其同事对亚洲鼻的尸体解剖研究发现，一些鼻部肌肉的特征在个体间存在显著差异，直接影响到鼻翼小叶和鼻孔的形状 [27]。这些更显水平形状的鼻孔（中型鼻或阔鼻）与更显垂直形状的狭长形鼻孔相比，具有更大和更发达的前鼻孔张肌、后鼻孔张肌和降鼻中隔肌 [27]。实际上，水平状的鼻孔后鼻孔张肌止点更靠近鼻翼基底和鼻尖之间的中点，而垂直形状的鼻孔后鼻孔张肌止点则仅位于鼻基底。对于水平状的鼻孔，前鼻孔张肌的起点也容易识别，起自上外侧软骨，止于下外侧脚尾侧端和鼻翼小叶皮肤，而垂直形状的鼻孔前鼻孔张肌有时很难分辨出来。前鼻孔张肌是鼻部的主要扩张肌，其收缩时可使鼻翼扩大。另一方面，后鼻孔张肌收缩能向下牵拉鼻翼和鼻小柱的后部，这样也可以扩张鼻孔并拉长鼻子。对于中型鼻和阔鼻，其过度活跃的前、后鼻孔张肌往往通过不断地向下牵拉与向外推挤鼻孔来保持鼻孔宽大的形态 [27]。

此外，杜克特（Ducut）等研究发现，在中鼻型和阔鼻型的水平状鼻孔中，降鼻中隔肌更加发达，显著地附着于下外侧软骨内侧脚基底，进一步延伸止于鼻小柱、鼻中隔膜部以及内侧鼻前庭的皮肤。这种解剖结构允许降鼻中隔肌向下拉动鼻小柱、鼻尖和鼻孔背侧缘。另一方面，他们发现，在狭长形鼻的垂直形鼻孔中，降鼻中隔肌附着处几乎没有到达内侧脚基底，或者仅仅止于鼻小柱基底的皮肤 [27]。

吸气时后鼻孔张肌（鼻翼肌）开始等张收缩，这种扩张作用可以稳定气道流量，通过防止内鼻阀塌陷保持对气流阻力的良好控制。此外，杜克特（Ducut）等就是通过手术切断后鼻孔张肌的附着处来减少鼻翼扩张并形成更垂直形的鼻孔 [27]。随着后鼻孔张肌扩张作用和侧拉力的减弱，鼻翼小叶向内侧偏移，从而形成一个更加瘦长的鼻孔形状 [26]。通过选择合适的患者，在鼻部的适当部位进行 OnaBTX-A 注射，通过微创"化学性肌切开术"达到相似的效果（图 14.27）。

鼻孔的第 2 个扩张肌是提上唇鼻翼肌（LLSAN）的内侧翼部，又叫提鼻翼肌。提上唇鼻翼肌（LLSAN）起源于上颌骨额突的上部，斜向外下走行，分为内侧束和外侧束。提上唇鼻翼肌（LLSAN）的内侧束继续沿鼻侧壁向下，附着于下外侧软骨外侧脚的软骨膜，并止于表面皮肤。有些人的鼻翼提肌向上拉动外侧脚，使鼻翼沟向外侧移位，并改变其弯曲度。该肌肉还可辅助扩张鼻孔。由于鼻翼提肌有时能与降鼻中隔肌的鼻尖部肌纤维一起收缩鼻尖、帮助扩张鼻孔，所以这两种肌肉都被视为第二鼻扩张肌，但它们对外鼻阀几乎没有或根本没有直接影响 [31]（见下文）。

除了上面讨论的标准鼻部肌肉组织外，还存在不同的副鼻肌，这些副鼻肌并非所有人都有。这些副鼻肌存在很大的个体差异性，具体的功能取决于一个人的年龄、性别、种族和民族背景以及鼻

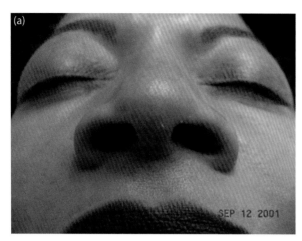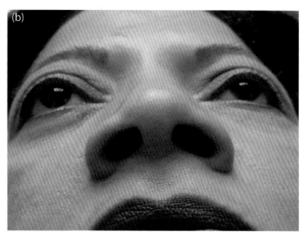

图 14.27　患者 57 岁，应用 OnaBTX-A 治疗。（a）治疗前。（b）治疗后 4 周时。对患者两侧后鼻孔张肌（鼻翼肌）各注射 OnaBTX-A 5U，可轻微减弱鼻孔扩张。注意治疗后鼻基底方向变得更加垂直

子外形和大小[9]。

　　"前鼻孔张肌"有时被误认为与"鼻尖扩张肌"或"鼻部小扩张肌"有联系[14]（图 14.26）。研究发现，由于这种非常细小的肌肉，如前鼻孔张肌，附着在下外侧软骨的外侧脚上，因此造成了混淆[12,13]。然而，在大多数报道中，并不总是存在或可识别出鼻尖张肌，而且常常因太小而被认为没有重要的功能。然而，当鼻尖扩张肌存在时，由于该肌肉围绕鼻尖远端和鼻尖小叶，使得鼻尖一些向心或离心的圆周运动很难察觉出来。由于愉悦和友好的微表情可以通过鼻尖不自主的圆周运动被人发现，研究认为这些圆周运动是鼻尖肌收缩所致[9,13,16,17,29]。

　　相反，不高兴、不喜欢和厌恶的表情可通过鼻尖的垂直运动被人发现。这些垂直运动与另一种被称为鼻孔小压缩肌的肌肉有关，该肌肉位于鼻尖附近，并不总是存在（图 14.25）。它起源于下外侧软骨的中间脚，也与前鼻孔张肌的一些肌纤维交织，止于鼻孔边缘附近的鼻穹隆皮肤，并沿鼻小柱垂直向下走行止于鼻棘。从解剖位置和分布来看，这种肌肉被认为能够向心收缩，轻微缩小鼻孔[9,12-14]。

治疗鼻翼扩张的药品稀释方法（见附录 3）

　　在治疗鼻下部扩张肌时，需要 OnaBTX-A 的适度扩散。因此，注射该部位时，可以用 1 ~ 2.5mL 的生理盐水配制每瓶 100U 的 OnaBTX-A。

剂量：鼻翼扩张的治疗方法（该做什么及不该做什么）（见附录 4）

　　患者取坐位或半卧位，在距鼻翼沟和鼻翼缘等距的中心位置，沿着后鼻孔张肌和前鼻孔张肌的外侧纤维进行皮下注射，每点注射 OnaBTX-A 2 ~ 3U，共 4 ~ 10U。这样可以减弱鼻孔的不自主肌肉收缩[3,32]。这种治疗方法对于拥有中鼻型或阔鼻型的少数民族来说有帮助，由于其具有典型的阔鼻梁及宽鼻翼基底，因此鼻孔扩张肌（前、后鼻孔张肌）的过度运动容易导致鼻孔扩张。只有那

些自行可以明显张开鼻孔的患者，才是此部位 OnaBTX-A 注射的合适人选（图 14.27）。相较于中型鼻或狭长形鼻患者，对于阔鼻型患者来说，注射医生应该始终注意，前、后鼻孔张肌之间的肌力和活动可能存在一定的差异。如果患者选择得当，但接受 OnaBTX-A 治疗后症状没有明显改善，医生应当重新评估注射位置是否恰当。根据对鼻孔扩张影响较大的各个肌肉，如前或后鼻孔张肌、鼻翼提肌 [即提上唇鼻翼肌（LLSAN）的内侧翼部] 或降鼻中隔肌，来调整注射技术、注射位置和注射剂量。对其中一块或所有肌肉进行低剂量注射，可减弱活跃的鼻翼不自主扩张，使水平状的鼻孔变得更垂直。非洲、拉丁美洲和亚裔或其他拥有中鼻型或阔鼻型的患者，一般具有特征性的阔鼻梁及宽鼻翼基底，但不能主动地张开鼻孔，这些人在 OnaBTX-A 注射后活跃的鼻翼不自主扩张不会减轻，鼻孔也不会缩小，因此不应该接受这种治疗。相反，对于具有狭长形鼻且具有活跃的鼻翼不自主扩张者，接受 OnaBTX-A 注射会有所获益。对于这些患者，将 OnaBTX-A 小心注射到主要扩鼻肌（前、后鼻孔张肌）和次要扩鼻肌 [鼻翼提肌，即提上唇鼻翼肌（LLSAN）的内侧翼部和降鼻中隔肌] 内可减少鼻翼扩张，而且不会明显改变鼻孔的垂直方向（图 14.28）。然而，过度使用 OnaBTX-A 治疗狭长形鼻可能比过度治疗中鼻型或阔鼻型，更容易导致鼻动力失调（见下文的鼻尖下垂部分）。对于一些降鼻中隔肌强健且功能活跃的患者，在她 / 他们发某些音时，特别是那些含有 W、O、U 和 Q 的单词时，常常会出现鼻翼扩张并伴有鼻尖向下和向上的动态运动。对于这些患者，在对主要扩鼻肌应用 OnaBTX-A 治疗时，应该同时在鼻小柱中央注射 2 ~ 4U 的 OnaBTX-A，这样才可以有效缓解困扰患者的鼻翼扩张。

鼻翼扩张的治疗效果（结果）（见附录 5）

对于那些在呼吸、说话、微笑或做表情动作时，深受不自主鼻孔扩张困扰的患者，或者那些可以随意扩张鼻翼的患者，OnaBTX-A 注射能缩小鼻孔，使鼻孔变得更窄、更垂直的狭长形外观，同时也不会干扰吸气功能（图 14.28）。治疗效果可以持续 3 ~ 4 个月，重复治疗后有时可维持更长时

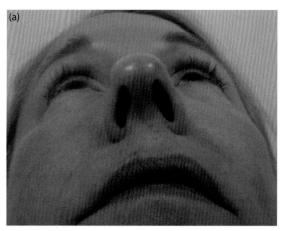
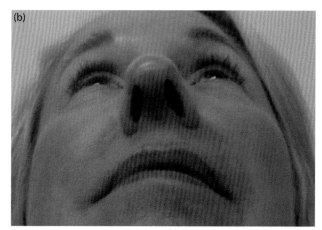

图 14.28　患者 47 岁，具有狭长形鼻，每侧鼻翼肌注射 OnaBTX-A 6U。（a）治疗前放松时的状态。（b）治疗后 2 周放松时的状态。活跃的鼻翼不自主扩张轻微减少

间。对于那些前后鼻孔张肌、鼻翼提肌（提上唇鼻翼肌的内侧翼部）和降鼻中隔肌的肌纤维不发达，且不能随意扩张鼻孔的患者，再多的 OnaBTX-A 也不能使这些肌纤维松弛，无法减轻鼻翼扩张或缩小鼻孔（见下文的鼻尖下垂内容）。

治疗鼻翼扩张时的并发症（不良后遗症）（见附录 6）

如果患者选择不当，注射 OnaBTX-A 可能就没有效果，这样就会浪费时间、精力和金钱。另外，治疗后患者除了可能发生经皮注射常见的疼痛、水肿、红斑和瘀斑等并发症外，一般不会出现其他不良反应。在皮肤紧致的鼻翼经皮注射任何药物，都会非常疼痛。对于应用 OnaBTX-A 注射来缩小过宽的鼻基底或减少活跃的鼻翼扩张的患者，无论成功与否，都没有发生吸气困难、鼻翼塌陷或鼻阀阻塞的报道。然而，对于鼻孔扩张轻微的患者，注射医生不能遗漏或忽略过量注射或注射位置错误造成的用力吸气时，鼻动力学失调或鼻孔塌陷的可能性。在中下面部，务必要进行精准的低剂量 OnaBTX-A 注射（见下文的鼻尖下垂内容）。

鼻翼扩张注射治疗的注意事项

（1）治疗仅适用于那些主动和随意的鼻孔扩张者。

（2）动态鼻翼扩张取决于鼻子的特殊形状与鼻部肌肉的不同结构和肌力。

（3）不是每个人的鼻部肌肉形态及肌力都是相同的。

（4）对于鼻翼和鼻基底宽且鼻孔呈水平状者，前、后鼻孔张肌和次要鼻孔扩张肌一般更发达，更容易出现活跃的鼻翼自主和不自主扩张。

（5）沿鼻翼缘和在鼻翼中央注射 OnaBTX-A 4 ~ 10U，可以放松前、后鼻孔张肌，并减少鼻孔的不自主扩张。

（6）用 OnaBTX-A 治疗功能亢进的鼻孔扩张肌，可以在不干扰正常呼吸或用力呼吸功能的情况下，缩小鼻孔。

（7）鼻部注射 OnaBTX-A 未发现不良反应。

鼻尖下垂

前言：问题评估和患者选择

随着年龄的增长，有些人的鼻尖会自然向下旋转，使上唇和鼻小柱之间的夹角变小。这种情况的发生部分是由于重力牵引所致，部分是由于功能亢进的鼻中隔肌肉（即降鼻中隔肌）拉动引起。当出现这种情况时，一个人可能就会看起来衰老、虚弱、无力，举止表现出悲观甚至阴险的样子。还有一些人，由于特殊的骨骼形态，天生就具有旋转朝下的鼻尖（图 14.29）。此外，还有人无论年龄大小，当说话或噘嘴时鼻尖明显向下旋转，并伴有上、下活动（图 14.30）。对于那些在绷紧上唇或说话时鼻尖主动向下旋转移动的患者，OnaBTX-A 注射作为一种无创的方法，可用来提升并抬高鼻尖部，还可以阻止说话、微笑或饮水时鼻穹隆的反复上、下活动。

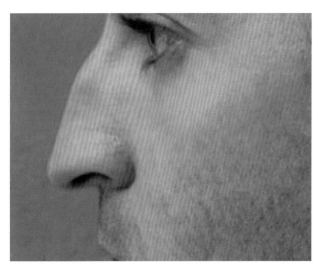

图 14.29　患者 37 岁，鼻尖自然下垂

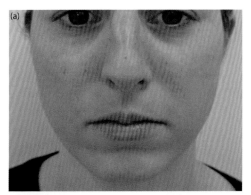
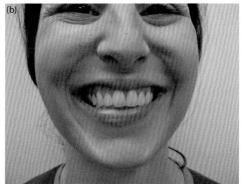

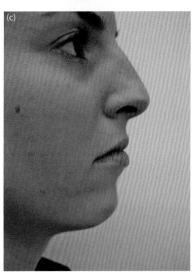
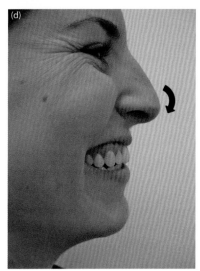
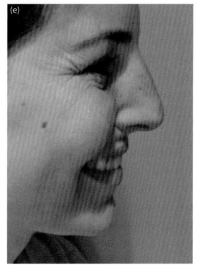

图 14.30　（a、b）患者 26 岁，治疗前，微笑时出现动力性鼻尖下垂、上唇缩短、双侧不对称露龈笑以及上唇横纹。（c、d）患者侧面观。注意当患者主动微笑时，出现动力性鼻尖下垂、露龈笑、鼻唇角变窄以及鼻子向下旋转。（e）OnaBTX-A 治疗后 1 周，微笑时露龈笑和鼻尖下垂有所减轻（图 14.32）

　　然而，对于非动力性、静态朝下的鼻尖，只能通过软组织填充剂或鼻整形手术进行矫正（图14.31）。可通过侧面观（图14.29～图14.31）对非动力性下垂的鼻尖或动力性下垂的鼻尖及其鼻唇角进行评估[28,33]。鼻唇角反映的是鼻基底与上唇的关系（图14.31）。文献中描述了各种测量鼻唇角的方法及明确的解剖学成分。研究显示，鼻唇角的范围通常在90°～120°之间，医生可根据上述标准为每个患者确定"理想"的鼻唇角[33]。阿米茹（Armijo）等最近研究了鼻整形术后的男性和女性患者各10例，发现"理想"的鼻唇角标准正在改变，男女的理想角度范围不仅比以前报道的更尖锐，而且角度大小也彼此相似。他们的研究发现，男性的理想鼻唇角在93.4°～98.5°之间，而女性的理想鼻唇角在95.5°～100.1°之间[33]。

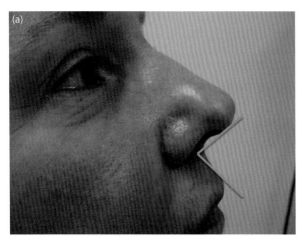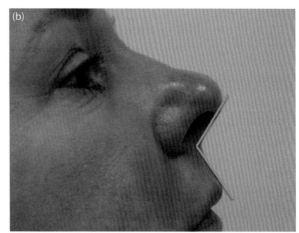

图14.31　患者48岁，具有一个非动力性、静态朝下的鼻尖，只能用软组织填充剂进行治疗。应用羟基磷灰石钙注射鼻小柱。（a）治疗前。（b）治疗后2周。注意治疗前鼻小柱基底回缩、鼻唇角为锐角（<90°）、鼻尖下垂；应用羟基磷灰石钙注射鼻小柱后，鼻小柱基底向前突出，鼻唇角变为钝角（约110°）、鼻尖上旋而突出

　　动力性鼻尖下垂可伴有上唇过度缩短，偶尔出现露龈笑及跨越上唇和人中的横纹，该现象在外科文献中被称为"鼻龈唇微笑综合征"（图14.30）[34-37]。这种上唇水平横纹在皮肤松弛下垂的老年患者中更加明显（图14.23、图14.24）。对于年轻一些的患者，由于在微笑时上唇出现回缩和卷曲，也会出现这种上唇横纹（图14.30、图14.32）[35,38]。这些患者在微笑或大笑时，也会露出过多的牙龈，被称为"露龈笑"（图14.30 b、d）（见下文）。鼻尖下垂并不少见，普遍存在于世界各地不同种族的人群中[36]，但并非所有鼻尖下垂的患者都伴有上唇的问题（露龈笑和人中横纹）[37]，这一般取决于一个人的解剖和相关肌肉的力量。

鼻尖下垂的功能解剖学（见附录2）

　　降鼻中隔肌是位于鼻中隔两侧的一对较短、相对较厚的肌肉，该肌肉缺失率可达20%[10]（图14.33）。有人认为它是组成前鼻孔张肌的一部分。降鼻中隔肌起源于口轮匝肌深面上颌骨切牙窝的中央（图14.33）[9,10,35]，肌纤维与口轮匝肌的浅表肌纤维交织，并在上唇黏膜内向上延伸走行，止

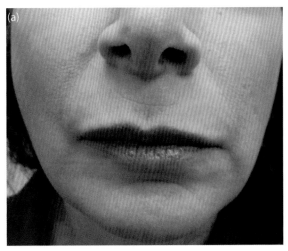 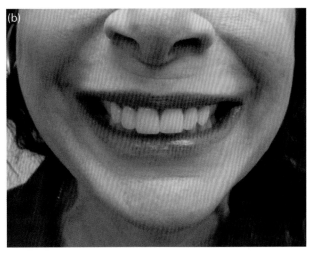

图 **14.32**（a、b）患者 52 岁，微笑时上唇卷曲，上唇出现横纹，鼻尖向下旋转，注意图 14.30 中的年轻患者与该老年患者的区别

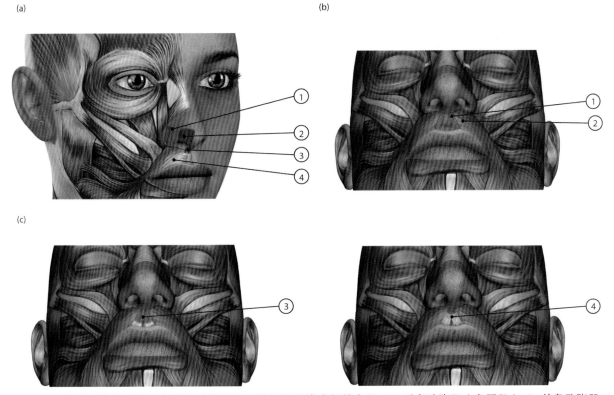

图 **14.33**（a）降鼻中隔肌可与前鼻孔张肌和口轮匝肌的浅表纤维交织。1. 后鼻孔张肌（鼻翼肌）；2. 前鼻孔张肌；3. 降鼻中隔肌；4. 口轮匝肌。（b）降鼻中隔肌有 3 种类型：最常见的（估计在人群中的比例为 62%）是Ⅰ型（如图所示），在内侧脚踏板处即可见到，与口轮匝肌完全交织在一起。当面部活动时，尤其在微笑时，Ⅰ型降鼻中隔肌被认为是上唇横纹产生的原因。1. Ⅰ型降鼻中隔肌；2. 口轮匝肌。（c）Ⅱ型降鼻中隔肌（左图；比例 22%）也可在解剖中见到，但与Ⅰ型不同，它与口轮匝肌几乎没有交织或完全没有交织；Ⅲ型降鼻中隔肌（右图；比例 16%）发育较差，甚至阙如。3. Ⅱ型降鼻中隔肌；4. Ⅲ型降鼻中隔肌

于：①靠近下外侧软骨内侧脚的上颌骨表面。②前鼻棘。③软骨性鼻中隔可活动部分。④鼻翼下表面的黏膜。有些肌肉纤维在内侧脚之间继续向上延伸到鼻尖（图 14.33）[9,10]。罗里希（Rohrich）等通过尸体解剖，发现了 3 种类型的降鼻中隔肌。Ⅰ型降鼻中隔肌最常见（占 62%），该肌肉可

见、可辨认，在起点处与口轮匝肌完全交织在一起，最后止于内侧脚踏板。Ⅱ型降鼻中隔肌是第 2 种最常见的类型（占 22%），该肌肉可见、可辨认，很少与口轮匝肌有交织，或完全没有交织（图 14.33c，左图）。Ⅲ型降鼻中隔肌最少见（占 16%），发育较差，甚至阙如 [38]（图 14.33c，右图）。即使存在，降鼻中隔肌的肌力和方向也因人而异 [39]。

人在微笑时，降鼻中隔肌会发生收缩。根据降鼻中隔肌的大小、肌力、与口轮匝肌肌纤维交叉的程度，降鼻中隔肌可以降低鼻尖、缩短上唇、向下牵拉鼻中隔、向下牵拉鼻翼以及横向缩小鼻孔 [9,10]。研究发现，有些人的（前、后）鼻孔张肌也与降鼻中隔肌存在交织。因此，当降鼻中隔肌随着上唇的运动与鼻孔扩张肌同步收缩时（例如微笑或吹口哨、亲吻或发出包含 W、O、U、J、M、G、B、P、Q 音的单词时），鼻孔会增宽，鼻尖主动上旋和下旋，并且往往在说话时会重复上述动作（图 14.30、图 14.32）（见上文的鼻翼扩张内容）。

另有一些人的降鼻中隔肌在鼻尖和鼻翼处的止点，还与提上唇鼻翼肌（LLSAN）的唇外侧纤维相交织 [35]。因此，当面部活动、鼻尖下拉而上唇上卷时，可形成上唇水平横纹并露出上牙龈（图 14.23、图 14.24 和图 14.30）（见下文的露龈笑内容）。还有一部分人在微笑时会产生不友善的冷笑，这是因为降鼻中隔肌牵拉引起鼻尖下旋，提上唇鼻翼肌（LLSAN）同时上提鼻孔和鼻翼基底所致 [35,40]（图 14.30d）。由于不同人的降鼻中隔肌、口轮匝肌、前后鼻孔张肌、鼻尖附属肌（鼻尖肌和鼻孔压肌）和提上唇鼻翼肌（LLSAN）的内侧鼻翼部（或鼻翼提肌）解剖结构存在个体差异，再加上导致动力性鼻尖下垂的多个因素，因此通过注射 OnaBTX–A 来抬高和突出鼻尖通常并不像人们想象的那么容易。

治疗鼻尖下垂时的药品稀释方法（见附录 3）

在鼻旁区域，应使用最少量的 OnaBTX–A 进行注射，以免无意中 OnaBTX–A 扩散而累及提上唇肌。因此，应仅用 1mL 的生理盐水对每瓶 100U 的 OnaBTX–A 进行配制。

治疗剂量：鼻尖下垂的治疗方法（该做什么及不该做什么）（见附录 4）

对于那些通过噘嘴或绷紧上唇有意压低下旋鼻尖的患者，目前可使用无创性的 OnaBTX–A 注射代替创伤更大的外科手术，来抬高和突出鼻尖 [36–39,41]。为了有效地治疗鼻尖下垂，首先要明确鼻小柱与上唇中央交界处的弯曲弧度。然后，让患者微笑，这时会形成明显的上唇皱褶（图 14.34）。接下来，患者取坐位或半坐位，让患者向下压上唇，扩大鼻小柱与上唇的交界。对于 30% ~ 40% 降鼻中隔肌和口轮匝肌没有交织的患者，或微笑时鼻尖下垂并不伴有上唇回缩的患者，这个动作会拉长降鼻中隔肌，使降鼻中隔肌在功能和解剖上与口轮匝肌分离。OnaBTX–A 注射时，将针头准确地刺入鼻小柱底部的降鼻中隔肌内，而不是注射到口轮匝肌纤维内。然后，让患者将上唇用力下压到门齿和犬齿下面，用非注射手的拇指和食指捏住鼻小柱（图 14.35）。另一种方法是用非注射手的拇指轻轻向上、向后推动鼻尖（图 14.35）。

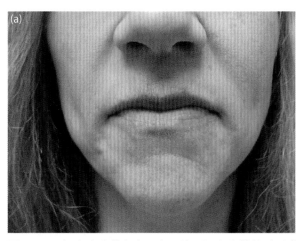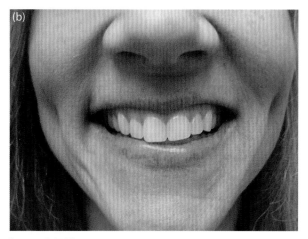

图 14.34　（a）鼻小柱与上唇交界处。（b）在微笑时形成一条明显的褶皱

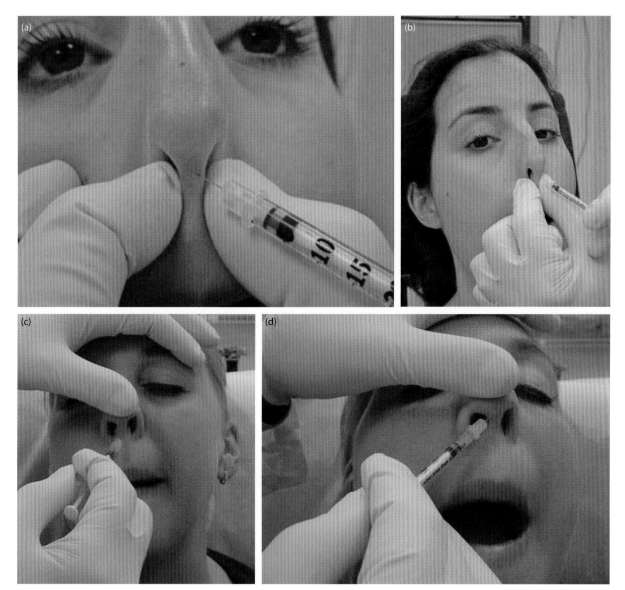

图 14.35　（a、b）在鼻小柱中央对降鼻中隔肌进行注射。为了便于注射，需要让患者下压上唇，注射医生用非注射手捏住鼻小柱。（c、d）在鼻小柱基底对降鼻中隔肌进行注射。注意针头的位置在口轮匝肌上方，同时用非注射手的拇指轻轻向上和向后推动鼻尖

　　根据降鼻中隔肌的肌力，在鼻小柱和上唇交界处的皱褶上方 1 ~ 2mm 的位置，注射 OnaBTX-A 2 ~ 4U（图 14.35）。如果降鼻中隔肌的肌力明显过强，出现功能亢进，则可在鼻小柱中部甚至鼻尖注射 OnaBTX-A 2 ~ 4U，以减弱鼻孔压肌或 Pitanguy 皮肤软骨韧带的额外下拉力量[36]（图 14.35c、d）。越强的肌肉需要越高剂量的 OnaBTX-A 治疗[42]。有些患者的降鼻中隔肌也与前鼻孔张肌交织，因此需要在鼻尖两侧，即鼻翼缘后方的鼻翼中央，再注射 OnaBTX-A 2 ~ 6U，可进一步有效提升和突出鼻尖[42]。

　　为了减轻上唇水平皱褶，应在鼻翼外侧对提上唇鼻翼肌（LLSAN）的唇外侧纤维进行 OnaBTX-A 注射。这实际上是治疗夸张露龈笑的方法，会在下文进行详细介绍。

鼻尖下垂的治疗效果（结果）（见附录 5）

　　OnaBTX-A 注射可以松弛降鼻中隔肌，抬高并突出鼻尖（图 14.36）。对鼻小柱和鼻尖外侧的鼻翼同时注射 OnaBTX-A，可以放松鼻孔下端和鼻基底，如果提上唇鼻翼肌（LLSAN）功能正常，可通过该肌肉的内侧（翼部）纤维进一步提升鼻尖，并侧向增加鼻孔宽度（图 14.37）[42]。如果在患者微笑、说话、压低上唇、噘嘴或绷紧嘴唇时，能看到明显的鼻尖活动及向下旋转，则 OnaBTX-A 注射会有效果（图 14.38、图 14.39）。治疗效果可以持续 3 ~ 4 个月，重复治疗可进一步延长疗效。如果在压低上唇或患者微笑、说话、噘嘴或绷紧嘴唇时鼻尖没有活动，则不应该进行 OnaBTX-A 注射治疗。

　　佩雷斯·阿塔莫罗斯（Perez Atamoros）设计了一种治疗方案，通过该方案可以预测 OnaBTX-A 治疗后患者的鼻尖高度和突出度的变化情况[42]。对鼻尖左、右两侧的前鼻孔张肌和降鼻中隔肌分别注射 OnaBTX-A 2U（OnaBTX-A 总剂量 6U），可以轻度抬高鼻尖。对鼻尖左、右两侧的前鼻孔张肌和降鼻中隔肌分别注射 OnaBTX-A 4U（OnaBTX-A 总剂量 12U），可中等程度抬高鼻尖。对鼻尖左、右两侧的前鼻孔张肌和降鼻中隔肌分别注射 OnaBTX-A 6U（OnaBTX-A 总剂量 18U），可更进一步抬高鼻尖（图 14.37、图 14.40）[42]。治疗效果可以持续 4 ~ 5 个月。这可能是由于次要鼻孔张

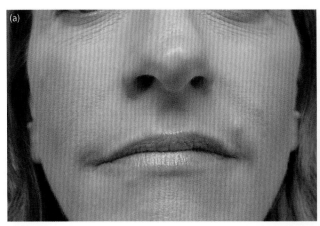
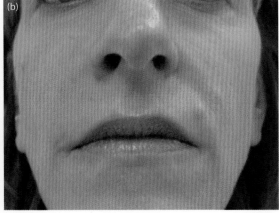

图 14.36　患者 41 岁，在鼻小柱底部和中部注射 OnaBTX-A 4U。（a）治疗前放松时的状态。（b）治疗后放松时的状态，下垂的鼻尖轻微抬高，说话和噘嘴时鼻尖的动态旋转减轻

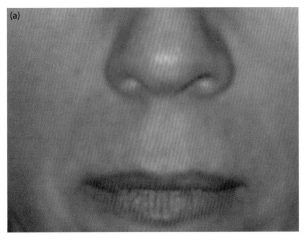

治疗前

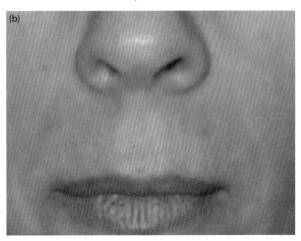

治疗后 2 周

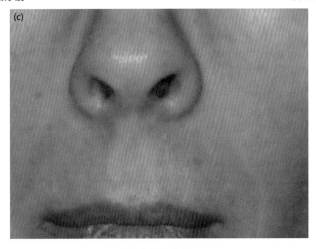

治疗后 1 个月

图 14.37（a ~ c）患者接受 OnaBTX-A 18U 注射治疗后，出现鼻尖过分提高、鼻尖变平及鼻孔过度增宽（每侧前后鼻孔张肌各注射 6U，鼻小柱基底和鼻小柱中央的降鼻中隔肌注射 6U）（Courtesy of Dr. Francisco Perez-Atamoros.）

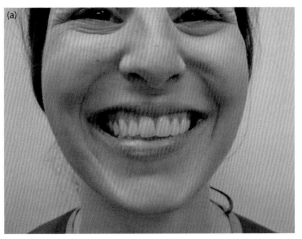

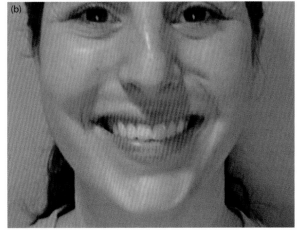

图 14.38（a）患者 26 岁，治疗前在说话、微笑和大笑时，鼻尖主动下旋。应用 OnaBTX-A 4U 注射治疗：鼻小柱基底部 2U，鼻小柱中央 2U。（b）治疗后 1 周

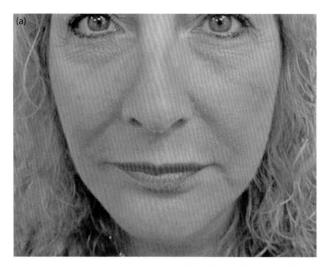
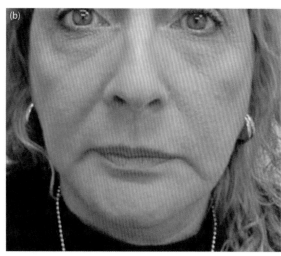

图 14.39　（a）患者 52 岁，治疗前在说话、微笑和大笑时，鼻尖主动下旋。应用 OnaBTX-A 4U 注射治疗：鼻小柱基底 2U，鼻小柱中央 2U。（b）治疗后 2 周，鼻尖出现轻微抬高及前突

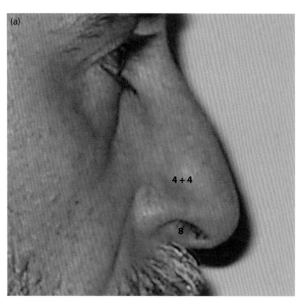
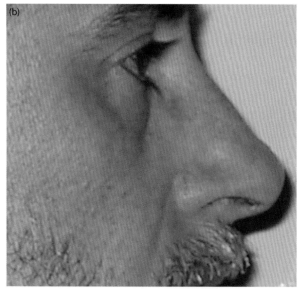

图 14.40　应用 OnaBTX-A 治疗鼻尖。（a）治疗前的鼻尖。（b）治疗后 1 个月的鼻尖。OnaBTX-A 总注射剂量为 16U：前鼻孔张肌 8U（每侧 4U），降鼻中隔肌 8U（鼻小柱基底 4U，鼻小柱中央 4U）（From Atamoros, PF. Botulinum toxin in the lower one - third of the face. Editor AV Benedetto. Clin Derm 2003; 21: 505 - 512, by courtesy of Dr. Francisco Perez-Atamoros.）

肌、鼻翼提肌 [即提上唇鼻翼肌（LLSAN）的内侧（翼部）纤维] 代偿性向上收缩所致。

　　当上唇人中处的水平皱褶因微笑而加重时，不论伴有或不伴有鼻尖下旋，都可以按照下文关于露龈笑的治疗所述，在每侧提上唇鼻翼肌（LLSAN）的外侧部分额外注射 OnaBTX-A 1 ~ 3U。在降鼻中隔肌和提上唇鼻翼肌（LLSAN）外侧（唇部）纤维注射极少量的 OnaBTX-A，如果注射准确，不仅可以减少上唇横纹，而且还可以明显增加鼻小柱和唇红缘之间的垂直距离，有时还能使一些患者的唇部变得更丰满。但对于很多其他患者，特别是老年患者，类似的注射反倒可能会使上唇

和唇红进一步变薄而下垂[43]。达扬（Dayan）和凯宾内斯（Kempiners）[35] 研究发现，对降鼻中隔肌注射 OnaBTX-A 5U，每侧提上唇鼻翼肌（LLSAN）注射 OnaBTX-A 3U，从侧面观，鼻尖下垂程度会减轻，鼻翼面部交界位置更居中，鼻唇角从 110° 增宽到 115°。另外，从正面观，微笑和大笑时上唇会变长，进一步放松，不再那么卷曲，人中水平皱纹变浅，鼻翼基底变得更为水平，牙齿外露减轻（图 14.30）。因此，对于露龈笑过重的患者，降鼻中隔肌也是一个需要放松的肌肉（见下文露龈笑部分）。如果在使用 OnaBTX-A 进行适当治疗后上唇仍然存在水平皱纹，则需要注射软组织填充剂才能完全消除这些皱纹（见下文的露龈笑内容）（图 14.41）。此部位注射 OnaBTX-A 的效果有时仅持续 2 ～ 3 个月，有些患者甚至更短。

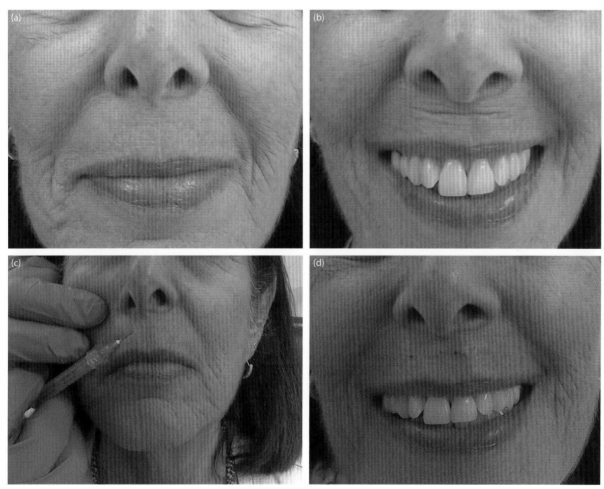

图 14.41　患者 69 岁，应用 OnaBTX-A 治疗。（a）治疗 3 周后放松状态下可见上唇水平皱褶。（b）微笑时皱褶加重。（c）消除上唇横向皱褶的正确注射方法。（d）透明质酸填充后即刻，上唇横纹完全消失

治疗鼻尖下垂时的并发症（不良后遗症）（见附录 6）

治疗鼻尖下垂时，对于注射医生而言，重要的是准确评估患者的鼻部形态、明确造成鼻部功能活跃的肌肉结构。每个患者鼻部的每块肌肉功能并不完全相同，肌肉的力量和运动方向都不同。每个患者的鼻部功能解剖取决于鼻子的大小、形状和患者的性别、年龄、种族和民族背景。如果仅在

降鼻中隔肌和前鼻孔张肌交叉纤维中过量注射 OnaBTX-A，而不松弛后鼻孔张肌或提上唇鼻翼肌（LLSAN）的内侧翼部纤维，那么在抬高突出鼻尖的同时，会使鼻孔过度变宽，反而使人显得缺乏吸引力（图 14.37）。有些患者出现这种被动的鼻孔扩张后，会伴发鼻尖部的持续性酸痛，可持续 2 周以上[42]。因此，每个患者都需要使用适当的个性化治疗剂量和治疗方法。

　　单独放松降鼻中隔肌仅可以抬高鼻尖。如果 OnaBTX-A 从鼻小柱基底向外侧扩散到上唇中央的提肌（即提上唇鼻翼肌（LLSAN）、提上唇肌或颧小肌），那么上唇可能会变长、变薄，从而使人中变浅，人中嵴轮廓不清晰。此外还可能导致唇部双侧不对称和口腔括约肌功能异常，引起进食、吞咽和说话困难。除非患者在用力噘嘴或压低上唇、说话或微笑时，鼻尖有明显的向下移位，否则不应尝试对降鼻中隔肌进行注射。

鼻尖下垂注射治疗的注意事项

　　（1）由于肌肉收缩、年龄和重力的影响，鼻尖可能出现向下旋转。

　　（2）当一个人微笑、说话、噘嘴或绷紧嘴唇时，降鼻中隔肌会明显压迫鼻尖，注射 OnaBTX-A 后可以抬高并突出鼻尖。

　　（3）有些患者为了抬高和突出鼻尖，除了对降鼻中隔肌注射 OnaBTX-A 外，可能有必要沿着鼻翼缘向鼻尖方向对前鼻孔张肌再进行额外注射。

　　（4）应当根据每名患者的情况对每条引起鼻尖下垂的肌肉进行 OnaBTX-A 注射。如果不对后鼻孔张肌和提上唇鼻翼肌的内侧翼部进行 OnaBTX-A 治疗，只注射鼻小柱（降鼻中隔肌）和沿着鼻翼边缘（前鼻孔张肌）注射，则可能导致鼻孔过度扩张。

　　（5）OnaBTX-A 注射位置不当和注射过量会导致鼻孔过度扩张、长期疼痛、鼻尖提升过高及鼻尖变平。

　　（6）OnaBTX-A 扩散到鼻小柱基底外侧会影响提上唇肌，使上唇变长，人中轮廓变得模糊，以及唇部双侧不对称。

　　（7）如果在鼻小柱基底注射 OnaBTX-A 层次过浅、注射剂量过大，可能导致药物扩散至上唇中央的提肌和浅表口轮匝肌纤维，从而引起上唇双侧不对称和口腔括约肌肌力减弱。

鼻唇沟

前言：问题评估和患者选择

　　随着年龄的增长和面颊中部软组织的下垂，鼻唇沟会逐渐加深。在侧光和阴影下，鼻唇沟会显得更突出，并因骨骼结构和肌肉支撑的整体力度减少而进一步加重，同时由于年龄和重力的持续影响而逐渐加深。眶下和颧下颊部软组织向内下侧方向下垂，下垂程度会因人而异[41,44-46]。面部软组织及脂肪的重新分布会随时间的推移逐渐变得明显，导致形成从鼻面沟延伸到口角的特征性垂直沟壑及褶皱[43]。这些所谓的鼻唇沟更常见于有遗传倾向的人，但也多见于中面部持续、过度的剧烈活动者[47]。鼻唇沟在儿童时期通常没有，一般在 25 岁左右开始出现，常见于那些表情丰富的人，以及在大笑、疲劳、疼痛时出现。到 35 岁时，鼻唇沟在易感人群中变得更加固定，形状变得多种多样[47,48]。在鼻两侧形成深深的斜形沟壑，一直向下延伸至口角，有时继续向下与木偶纹连接，形成厌恶和沮丧的表情，也是明显衰老的一个特征。这些深深的皱纹和皱褶仍然是面部年轻化治疗中最困难、最难以矫正的衰老症状之一。过去曾尝试应用不同的手术方法来消除鼻唇沟，但治疗效果往往欠佳，并遗留瘢痕[40]。最近，软组织填充剂注射能够达到明显的效果，可以使鼻唇沟变浅，恢复中面部的软组织支撑。目前微创注射填充剂很可能仍然是改善面部衰老、矫正顽固鼻唇沟的最佳方法。尽管如此，OnaBTX-A 也具有减轻鼻唇沟的作用。不幸的是，中面部肌肉内注射 OnaBTX-A 似乎并不是解决该问题的灵丹妙药，常常会导致治疗失败，并伴有多种并发症。

鼻唇沟的功能解剖学（见附录 2）

　　面部解剖结构的明显变化会导致鼻唇沟的形成。鼻唇沟一般从鼻翼外侧向下延伸到口角外侧水平或低于口角水平。鼻唇沟的形成是老化过程中多种因素造成的，包括皮肤、脂肪和肌肉不同程度的萎缩，造成脂肪及其支持韧带的下垂，同时伴有面部骨骼萎缩，导致眼眶、鼻梨状孔增宽以及上下颌骨的后缩[8,41,45,49]。易感人群在 20 多岁时，就可能过早出现鼻唇沟。在老年患者中，下列因素也会导致鼻唇沟进一步加重：

　　（1）鼻唇沟处皮肤变薄。

　　（2）鼻唇沟外侧皮肤臃肿。

　　（3）鼻唇沟外侧脂肪过度堆积，并由支持韧带固定在局部。由于中上颊部 SMAS 减弱，可伴有颧部和颧下脂肪下垂。

　　由于年龄增长和面部表情肌的频繁活动会进一步加深鼻唇沟。正是由于中面部多个表情肌（颧肌复合体、中央提上唇肌、提口角肌和笑肌）的联合运动，才能够产生提升上唇、形成特有笑容的作用[47,48,50]。这些肌肉也对鼻唇沟的形成和发展起着单独或整体的作用（图 14.42）。

　　鼻唇沟可表现为凸形（60%）、直形（30%）或凹形（10%）[48]（图 14.43、图 14.44）。鼻唇沟的长度各异，可以比较长（42%），也可以比较短（38%），甚至可以从鼻翼基底一直延续到下颌骨（20%）[47,48]（图 14.45）。根据个体特殊的面部形态，鼻唇沟可分为 3 段：上段或内侧段、中段、下段或外侧段（图 14.46）[50]。然而，佩萨（Pessa）等研究发现，相关肌肉的分布及在口周的附着方式与鼻唇沟的长度和形状之间没有显著的相关性[48]。

　　根据一些作者的观点，在很多患者中，提上唇鼻翼肌（LLSAN）是产生鼻唇沟上内侧部分的最主要肌肉，提上唇肌（LLS）是加深鼻唇沟中间部分的最主要肌肉[3,4,47,50-52]。颧大肌、提口角肌、笑肌，有时伴有提上唇肌（LLS），正是这些肌肉在微笑时向上、向外收缩提升上唇，才使得鼻唇沟下外侧部分变长、加深。但有些人的提上唇鼻翼肌（LLSAN）对微笑的形成不太重要，尤其是微笑

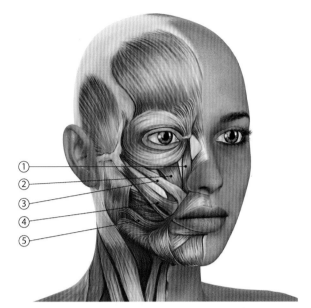

图 14.42　导致鼻唇沟形成的肌肉。1. 提上唇鼻翼肌；2. 提上唇肌；3. 颧小肌；4. 颧大肌；5. 笑肌

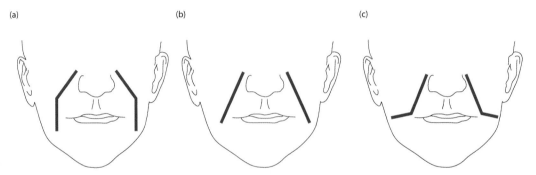

图 14.43　鼻唇沟的 3 种形态学类型：（a）凸形。（b）直形。（c）凹形（See further Reference Zufferey J. Plast Reconstr Surg 1992;89(2): 225－231.）

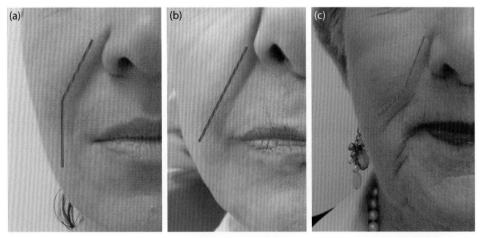

图 14.44　鼻唇沟类型的临床示例：（a）凸形。（b）直形。（c）凹形（See further References Zufferey J. Plast Reconstr Surg 1992; 89(2):225－231 and Pessa JE et al. Plast Reconstr Surg 1998; 102(6): 1888－1893.）

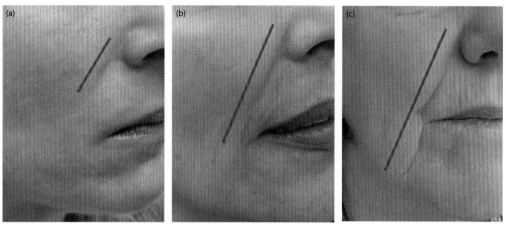

图 14.45　鼻唇沟的长度与口角之间的关系:（a）短。（b）长。（c）连续（See further Reference Pessa JE et al. Plast Reconstr Surg 1998; 102(6): 1888 – 1893.）

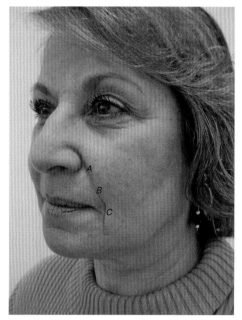

图 14.46　鼻唇沟分段:（A）内侧段（或上段）。（B）中段。（C）外侧段（或下段）（See further Reference Pessa JE, Brown F. Aesth Plast Surg 1992; 16: 167 – 171.）

时上唇内侧提升幅度较小的患者（见下文的露龈笑内容）。另有很多人的颧肌复合体连同提上唇肌（LLS）和提口角肌可以加深鼻唇沟的中部和下外侧部分。

　　此外，当有些人热情微笑时，老化而多余的无弹性皮肤会导致外眦皱纹加重，使鱼尾纹向下延伸到中、外侧面部（图 14.47）。颧肌复合体（颧大肌和颧小肌）与内下和外侧眶部眼轮匝肌交织的那些人也会出现这种情况 [53]。大多数人微笑时，颧大肌和提口角肌辅助提升口角，并使口角向外和稍微向上移动。这样可以调动面颊中部的皮肤向上和向外移动，使鱼尾纹下端沿面部向下延伸，特别是对于那些皮肤无弹性、松弛且冗余的患者（图 14.47）。

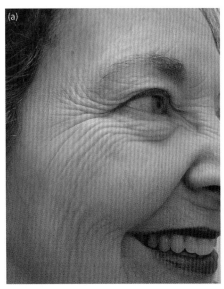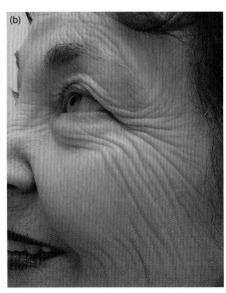

图 14.47　（a、b）下方的鱼尾纹、颊外侧皱纹和较深的鼻唇沟构成颊部向下的"手风琴样"皱纹。另外，上唇人中处还有水平横纹

　　颧大肌起源于颧骨的下缘，颧颞缝的前方（图 14.42），斜向下向口角走行，汇入口角外侧的其他肌纤维，并互相交织，形成一个肌肉节点，称为口轴。颧大肌纤维再从口轴发出，止于口角。在口轴处，颧大肌与提口角肌、降口角肌、笑肌、颊肌、颈阔肌和口轮匝肌纤维混合在一起[54]。在佩萨（Pessa）等进行的 50 具尸体解剖的研究中发现，有 66% 的颧大肌为单独一块肌肉[48]。另有34% 的尸体，颧大肌分为两个独立的肌束，这在女性尸体中更为常见（65%）。较大的主束交叉进入口轴，然后止于口角或口角上方，而较浅而窄的肌束止于口角下方的深层真皮[47,48]。当分开拉动时，浅层肌束产生凹形的鼻唇沟，较大肌束产生凸形鼻唇沟。偶尔发现较浅而小的肌束在皮肤的止点，研究认为这是口周酒窝形成的原因。

　　另一方面，颧小肌起自颧骨，在颧大肌起点的内侧，颧上颌缝的后方，比颧大肌的起点更靠前、靠下。在起点处，颧小肌位于提上唇鼻翼肌（LLSAN）的外侧、提上唇肌（LLS）的表面，并与眶部眼轮匝肌交织[53,55]（图 14.42）。

　　佩萨（Pessa）等研究发现，高加索人的尸体中只有 36% 存在颧小肌。而尤恩（Youn）等在所研究的韩国人尸体中，发现有 95% 存在颧小肌[48,53]。在韩国人尸体中更常见颧小肌的原因之一，是在起始处就分离出颧小肌，即在颧骨上找到肌肉纤维进行分离，而不是尝试将颧小肌与颧大肌单独区分开。在作者最初分离颧小肌时，他们并没有在骨骼的起始处进行分离，从而造成对颧小肌的识别率与其他研究一样低，肌肉形态也与其他研究相似，识别率为 34.4%（21 具 /61 具尸体）。然而，当他们在颧骨的起始处开始分离颧小肌后，颧小肌阙如率下降至 4.9%（3/61）。因此他们认为颧小肌的存在与否应基于其在颧骨上的起点和肌肉纤维的走行方向，而不是依据其与颧大肌的区分。有趣的是，他们还发现，尸检中有 34.4%（21/61）的颧小肌纤维与颧大肌纤维无法完全分开。当颧大肌和颧小肌能够完全分开时，即可以将两条肌肉识别为单独的肌肉束时，56% 的尸体（34/61）

中的颧小肌与下内侧眶部眼轮匝肌互相交织，并继续向下，平行于提上唇的肌肉 [提上唇鼻翼肌（LLSAN）和提上唇肌（LLS）] 止于上唇。更令人吃惊的是，他们还发现，61 具尸体中有 54 具（88.5%）眶部眼轮匝肌的外侧纤维在颧小肌止于上唇皮肤前就与其有交织 [53]（图 14.48a）（见第 13 章）。颧小肌的走行一般是向下，位于颧大肌的内侧，直接止于上唇，与提上唇鼻翼肌（LLSAN）、口轮匝肌和口轴后的颧大肌相交织（图 14.48 b、c）。

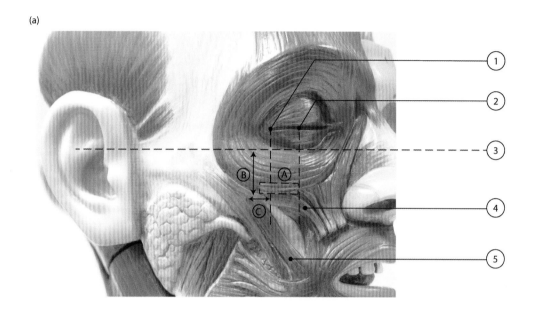

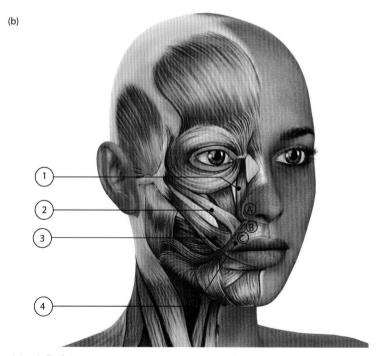

图 14.48（a）（A）颧小肌（Zygomaticus Minor, ZMi）与眼轮匝肌（Orbital Orbicularis Oculi, OOc）相交织、不可分离的部位，位于（B）法兰克福平面下方约 17.8mm、（C）外眦垂线外侧 8.9mm。两块肌肉交织的范围继续向内侧延伸 16mm。1. 外眦；2. 睑裂中点；3. 法兰克福平面；4. 颧小肌；5. 颧大肌。（b）颧小肌止于（A）鼻翼外侧、（B）提上唇鼻翼肌下缘及（C）颧大肌内侧缘与口轮匝肌交汇的区域。1. 提上唇鼻翼肌；2. 颧小肌；3. 颧大肌；4. 口轮匝肌

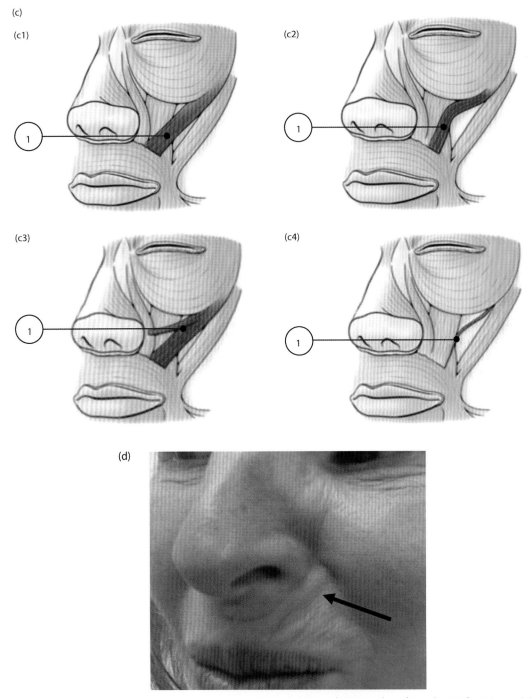

图 14.48（续）（c）颧小肌分为 3 种类型。A 型，颧小肌止于上唇，该型又分为 2 个亚型：直线形（A–1）（c1）和弯曲形（A–2）（c2）。B 型（c3），颧小肌同时止于上唇和鼻翼，起点处纤维与内下眶部眼轮匝肌紧密交织。C 型（c4），颧小肌阙如或发育不全。（d）颧小肌在靠近鼻翼的止点处呈轻微突起（箭头所示）（From Choi DY et al. 2014. Dermatol Surg 40(8):858–863. With permission.）

　　崔（Choi）等对韩国人的尸体进行解剖后，根据解剖学形态和肌肉止点的位置，将颧小肌分为 3 种不同类型[55]。最常见的类型出现在所研究的 54 具尸体中的 34 具（63%），其中 17 具（31.5%）颧小肌呈直线形止于上唇，另有 17 具（31.5%）呈弯曲形止于上唇（图 14.48c1、c2）。

　　第 2 种最常见的类型出现在 54 具尸体中的 15 具（28%），颧小肌同时止于上唇口轮匝肌和鼻翼外侧。无论是止于上唇还是止于鼻翼的纤维，颧小肌在颧骨上的起点处都无法与下睑部眼轮匝肌的纤维完全分离，该发现与尤恩（Youn）的研究结果类似[53]（图 14.48c3）。

　　第 3 种类型，也是最少见的一种，只在 54 具尸体中的 5 具（9.3%）出现，这些尸体中的颧小肌阙如或发育不全（图 14.48c4）。

　　尤恩（Youn）等也发现了颧小肌在颧骨上有 2 个不同的肌肉起点。表浅起点的纤维与睑部眼轮匝肌交叉，向下内侧止于上唇。而深部起点的纤维止于鼻翼外侧，有些人在面部做表情时，会在鼻翼外侧形成一个明显的轻微突起（图 14.48d）。这些止于鼻翼外侧的纤维，在鼻孔扩张和露龈笑时，具有辅助提上唇鼻翼肌（LLSAN）、提上唇肌（LLS）以及前后鼻孔张肌的作用（见上文的鼻翼扩张内容和下文的露龈笑内容）。这可作为治疗鼻翼扩张或露龈笑患者的一个明显的标志。

　　尤恩（Youn）和崔（Choi）的尸体解剖与佩萨（Pessa）的研究相比，不仅强调了结构的一致性，而且还突出了人类面部形态学结构的多样性，以及影响到不同种族和民族面部表情肌解剖功能的重要性。换句话说，亚洲人与高加索人相比，面部骨骼的宽度、高度和深度使得亚洲人的颧小肌更强壮、功能更强。这些研究及其他类似的解剖学研究证实，肌肉的形态和运动确实存在种族间和种族内的差异，这取决于一个人的面部整体骨骼形状和固有肌肉成分，这些可能会因其种族和民族背景的不同而导致解剖特征不同。根据现有文献中的解剖学研究，中面部肌肉组织的变异性似乎也特别高[48,50,53-55]。这种面部解剖的高度变异性体现在：不同个体能够用相同或可能不同的肌肉，在各种不同但相似的微妙面部动作中，表达相同的情感的能力。这些自发的、潜意识的或有时有意的面部表情动作，可以跨越不同的情感，从幸福或快乐的微笑到愉悦或尴尬的大笑；从悲伤或失望的鬼脸到轻蔑或不屑的嘲笑；从傲慢或蔑视的假笑到赞同或不悦的露齿而笑。所有这些面部表情都集中在中面部，具体取决于面部肌肉最细微的表情动作，这些肌肉的存在和动作表面上反映了一个人的性格、个性和内心感受，这些都很容易被随机观察者解读并理解。由于不同解剖类型的颧小肌产生不同的运动矢量，人们也很容易理解不同类型的肌肉运动可以表达相同的情感，不同的人会以自己独特的方式表达相同的情感。通常，颧小肌与提上唇肌（LLS）和颧大肌一起将上唇向上外侧牵拉，而提上唇鼻翼肌（LLSAN）将上唇向上内侧提拉，暴露上牙，使鼻唇沟加深加长。微笑时颧肌复合体的收缩可加深鼻唇沟。大多数人的颧小肌与中央上唇的提肌[即提上唇鼻翼肌（LLSAN）和提上唇肌（LLS）]一起收缩时，会使上唇卷起，表达出沾沾自喜、轻蔑或不屑的样子。同样，当一个人眨眼或挤眼时，下眼睑外侧和内侧收缩，上唇和颊部的中外侧大多时候也会向上收缩[53]。

　　崔（Choi）等根据颧小肌的形态和运动矢量对颧小肌的双侧对称性进行了计算[55]。他们研究发现，18 具尸体中有 12 具（66.6%）的颧小肌是双侧不对称的，这可能是微笑时上唇双侧不对称的原因之一（见下文的不对称微笑内容）。

　　提上唇鼻翼肌（LLSAN）是一条细长的长方形肌肉，起自上颌骨额突上方靠近鼻侧的部分（图 14.49）。内眦血管沿着鼻唇沟走行于睑部眼轮匝肌与提上唇鼻翼肌之间。随着提上唇鼻翼肌

（LLSAN）斜向外下走行，逐渐分成2个独立的肌束。较小的肌束向内侧止于大翼软骨外侧脚的软骨膜及鼻部皮肤，同时与前后鼻孔张肌的纤维互相交织。另一个较大的外侧肌束继续朝下向上唇内侧走行，跨越提上唇肌（LLS）的表面，肌纤维与提上唇肌（LLS）和口轮匝肌纤维互相融合，止于同侧上唇靠近鼻唇沟上内部分的皮肤。外侧唇部肌束使上唇抬高和外翻，并提高、加深鼻唇沟，增加其上半部分或中间部分的弯曲度。提上唇鼻翼肌（LLSAN）的内侧鼻肌束，也被称为鼻翼提肌，可向上和横向拉动下外侧软骨外侧脚，使鼻孔扩张。该肌肉还可以侧向移动翼面沟，改变其弯曲度，并抬高鼻唇沟[10]。

提上唇肌（LLS）是所有提升上唇肌肉中最宽的肌肉，起自眶下缘处的上颌骨，位于眶下孔正上方，在眶部眼轮匝肌深处（图14.49）。提上唇肌（LLS）向下走行在提上唇鼻翼肌（LLSAN）的唇外侧肌束、颧小肌和提口角肌之间，部分肌纤维直接止于上唇中央和外侧这些肌肉表面的皮肤，其他纤维与口轮匝肌交织。还有一些人的提上唇肌（LLS）可以与降鼻中隔肌交叉。提上唇肌（LLS）的功能是将上唇中央抬高，并使其外翻，与其他肌肉一起，使鼻唇沟的中央部分发生移动、变深，特别是在表情严肃和悲伤的时候。

提口角肌起源于深处的上颌骨犬齿窝、眶下孔的正下方（图14.49）。该肌肉位于提上唇肌和颧肌复合体下方，肌纤维向下走行进入口轴，与颧大肌的肌纤维交织，然后在口角周围与口轮匝肌和降口角肌的纤维交织。提口角肌止于口角和口角下方及鼻唇沟下半部分的皮肤。当微笑或大笑时，可抬高上唇外侧和口角。对于有些患者，该肌肉也会加深和改变鼻唇沟下半部分的轮廓。

前面提到的一组提升上唇的4块肌肉以前叫作上唇方肌，当该肌肉收缩时，可导致鼻唇沟加深。上唇方肌包括4个肌头：内眦头或提上唇鼻翼肌（LLSAN）、眶下头或提上唇肌（LLS）、颧骨头或颧小肌以及犬齿头或提口角肌（图14.50）。由于中面部功能解剖的复杂性使得面部表情肌运动复杂而微妙，可自主或不自主地产生运动，因此在中面部任何部位进行OnaBTX-A注射，都必须绝对精确与准确。

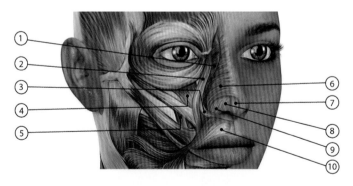

图14.49 提上唇鼻翼肌远端分为两个肌束，内侧肌束止于鼻翼表面的皮肤，并与前、后鼻孔张肌纤维交叉，外侧肌束止于上唇中央的皮肤和黏膜，并与口轮匝肌纤维交织。提上唇肌是所有唇部上提肌肉中最宽的肌肉，是一块起自眶下缘处上颌骨的深层肌肉，正好位于眶下孔的上方和眶部眼轮匝肌的下方，直接止于上唇中央及外侧的皮肤，并与口轮匝肌交织。提口角肌位于中面部所有肌肉的深处，起始于上颌骨的犬齿窝，向下延伸至口轴，与其他口轴处的肌肉交织，并止于口角和口角正下方以及鼻唇沟下半部分表面的皮肤。1.异形鼻肌；2.提上唇鼻翼肌；3.鼻翼提肌；4.提上唇肌；5.提口角肌；6.鼻横肌；7.鼻孔压肌；8.前鼻孔张肌；9.后鼻孔张肌；10.口轮匝肌

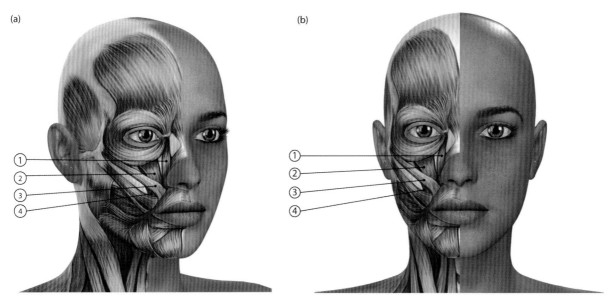

图 14.50　上唇方肌。（a）侧面观。（b）正面观。1. 提上唇鼻翼肌；2. 提上唇肌；3. 颧小肌；4. 提口角肌

治疗鼻唇沟时的药品稀释方法（见附录 3）

　　此部位重要的是注射 OnaBTX-A 的量要尽可能少，以免 OnaBTX-A 意外扩散到中面部其他的肌肉。因此，1 瓶 100 U 的 OnaBTX-A 应当只用 1mL 的生理盐水进行配制。

治疗剂量：鼻唇沟的治疗方法（该做什么及不该做什么）（见附录 4）

　　在鼻翼缘外侧的鼻面角正中注射 1U 的 OnaBTX-A，最多不超过 2U，可减弱提上唇鼻翼肌（LLSAN）的外侧纤维和部分内侧纤维，使鼻唇沟上内侧部分变浅（图 14.51、图 14.52）。患者取坐位或半卧位，要求其做出冷笑动作，或用力向上抬起上唇露出上排中部牙齿，就像冷笑或表达痛恨、厌恶或反感时的动作（图 14.53）。检查时用非注射手的食指轻轻放到鼻面角处，当患者重复冷笑动作时，注射者会感觉到肌肉纤维的收缩。注射时垂直于皮肤表面进针，刺入 3 ~ 5mm，不要触碰到骨骼，以避免对患者造成额外的疼痛。在肌肉突起最厚的部位注射 OnaBTX-A 1U 或 2 U（图 14.54）。根据鼻唇沟的位置和深度，触诊到的肌肉收缩突起部位实际上对应于提上唇肌（LLS）、颧小肌与提上唇鼻翼肌（LLSAN）在唇部互相交织的部位[55]（图 14.55）。这种 OnaBTX-A 注射方法与治疗露龈笑的方法基本一致（见下文的露龈笑内容）。这种治疗方法可用于鼻子闻味、冷笑和微笑等上唇简单向上的动作时鼻唇沟加重的患者，并且只能由经验丰富的医生实施操作（图 14.56）。因此选择合适的患者极为重要，因为不小心很容易会导致颊部括约肌功能丧失，对患者造成严重影响。对于新手来说，在治疗这一部位时，肌电图引导会有所帮助[1]。

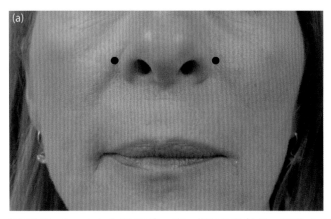
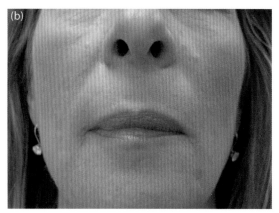

图 14.51　（a、b）患者 53 岁，在·标记处注射 OnaBTX-A 1U，用来减轻鼻唇沟的深度。注意治疗后在放松状态下，患者的上唇变长、人中变平以及唇红变薄

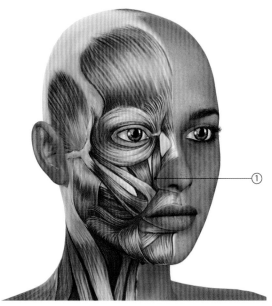

图 14.52　在·标记处注射 OnaBTX-A 1 ~ 2U，可减弱提上唇鼻翼肌的外侧唇部和内侧鼻部纤维的肌力，以减轻鼻唇沟的深度

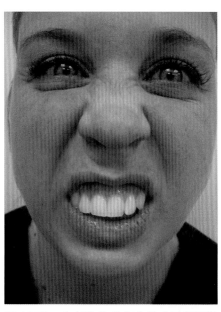

图 14.53　大多数患者在冷笑或用鼻子闻味时，提上唇鼻翼肌以及提上唇肌和颧小肌发生收缩，引起上唇抬高。注意患者鼻唇沟变深，出现露龈笑

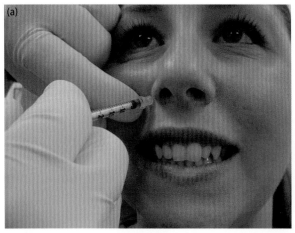
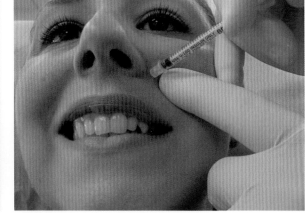

图 14.54　（a、b）垂直皮肤进针，在肌肉内注射 OnaBTX-A

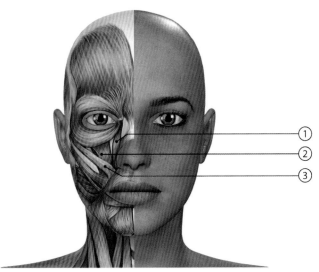

图 14.55　在·标记处注射 OnaBTX-A 1 ~ 2U，可减弱提上唇肌和颧小肌以及提上唇鼻翼肌的肌力，使鼻唇沟变浅。1. 提上唇鼻翼肌；2. 提上唇肌；3. 颧小肌

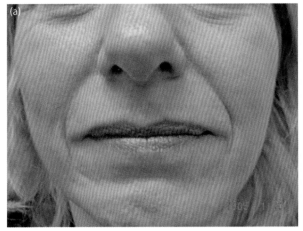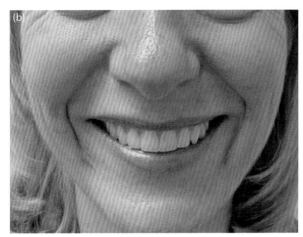

图 14.56　患者 51 岁。(a) 放松时鼻唇沟较深。(b) 微笑时鼻唇沟加重。注意微笑时唇红内卷，上唇变短

　　对于那些微笑或挤眼时颊中部出现大量皱纹的患者，在颧肌复合体起点附近，沿着颧弓下外侧缘，在下睑眶部眼轮匝肌的下缘皮内注射 OnaBTX-A 1 ~ 2U，可以额外起到减轻下外眦皱纹和鼻唇沟的效果（图 14.57）[56]。根据一个人的解剖结构、面部外形和肌肉力量，可能需要在颧突的中点和外侧行 1 点、2 点或多点 OnaBTX-A 注射，才能获得持续的治疗效果（见第 17 章中关于皮内注射的内容）[5,56,57]。这种治疗方法常常造成上唇下垂或口角向外侧运动幅度减少，特别是在微笑、大笑或说话时。

　　邵平（Shao-Ping）等在鼻唇沟外侧的整个面部皮内注射总量 20 ~ 25U 的 OnaBTX-A，每点注射间隔 1cm，注射范围包括颞部和颊部，从眶下一直到下颌缘[10,58]。用 10mL 生理盐水配制每瓶 100 U 的 OnaBTX-A，使浓度为每 1mL 的溶液含 OnaBTX-A 10U。每点注射 OnaBTX-A 溶液 0.02mL。这种 MicroBOTOX 注射技术（也称为 MesoBOTOX）在远东亚洲地区非常流行，在当地，轻度提升面部和淡化细纹的治疗很受欢迎（见第 17 章的皮内 BONT-A 微滴注射内容）。

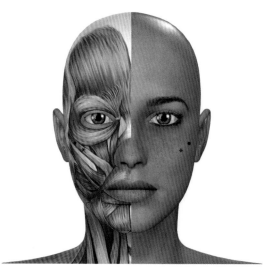

图 14.57　在外侧颧弓靠近颧肌复合体起点附近（·），皮内注射 OnaBTX-A 1 ~ 2U，可以减少下外眦鱼尾纹、颊中部皱纹，并有助于减轻上中部分鼻唇沟的深度。根据每个人解剖结构、面部外形和肌肉力量的不同，为了达到同样的治疗效果，可能还需要在第 2 个注射点（*）注射（见第 17 章的 BoNT-A 微滴注射内容）

鼻唇沟的治疗效果（结果）（见附录 5）

目前的一些研究尝试建立一种安全的治疗技术，在应用 OnaBTX-A 对上唇各种提肌进行治疗以减轻鼻唇沟时，避免对上唇的功能和对称性造成不良影响。如果我们考虑提上唇鼻翼肌（LLSAN）是造成上中部分鼻唇沟加深的主要肌肉，而其他上唇中央和外侧的提肌 [提上唇肌（LLS）、颧肌复合体、提口角肌和笑肌] 是造成中下部分鼻唇沟加深的主要肌肉，那么治疗鼻唇沟时就应当用少量高浓度的 OnaBTX-A。由于鼻唇沟的形成不是这些肌肉的唯一功能，所以注射 OnaBTX-A 后可能会无意中干扰和削弱了这些肌肉的其他主要功能，包括抬高上唇、口角向外运动等，这些功能对于说话、微笑、大笑、呵欠、进食、进水或用力经口呼吸等动作非常重要。鼻唇沟减轻及其伴随的副作用可持续 3 个月。

佩钦戈维尔（Petchngovila）介绍了一种高度稀释的 OnaBTX-A 皮内注射技术，这种技术可以松弛面部的主要降肌（即颈阔肌和外侧眶部眼轮匝肌），从而使中面部的提肌 [颧肌复合体、提上唇鼻翼肌（LLSAN）、提上唇肌（LLS）和提口角肌] 和外侧额肌能够逆转上中面部的下垂和皱纹 [57]。根据佩钦戈维尔（Petchngovila）的方法，这种中面部皮内注射提升法可以削弱降肌（颈阔肌、眶部眼轮匝肌外侧纤维）的下拉力量，并使中面部提肌和外侧额肌代偿性收缩，提升面部，从而达到重新调整中面部肌肉平衡的目的。这种治疗方法不仅需要多次重复注射才能产生明显的效果，而且还需要每隔 2 ~ 3 个月进行维持治疗 1 次。这种疗法主要针对片状肌肉，或细小分辨不清的肌肉，而不是单个的肌束。这项技术也适用于皮肤松弛的老年患者，这些患者希望重新调整提升中面部，从而减少颊部皱纹并减轻鼻唇沟（图 14.58 ~ 图 14.60）（见第 17 章中关于皮内注射的内容）。如果未来能够研制出外用 BoNT-A 制剂，肉毒素（BoNT）皮内微量注射的应用就会逐渐减少（见第 4 章）。

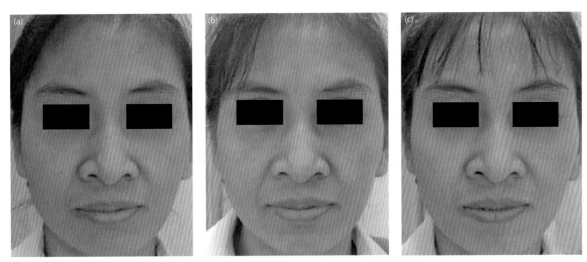

图 14.58　患者 40 岁，皮内注射 BoNT-A 治疗。(a)治疗前。(b)肌肉内注射 BoNT-A 治疗后 2 周。(c)皮内注射 BoNT-A 治疗后 10 周，整个面部得到轻度提升（Courtesy of Chariya Petchngaovila, MD）

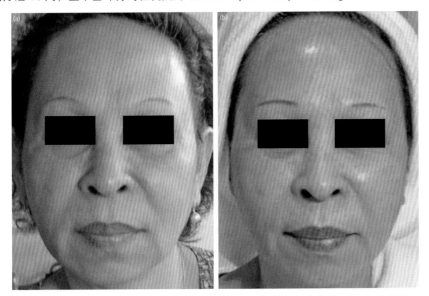

图 14.59　患者 61 岁，皮内注射 OnaBTX-A 治疗。(a)治疗前。(b)治疗后 2 周，注意"面部提升"的整体效果

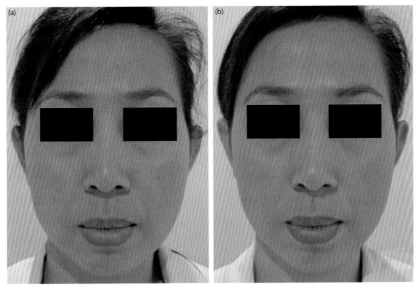

图 14.60　患者 33 岁，皮内注射 OnaBTX-A 治疗。(a)治疗前。(b)治疗后 10 天，注意"面部提升"的效果（Courtesy of Chariya Petchngaovila, MD）

治疗鼻唇沟时的并发症（不良后遗症）（见附录 6）

对每侧上唇提肌复合体注射 OnaBTX–A 1 ~ 3U，会使鼻唇沟的上半部分变平，上唇变长，效果维持时间比较持久 [1]。然而，该部位注射可导致中面部变平，上唇变长，人中变平，上唇唇红变窄，饱满度降低（图 14.51）。这样的外观大多数人无法接受，特别是那些本身上唇就长而薄的患者（图 14.61）。该部位的过度治疗会导致微笑时双侧不对称和上唇下垂，当用玻璃杯或茶杯喝水时会引起流涎或喝的水外溢，当咀嚼时还会咬伤上唇。对于大多数患者来说，这种鼻沟纹最好使用软组织填充剂、假体或外科除皱术进行治疗，而不是使用 OnaBTX–A[3]（见第 7 章）。

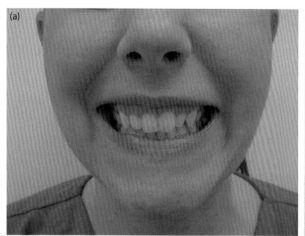
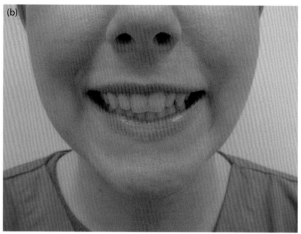

图 14.61　患者 29 岁，应用 OnaBTX–A 治疗鼻唇沟。（a）治疗前微笑时的状态。（b）治疗 2 周后微笑时的状态。注意治疗后，会不可避免地出现轻微的上唇下垂。而口角向上倾斜，是由于未经治疗的颧大肌、提口角肌和笑肌收缩造成的

在低于鼻面交界的任何部位（即靠近鼻唇沟或沿鼻槛）注射 OnaBTX–A 时，都会削弱上唇中央的提肌和口轮匝肌，导致上唇无法抬高，上唇变长。这是一种常规技术，主要用来降低上唇，纠正露龈笑，但对于要求减轻鼻唇沟深度和厚度的大多数患者并不合适（见下文的露龈笑内容）。

通常情况下，在外侧眶部眼轮匝肌下缘，靠近颧大肌、颧小肌和提上唇肌（LLS）起点位置，皮内注射 OnaBTX–A 1 ~ 2U，可以减轻鼻唇沟，减少外眦下部皱纹和下外侧颊部皱纹。这种治疗方法常会导致上唇括约肌功能减弱和出现双侧不对称微笑的问题 [3,5]。因此，只能应用最少量的 OnaBTX–A 准确注射到深层的靶肌肉纤维中，使其肌力轻度减弱而不是完全麻痹。实际上可以预料的是，即使提上唇肌（LLS）和颧肌复合体肌力轻度减弱，也会发生一定程度的上唇下垂。这一点应该在治疗前向患者交代清楚，而不应该看作是副作用或并发症（图 14.51、图 14.61）[2,59]（见第 17 章的关于微量注射技术的类似结果的内容）。

对于老年患者，在鼻唇沟外侧会出现脂肪堆积或颊部脂肪下垂，并伴有皮肤松弛，减弱上唇中央提肌的力量，并不会影响到鼻唇沟的范围和深度。如果外侧上唇的提肌力量减弱，鼻唇沟反而可

能加重，导致外侧肌肉支撑减少，使脂肪更加下垂，多余的皮肤更加松弛。另一方面，对于皮肤弹性好、软组织支撑力度强的年轻患者（即 30 ~ 50 多岁的患者），多数鼻唇沟是由表情肌收缩引起的，其中大部分与提上唇鼻翼肌（LLSAN）有关。当年轻人的提上唇鼻翼肌力量减弱时，鼻唇沟就会减轻，通常也不会出现任何并发症。如果其他提上唇的肌肉受到影响，就可能会导致不良的后遗症，包括上唇下垂、双侧颊部不对称，甚至出现口腔括约肌功能不全。例如，颧大肌和颧小肌肌力减弱后，可以减轻鼻唇沟，但笑容可能会发生改变，微笑时上唇抬高和外展的动作受到影响。但是对于那些在微笑或大笑时牙龈显露过多的患者，减弱上唇中央提肌的力量正是我们需要的，因为这样可以减少上唇的过度向上运动，避免过度暴露上切牙和尖牙的牙冠和牙龈（见下文的露龈笑内容）。

　　只有经验最丰富的医生才可以在中面部注射 OnaBTX-A，用来减轻鼻唇沟，并消除挤眼或微笑时颊外侧和颊中央产生的皱纹。选择合适的患者比任何 OnaBTX-A 注射技术都重要。了解面颊部皱纹和皱褶形成的原因，掌握如何触诊并准确识别注射的目标肌肉，是治疗成败的关键。应用 OnaBTX-A 注射来治疗颊部皱纹和鼻唇沟，不仅可以使鼻唇沟变平，还会导致面颊整体变平，并使上唇变长，出现唇内翻或唇下垂以及双侧唇不对称和口腔括约肌失控[57]。基于这些原因，强烈建议，除非患者愿意无条件地接受这些并发症，否则最好不要使用 OnaBTX-A 来对中面部进行治疗。深部鼻唇沟剥离术、软组织填充剂注射、化学剥脱、机械磨削、点阵激光或非剥脱激光治疗等是解决上述问题更可靠的方法，治疗效果稳定，维持时间也更长[5]。

鼻唇沟注射治疗的注意事项

　　（1）鼻唇沟的成功治疗完全取决于对患者的准确评估，判断出鼻唇沟形成的原因以及导致鼻唇沟加重、加深的目标肌肉。

　　（2）提上唇鼻翼肌通常是鼻唇沟上中部分形成和加重的主要肌肉。

　　（3）最好通过软组织填充剂注射、皮下分离术、假体植入和外科除皱术来治疗鼻唇沟，而不是使用 OnaBTX-A 注射进行治疗。

　　（4）对于选择得当的患者，可以在鼻唇沟上半部分注射 OnaBTX-A 1 ~ 2U，使鼻唇沟变平。

　　（5）如果沿着翼面角 OnaBTX-A 的注射位置过低，则会导致上唇拉长或下垂、微笑时双侧不对称以及口腔括约肌功能不全。

　　（6）注射 OnaBTX-A 时太靠鼻面角外侧，会使颊中部整体变平，并使颧脂肪垫的软组织支撑力度下降。

　　（7）对于选择合适的鼻唇沟患者，OnaBTX-A 注射联合软组织填充剂或外科手术，或者同时联合这两种方法，比单独使用任意一种方法的治疗效果都更持久。

上颌牙龈过度外露（露龈笑）

前言：问题评估和患者选择

有些人在微笑或大笑时往往会露出过多的牙龈，这种情况被委婉地称为"露龈笑"。这通常为一种家族特征，使显露这种笑容的男女深受其扰。多数情况下，这些人在微笑或大笑时会用手指或手掩住嘴唇，以避免这种尴尬的外观。但不管想什么办法，都无法使这些人在微笑时不显露出上颌牙龈。因此，对于这些人来说，当她/他们拍照或与人交流时一般都试图控制笑容，由此难免会引起一定程度的焦虑[60]。这些人的鼻唇沟往往也比较深而明显（图14.53）（见上文的鼻唇沟内容）。

有些患者，在微笑时不仅会无意中出现上唇缩短引起露龈笑，还会导致不自主的鼻尖下垂（见上文的鼻尖下垂内容）。还有些人在说话、大笑或微笑时，也会在上唇的人中处形成横向的皱纹。偶尔有些人会表现出上述所有症状，被克舍·瓦力克斯（Cachay Velasques）称为鼻–龈–唇综合征[34,61]（见上文的鼻尖下垂内容）。上唇水平纹常见于老年人或那些光损伤严重、皮肤弹性降低、软组织体积减小的患者，这些人的上唇皮肤松弛，容易折叠成较深的上唇横纹（图14.62）。有长期吸烟史的人会随着嘴唇运动在上唇形成放射性的垂直皱纹（见第15章的口周唇纹内容）。

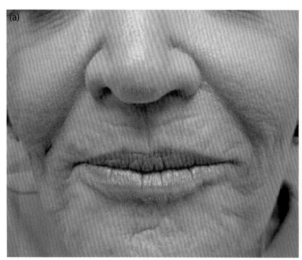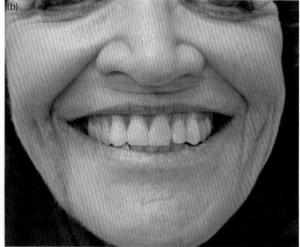

图 14.62 （a、b）患者68岁，不吸烟，光损伤严重，放松状态下可见上唇人中横向皱纹，微笑时加深。注意微笑时轻度牙龈外露，鼻唇沟变深，鼻翼基底增宽，鼻尖轻度下旋。唇部轻度垂直皱纹是由光损伤和衰老所致，而非吸烟引起

上颌牙龈过度外露的功能解剖学（见附录2）

构成微笑动作的基本组成包括牙齿、牙龈和环绕它们的嘴唇[62]。"理想笑容"的美感因个体性别、家族特征（基因型和表型特征）、种族和民族所决定的口周解剖结构和分布特征的不同而异。迷人微笑的影响因素包括：牙齿的颜色、形状（轮廓）及其在口腔中的位置，以及牙周和牙龈的对称度和健康状况。唇部勾勒出微笑的轮廓，扇形牙龈边缘的轮廓应与牙齿的切缘和下唇曲线平行。一

个迷人的微笑表现为中央切牙的牙龈边缘对称，而外侧的牙齿可存在一定的不对称性^[63]。微笑研究认为，一定程度的牙龈外露是美观的，甚至是年轻的表现。年轻成人的上唇长度从鼻底到上唇下缘的正常距离为 20 ~ 24mm，该长度会随着年龄的增长而增加（图 14.63）。年轻女性放松状态下上颌中切牙外露 3 ~ 4mm，年轻男性平均外露 2mm，并随年龄的增长而逐渐缩短（图 14.64）。

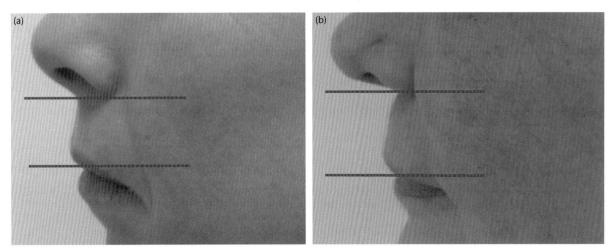

图 14.63　（a）年轻成人的上唇长度从鼻底到上唇下缘的正常距离为 20 ~ 24mm。（b）随年龄增长，上唇长度逐渐增加，如本例这位 67 岁的患者

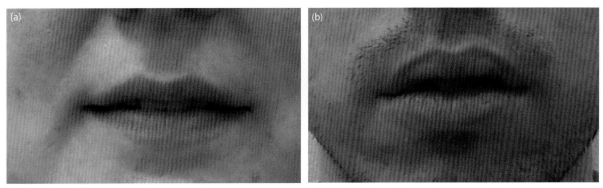

图 14.64　（a）年轻女性放松状态下上颌中切牙外露 3 ~ 4mm，如本例这位 31 岁的患者。（b）年轻男性外露 2mm，如本例这位 34 岁的患者。外露程度随年龄增长而缩短

　　很多学者认为，迷人微笑一般具有以下特征^[63]：

（1）轻度牙龈外露。

（2）上颌牙龈线和上唇双侧对称而协调。

（3）健康的牙龈组织填满整个牙齿间隙。

（4）前后部分互相协调（分级原则）。

（5）牙齿的解剖形态、比例和位置正确。

（6）牙齿的颜色恰当。

（7）下唇与上颌前牙切缘平行，也与牙列的连线平行。

微笑分为 2 个动态阶段 [64]。在微笑的第 1 个阶段，提肌收缩使上唇向鼻唇沟方向抬高。内侧提肌纤维 [提上唇鼻翼肌（LLSAN）、提上唇肌（LLS）、颧小肌、中央口轮匝肌和降鼻中隔肌] 将上唇提到前牙上方，而外侧提肌纤维 [提上唇肌（LLS）、颧大肌、提口角肌和外侧口轮匝肌，某些人还包括笑肌] 将上唇提到后牙的上方。同时由于颊部脂肪的影响，鼻唇沟具有一定的阻力。

微笑的第 2 个阶段包括 3 个肌束对上唇和鼻唇沟的进一步提升：①起自眶下区域的提上唇肌（LLS）。②颧大肌。③颊肌的上半部分纤维。通常微笑的最后阶段还伴随着挤眼动作，这代表着口周肌肉组织 [颧大肌和颧小肌、提上唇鼻翼肌（LLSAN）和提上唇肌（LLS）] 的收缩，这些肌肉与下眶部眼轮匝肌互相交织，穿过鼻唇沟起到最大程度抬高上唇的作用 [63,64]（见上文的鼻唇沟内容）。

"微笑线"是指自然微笑时，上唇到达上颌切牙和牙龈的位置。微笑线低者仅暴露上颌前牙 75% 的牙冠。微笑适中者会显露上颌牙冠 75% ~ 100% 的高度，并且牙龈暴露 1 ~ 2mm [65]。微笑线高者会暴露牙齿的整个牙冠，牙龈暴露通常会超过 2mm [64,66]（图 14.65）。一般而言，男性的微笑线低，唇间移动度也较少，而女性的微笑线则较高 [64,67,68]。

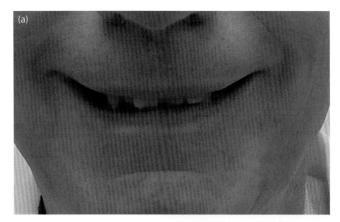
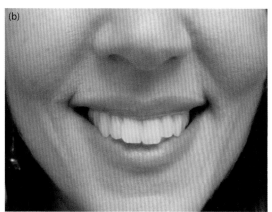
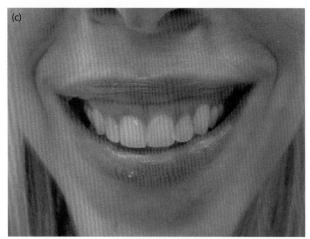

图 14.65　微笑线是指微笑时的上唇位置及上唇与上颌前牙和牙龈的关系。微笑有 3 种类型：（a）微笑线低者在微笑时牙龈暴露量不超过 75%。（b）中等或平常微笑线者的上颌牙冠暴露量为 75% ~ 100%。（c）微笑线高者微笑时会暴露上方 2 ~ 3mm 或更多的牙龈，通常被称为"露龈笑"

造成"露龈笑"的原因有 3 种，包括上颌骨垂直发育过度，牙齿发育异常或牙齿萌出较晚，以及提升上唇的肌肉功能亢进[62]。重要的是临床治疗前需要正确地评估和判断露龈笑产生的原因。诊治方案不当往往会导致治疗失败并留下不良后遗症。

"上颌骨垂直发育过度"的临床表现为面部长度增加，主要是由上颌骨过度生长导致垂直长度过长造成的，也被称为"长面综合征"[63,66,69,70]。面部高度的增加主要体现在面部的下半部分。这种骨骼发育不良导致牙齿远离上颌骨基底部，暴露出上唇缘下方的牙龈，还会导致下唇覆盖上颌尖牙和前磨牙的切缘。大多数情况下，上唇的长度是正常的，即使临床上看起来相对较短[63]。可根据上颌骨增生的程度和牙龈暴露量（可达到 8mm 以上）来确定上唇的长度是否正常，唯一的矫正方法可能是经过头颅测量分析后施行截骨术，或联合牙周修复治疗的正颌外科手术[1]。因此，建议咨询口腔科和颌面外科专家。

在分析患者露龈笑形成原因时经常遇到的另一个牙齿问题是短方牙，即牙冠高度（可见的牙齿长度）缩短，伴或不伴有切牙错位[63]。解剖学牙冠高度与临床牙冠高度之间的差异，将有助于确定上颌前牙的短牙冠是牙齿切面自然磨损的结果，还是牙齿冠状面上的牙龈边缘位置异常所致；解剖学牙冠高度是指牙齿切缘与牙釉质交界处的距离，而临床牙冠高度是指牙齿切缘与游离牙龈缘的距离[63]（图 14.66）。当牙龈边缘从完全萌出的牙齿顶端后退到牙釉质交界处水平时，被称为"被动萌出"。这是正常牙齿生长发育的自然生理过程，可以一直持续到 30 岁。当牙龈边缘延迟或完全不能退缩到牙釉质交界处时，就称为"异常"或"延迟性被动萌出"，在普通人群中占 12%（图 14.67）。异常被动萌出是正常牙齿发育中的一种异常现象，可涉及一个或多个牙齿，其中大部分牙齿的牙冠

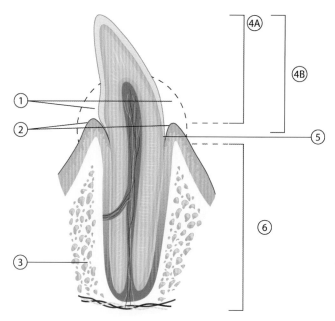

图 14.66　"露龈笑"的相关解剖结构：1. 牙齿延迟性被动萌出过程中牙龈过量；2. 牙龈边缘正常；3. 牙槽骨；4A. 临床牙冠；4B. 解剖牙冠；5. 牙釉质交界；6. 牙根

仍被过多的牙龈所覆盖。表现为牙齿上方的牙龈边缘扁平，呈极轻度的扇形或弓形。患牙呈短方形，而不是椭圆形和卵圆形。上唇缘下如果出现过多的牙龈，可形成"上颌牙龈过度显露"或"露龈笑"。如果医生在注射前的评估中没有发现患者存在这种异常，则很容易误诊为"微笑线过高"，而实际上患者的唇线正常或"微笑线适中"，不需要使用肉毒素（BoNT）进行治疗，而应该转诊给牙周病医生行牙龈成形治疗。

　　露龈笑形成的第 3 个常见原因是上唇提肌群的过度收缩，使患者在微笑或大笑时牙龈过度外露，有时伴有放松状态下的唇间隙增加 [67,68]。在肉毒素（BoNT）问世之前，人们设计了各种口周肌肉切除术（特定表情肌肉的肌肉切开术和肌肉切除术），用来消除或减轻引起露龈笑的肌肉的病理性收缩。目前在治疗肌肉过度收缩形成的露龈笑时，各种肉毒素（BoNT）注射技术已经取代了创伤较大的外科手术方法 [71]。另一个引起露龈笑的不太常见原因是遗传性上唇过短，即从鼻底到上唇缘的高度小于 15mm（图 14.68）。尽管治疗因提上唇肌肉功能亢进而引起的露龈笑的方法也可用于治疗先天性上唇过短引起的露龈笑，但实际上治疗这类先天性畸形唯一合适的方法是手术治疗。

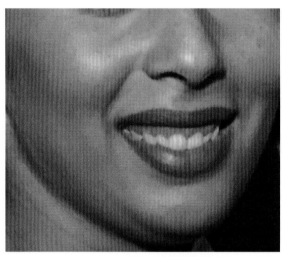

图 14.67　异常或延迟性"被动萌出"是正常牙齿发育中的一种异常现象，涉及很多牙齿，其中大部分牙齿的牙冠仍被过多的牙龈所覆盖，牙齿上方的牙龈边缘呈扁平状，表现为极轻度的扇形或弓形。患牙呈短方形，而不是椭圆形和卵圆形。在上唇缘下可见过多的牙龈，导致"上颌牙龈过度显露"或"露龈笑"

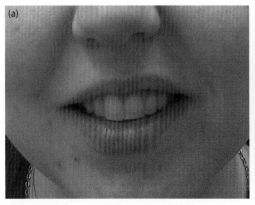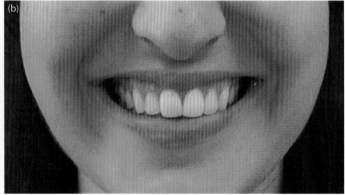

图 14.68　（a、b）两名患者均存在遗传性上唇过短，鼻底到上唇缘的高度不足 15mm

根据鲁宾（Rubin）的观点，人的微笑可从功能上分为 3 种类型 [72,73]。第 1 种，也是最常见的类型（67%）是颧大肌支配的唇部运动，称为"蒙娜丽莎式"或"口角型"微笑，表现为口角明显的向上抬高、向外运动，伴随唇中部的轻度抬高，露出约 80% 的切牙（图 14.69）。这种微笑主要是由颧大肌的牵拉产生的。

　　"犬齿"或"尖牙"型微笑是第 2 种常见的微笑类型（35%），表现为上唇中央明显抬高，首先露出犬齿，上唇的其余部分再逐渐抬高（图 14.70）。犬齿型微笑可表现为部分中间牙齿外露，也可

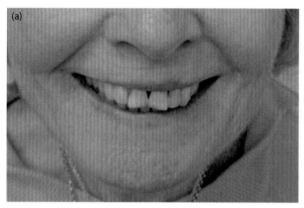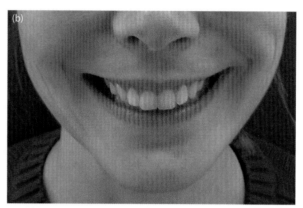

图 14.69　（a）最常见的微笑类型，蒙娜丽莎式微笑，主要是由颧大肌牵拉产生的。（b）蒙娜丽莎式微笑或口角型微笑的患者在用 OnaBTX-A 治疗唇线过高后，发现自己出现"小丑样"微笑，这是由于上唇中部提肌力量减弱而外侧提肌力量没有改变所致

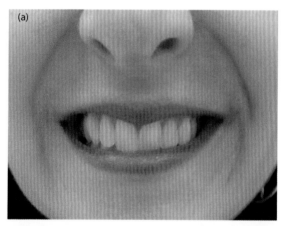

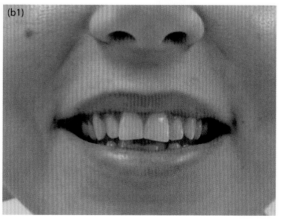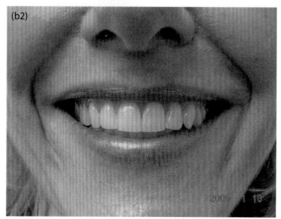

图 14.70　（a）犬齿型微笑表现为在整个上唇抬高之前首先露出犬齿。（b1、b2）年轻患者和老年患者的犬齿型微笑

表现为全部牙齿过度外露，并伴有一定程度的牙龈暴露。该种微笑类型主要是由提上唇肌（LLS）的收缩抬高上唇形成的。当提上唇肌（LLS）剧烈收缩时，可形成露龈笑（图14.71）。

　　第3种也是最不常见的微笑类型是"全齿型"或"完全型"微笑，在所研究患者中仅占约2%。全齿型微笑的特点是上、下唇同时分离，上颌和下颌牙齿部分或全部暴露。这种类型的微笑是口周所有上唇提肌群和下唇降肌群同时收缩的结果（图14.72）

　　一般鼻唇沟较深的人往往伴有过度的犬齿型微笑（即"露龈笑"）（图14.61、14.65c、14.68b和图14.71）。这两种现象通常同时出现。提上唇鼻翼肌（LLSAN）的收缩会使上内侧鼻唇沟明显加深，同时联合提上唇肌（LLS）的收缩抬高上唇中央，导致微笑线抬高、牙龈外露（即露龈笑）。一般而言，不美观的"露龈笑"常常会使上颌中央切牙上方的牙龈外露超过2~3mm。多数正畸医生和口腔科医生喜欢微笑时唇部只提升到上颌切牙的牙龈边缘，也可以稍夸张一点儿露出少量牙龈。因此，自然微笑的美学因人而异，取决于多种感知细节因素，包括整体骨骼形状、肌肉结构、面部

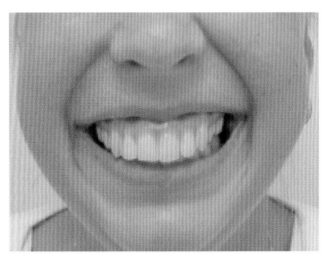

图14.71　患者23岁，表现为过度的犬齿型微笑。注意患者的鼻唇沟较深，伴有露龈笑

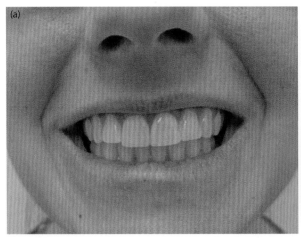 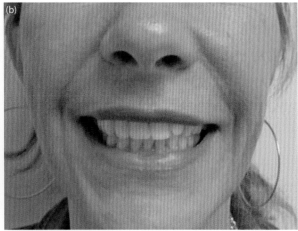

图14.72　（a）全齿型微笑是口周所有的上唇提肌群和下唇降肌群同时收缩的结果，表现为上、下牙齿部分或全部暴露。（b）注意左上唇存在轻度下垂

软组织和表情肌组成，以及肌肉活动的情况[60]。

马祖科（Mazzuco）和赫塞尔（Hexsel）将露龈笑分为前露型、后露型、混合型以及不对称型[74]。他们将前露型露龈笑定义为两侧上尖牙之间牙龈外露超过 3mm，这种类型主要是由提上唇鼻翼肌（LLSAN）收缩所致。后露型露龈笑表现为上尖牙后方的牙龈外露超过 3mm，这是由于颧肌收缩所致。混合型露龈笑表现为上颌前牙龈和后牙龈都存在过多的牙龈暴露，这是由于微笑时不同的提肌组合共同收缩所致：提上唇鼻翼肌（LLSAN）、颧大肌和颧小肌，以及提上唇肌（LLS）、提口角肌，可能还包括笑肌。当单个上唇中央的提肌 [例如，提上唇鼻翼肌（LLSAN）或颧大肌] 功能亢进时，常会出现并不常见的不对称露龈笑（图 14.73、图 14.74）。

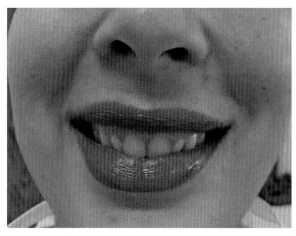

图 14.73　患者 29 岁，上唇中央提肌功能亢进，产生轻度的口角型露龈笑或 "蒙娜丽莎" 式微笑，双侧不对称，右上唇抬高。注意鼻唇沟加深

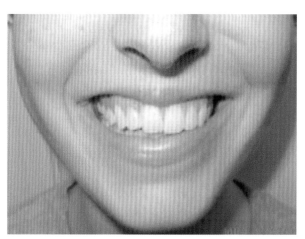

图 14.74　患者 20 岁，外侧上唇提肌功能亢进，产生轻度的犬齿型露龈笑，双侧不对称，右上唇抬高。注意鼻唇沟加深

治疗上颌牙龈外露（露龈笑）时的药品稀释方法（见附录 3）

中面部 OnaBTX-A 治疗最重要的是药物注射量要尽可能少。少量 OnaBTX-A 在口周各肌肉层次之间出现意外扩散，可能影响患者的整体治疗效果，对面部外观造成灾难性的影响。注射医生的声誉建立在中面部治疗的美容效果之上，因此，最有经验和最权威的医生在中面部治疗时，仅用 1mL 的生理盐水来配制每瓶 100U 的 OnaBTX-A。

治疗剂量：露龈笑的治疗方法（该做什么及不该做什么）（见附录 4）

随着年龄的增长，上唇会变平、变长，使得无创 OnaBTX-A 注射成为治疗露龈笑更受欢迎的方法，逐渐代替了原来创伤更大、并发症发病率更高、恢复时间更长以及治疗花费更高的截骨术或肌肉切除术，这些手术方法还常常伴有瘢痕挛缩和肌肉活动恢复时间较长的缺点。然而，当制订露龈笑的治疗方式时，最重要的是在治疗前选择合适的患者。在所有凯恩（Kane）治疗过的上颌牙龈过度显露的患者中，他发现只有那些犬齿型或尖牙型露龈笑的患者才是 OnaBTX-A 治疗的最合适人选[51,52]。这些患者的治疗效果最好，满意度也最高[71]。

应用 OnaBTX-A 注射使上唇中央的提肌 [提上唇鼻翼肌（LLSAN）和提上唇肌（LLS）] 出现松弛（而不是完全麻痹），可以使上唇延长，尤其是在微笑时。治疗时患者可取坐位或半坐位，然后用非注射手的食指指尖触诊鼻唇沟，最后将指腹放在翼面沟的下外侧缘和上颌牙槽突的上缘。过度按压这个部位会给患者带来一些不适，所以动作应该尽可能轻柔而迅速。当患者微笑时，放置的食指可感觉到提上唇鼻翼肌（LLSAN）的收缩。在鼻面沟肌肉最厚处，垂直皮肤进针，深度 3 ~ 5mm，肌肉内注射 OnaBTX-A 1 ~ 2U，刚好位于犬齿窝骨膜的表面（图 14.75）。如果上唇中央提肌的力量太强，上唇抬高过度，必要时可额外注射 OnaBTX-A 1U。但要谨记，这种注射方法只适用于那些犬齿型或尖牙型微笑的患者，她 / 他们微笑时牙龈过度显露，而且提上唇肌肉可以触摸得到[51,52,60,75]。上唇的直接提肌是提上唇鼻翼肌（LLSAN）和提上唇肌（LLS），根据尸体解剖研究发现，上唇的提肌还包括颧小肌和口轮匝肌中央部。根据整体面部形状和肌肉活动的变化，上唇的间接提肌也在上颌牙龈过度外露过程中具有一定的作用，这些间接提肌在止于上唇之前先穿过口轴，包括颧大肌、提口角肌、外侧口轮匝肌和笑肌[76]。正是由于这些肌肉的位置和活动方式的细微不同，导致了每个人的表情和对 OnaBTX-A 治疗反应的不同。另外还需注意，对提上唇鼻翼肌（LLSAN）、提上唇肌（LLS）以及颧小肌注射 OnaBTX-A 可降低鼻唇沟的高度并减少其范围（图 14.76）。当只对上唇中央的露龈笑进行矫正时，最好避免影响外侧的提肌群，包括颧大肌、提口角肌和笑肌；否则，可能出现不自然微笑或不对称微笑。在不影响外侧提上唇肌的情况下，只削弱中央部提上唇肌的力量，会使得在微笑时外侧提上唇肌群能充分、不受限制地运动。上唇中央肌肉的松弛效果还可

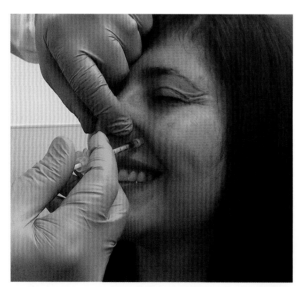

图 14.75 在患者努力微笑时，在鼻唇沟处垂直皮肤进针，于肌腹中注射 OnaBTX-A 1 ~ 2U

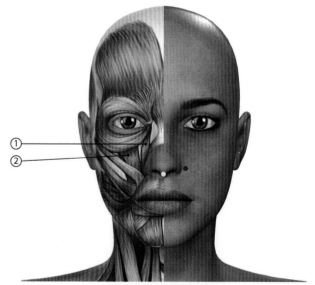

图 14.76 上唇中央提肌群（直接提肌群）：对提上唇鼻翼肌和提上唇肌注射 OnaBTX-A 1U 或 2U（红点所示），可减轻露龈笑。当用力抬高上唇时，也可用 OnaBTX-A 1 ~ 2U（黄点所示）对降鼻中隔肌进行注射。1. 提上唇鼻翼肌；2. 提上唇肌

以通过对降口角肌注射 OnaBTX-A 予以加强，由于额外消除了外侧下唇降肌群的拮抗力量，从而抵消了外侧上唇提肌的意外松弛效果。

当降鼻中隔肌功能亢进时，则需要在鼻小柱基底注射 OnaBTX-A 1 ~ 2U，这样可使笑容更自然。通过降低上唇中部，不仅可以减轻露龈笑，而且可以消除上唇水平皱纹（见上文的鼻尖下垂内容）。然而，如果 OnaBTX-A 扩散至口轮匝肌中央部的浅层纤维，就会导致不能完全噘嘴。另一种方法是通过口内入路对两侧上唇中央的提肌肌腹各注射 OnaBTX-A 1 ~ 2U。通过系带两侧的唇龈沟，在上述鼻面沟和犬齿窝的位置进行注射（图 14.77）[68]。少量的 OnaBTX-A 不会完全麻痹上唇中央的提肌，只是使上唇不能完全向上收缩。如果牙龈仍过度显露，且显露位置位于上唇中央的最高点，不论伴有或不伴有上唇水平横纹，都需要对鼻小柱基底的降鼻中隔肌额外注射 OnaBTX-A 1U（图 14.33、图 14.78）。

当使用 OnaBTX-A 治疗露龈笑时，多数研究都将提上唇肌（LLS）和提上唇鼻翼肌（LLSAN）作为治疗的主要目标肌肉，从而降低唇线的高度。在苏伯（Suber）及其同事开展的一项研究中，14 例（女性 13 例和男性 1 例）23 ~ 48 岁的高加索患者，面部 3 点注射，位置呈倒三角形。第 1 个注射点位于翼面沟外侧 2 mm 处的鼻腔水平，第 2 个注射点位于第 1 个注射点水平外侧 2mm 处，第 3 个注射点位于前两个注射点中间下方 2mm 处[71]（图 14.79b）。邻近鼻翼的这个位置是 OnaBTX-A 治疗的首选注射部位，很多研究者认为，它是提上唇肌（LLS）、提上唇鼻翼肌（LLSAN）纤维交叉的部位，在某些人中此部位还包括颧小肌（如果有的话）[53,55,60,71,74–77]。

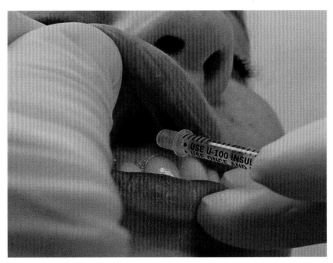

图 14.77　口内入路，在上唇中央提肌注射 OnaBTX-A 时患者痛苦较小，但不太精确

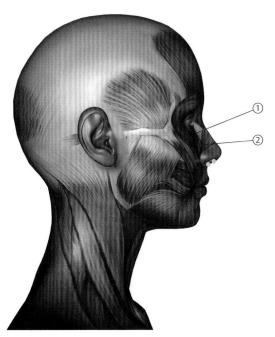

图 14.78　上唇中央提肌群（直接牵拉肌）: 对提上唇鼻翼肌和提上唇肌注射 OnaBTX-A 1U 或 2U（红点所示）可以减轻露龈笑程度。当用力抬高上唇时，继续沿着鼻小柱对降鼻中隔肌进行 1 ~ 3 点注射，每点注射 OnaBTX-A 1 ~ 2U（黄点所示）

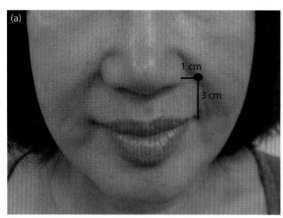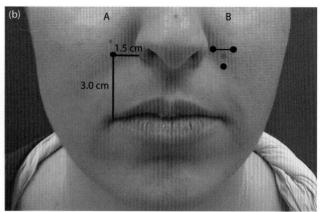

图14.79（a）黄（Hwang）及其同事确定的理想注射点即"延世点"位置，位于两条线的交点处，一条线在鼻翼外侧1～1.5cm处，另一条线在口角上方大约3cm处。（b）根据苏伯（Suber）等的研究，面部首选3点注射，呈倒三角形，其中一个注射点位于翼面沟外侧2mm鼻腔水平处，另一个注射点位于第1个注射点外侧2mm处，第3个注射点位于前两个注射点之间下方2mm。这与"延世点"几乎相同

　　黄（Hwang）及其同事开展的一项针对25具（12具女性和13具男性）韩裔尸体的50张半侧颜面的研究中，尸体的年龄为47～88岁，最终确定鼻翼外侧是肉毒素（BoNT）治疗露龈笑的理想位置[76]。这个理想的注射点位于两条线的交点，一条线在距离鼻翼1～1.5cm处，另一条线在口角上方大约3cm处（图14.79a）。他们发现颧小肌和提上唇鼻翼肌（LLSAN）分别位于提上唇肌（LLS）内侧和外侧边缘，3条肌肉相交，在鼻翼外侧形成一个小三角形。他们把这个三角形的中心命名为"延世点"。这个三角形的中心点很容易定位，仅通过一针OnaBTX-A注射就可对提上唇鼻翼肌（LLSAN）、提上唇肌（LLS）和颧小肌进行准确治疗，这与苏伯（Suber）等[71]和波洛（Polo）[60,77]的治疗方法不一样，后者需要分别对每块肌肉进行注射。在黄（Hwang）的研究中，这个注射点位置在男性和女性之间没有统计学上的显著差异[76]。由于高加索人和亚洲人的面部形态不同，治疗露龈笑的注射位置如果用尺子测量，可能并不准确；因此最好的方法是让患者如上所述抬高上唇，做出冷笑的动作，然后在鼻翼外侧通过触诊的方式确定理想注射位置。当感觉到肌肉收缩时，局部注射少量高浓度的OnaBTX-A 1～2U，这种注射方法安全而有效[51,52,60,71,74-76]。

　　马祖科（Mazucco）和赫塞尔（Hexsel）使用AbobotulinumtoxinA（AboBTX-A）肉毒素治疗了16例上牙龈外露超过3mm的患者。治疗剂量按照AboBTX-A：OnaBTX-A=2.5：1的比例进行换算，注射方式为皮下注射。有3名患者表现为前露型露龈笑，按照标准的定位方法，在鼻翼外侧1cm进行注射，以减弱提上唇鼻翼肌（LLSAN）的力量。根据牙龈的外露程度，分别注射AboBTX-A 2.5U或5U。有7名患者表现为后露型露龈笑，进行2点注射，两个注射点沿着颧弓分别在颧大肌和颧小肌相对应的位置。第1个注射点位于患者用力微笑时牵拉鼻唇沟最大力量处，第2个注射点在第1个注射点外侧2cm耳屏水平处，每个点注射AboBTX-A 2.5U[74]。有3名患者表现为"混合型"露龈笑，他们对每名患者按照上述方法在每侧面部注射3点，共注射6点；然而，在靠近鼻翼的注射点，治疗剂量要减少50%，仅予以AboBTX-A 2.5U，而在颧部的注射剂量仍为

2.5U 保持不变。另有 3 名患者表现为不对称露龈笑，根据其不对称的情况，对其双侧进行不对称注射，功能亢进的一侧注射更大量的 AboBTX-A，而在对侧，注射位置应更靠下，在接近口角外侧牵拉力量最强的位置，使用少量 AboBTX-A（2.5U）进行注射。双侧应该同时注射，以避免未经治疗的一侧发生代偿性肌肉收缩而引起反向不对称 [74]。

上颌牙龈过度外露（露龈笑）的治疗效果（结果）（见附录 5）

对过度露龈笑的患者进行治疗会产生多种解剖和功能的变化。通过注射 OnaBTX-A 来限制上唇向上的过度运动，会明显减轻上牙龈和上牙的外露程度，同时会延长上唇，使人中变平，唇红变薄，鼻唇沟内侧部分消失（图 14.51）。

治疗效果最好，出现并发症最少的患者是那些犬齿型或尖牙型微笑患者，可通过注射少量 1U 或 2U 的 OnaBTX-A 得到成功治疗 [51,52]。由于注射的 OnaBTX-A 溶液量少、剂量低，这些患者治疗后外观自然，副作用少，所以就会乐意接受 OnaBTX-A 的重复治疗 [51,52]。

即使对于那些完全外露的混合型患者，无论有没有双侧不对称现象，最佳的治疗方法也是使用少量的高浓度 OnaBTX-A 进行注射。首先从低剂量开始，必要的话，可在 2 周或 3 周后，在患者复诊时，再补充注射 OnaBTX-A 1U 或 2U 进行巩固。

波洛（Polo）开展了一项研究，以确定治疗露龈笑的最佳注射剂量和注射部位，以便获得稳定而明显的治疗效果 [60]。30 名提上唇肌功能亢进引起露龈笑的患者（29 例女性，1 例男性），在每侧鼻面角的外侧分开注射 2 点（一共 4 个注射点），每点注射 OnaBTX-A 2.5U。其中一个注射点更靠近内侧的鼻面角，位于提上唇鼻翼肌（LLSAN）与提上唇肌（LLS）交叉处。另一个注射点是更靠近外侧，位于提上唇肌（LLS）与颧小肌交叉处。注射的点位只有在患者微笑时，通过触诊收缩的肌肉来确定。在波洛（Polo）之前的研究中，从没有使用过肌电图进行辅助治疗 [77]。露龈笑定义为放松状态下完全自然微笑时，牙冠上方的牙龈至少外露 3.0mm。治疗前牙龈外露平均为 5.2 mm（±1.4 mm）。治疗后 2 周，牙龈平均外露量降低到 0.09mm（±1.06mm）。所有 30 例患者牙龈外露平均减少 5.1mm。除了预料到微笑时上唇会变长的并发症外，波洛（Polo）还报道了鼻唇沟明显减轻这种最常见的副作用。其他治疗效果还包括微笑时鼻横肌的过度收缩减少，以及下眶部眼轮匝肌收缩形成的皱纹消失。这主要是由于紧靠鼻横肌和下眶部眼轮匝肌的提上唇鼻翼肌（LLSAN）、提上唇肌（LLS）和颧小肌交织纤维松弛造成的。波洛（Polo）认为，OnaBTX-A 的成功治疗取决于多种因素，包括注射医生对一个人的面部审美评价，以及注射医生识别引起皱纹的肌肉的能力。不同个体的面部表情肌肌力及产生皱纹的能力有很大的差异。然而，OnaBTX-A 注射对于运动方向垂直于皱纹的肌肉治疗效果最好。波洛（Polo）另外还发现，每侧注射 5U 的 OnaBTX-A 对于牙龈外露大于 5.0mm 的患者治疗效果最好，低剂量 OnaBTX-A 治疗更为合适，治疗效果可维持 24 ~ 30 周 [60]。

另外，应用 OnaBTX-A 也可以治疗上唇的水平横纹（图 14.80），按照上述方法在鼻小柱基底对降鼻中隔肌注射 1 ~ 2U 的 OnaBTX-A 即可减轻上唇水平横纹的深度（图 14.35）。然而，大多数情况下，完全消除上唇水平横纹的唯一可靠方法是注射软组织填充剂，尤其是对于 OnaBTX-A 治疗后上唇横纹仍然存在的患者（图 14.41）。大多数具有上唇横纹的患者年龄都大于 60 岁，且肤色较浅（通常是 II 型和 III 型皮肤），这些人在户外呆的时间较长，一般没有吸烟史（图 14.62、图 14.80）。

苏伯（Suber）等对 14 名（女性 13 名，男性 1 名）牙龈外露 2mm 的尖牙型露龈笑患者进行了治疗[71]。在鼻翼外侧对提上唇鼻翼肌（LLSAN）和提上唇肌（LLS）进行 3 点 OnaBTX-A 注射，注射剂量 4 ~ 6U。治疗前，中央切牙处的牙龈外露平均为 4.89mm（范围 3 ~ 7mm），犬齿处的牙龈外露平均为 4.25mm（范围 1 ~ 7mm）。OnaBTX-A 治疗大约 2 周后，中央切牙处的牙龈外露平均减少 4.14mm（范围 1 ~ 8mm），犬齿处的牙龈外露平均减少 3.51mm（范围 1 ~ 5mm）。治疗后没有出现严重的并发症[71]。

在马祖科（Mazucco）和赫塞尔（Hexsel）的系列研究中，所有治疗患者的牙龈外露量减少 75% 以上[74]。前露型露龈笑患者平均改善 96%；后露型患者平均改善 61.06%；混合型患者平均改善 90.1%；不对称型患者平均改善 71.93%。不良反应轻微且罕见。1 例后露型患者在初次治疗后出现双侧不对称，复诊时在牙龈外露较多一侧的鼻唇沟，补充注射 AboBTX-A 2.5U 进行矫正。另有 1 例后露型露龈笑患者出现微笑困难。体格检查显示，患者口角轻度降低，产生一种"苦笑"的表情，这是由于口腔两侧的降口角肌功能亢进所致，可通过对两侧降口角肌注射 AboBTX-A 5U 进行治疗。在这项研究中，没有患者出现任何嘴唇活动障碍或说话困难的情况[74]。

应用肉毒素（BoNT）治疗过度牙龈外露是一种起效快速、费用低廉的方法，比目前所用的任何外科手术更安全、创伤也更小。治疗效果可以维持 3 ~ 6 个月，若操作得当，效果持续时间会更长。

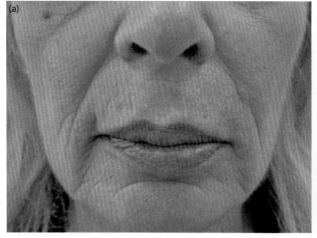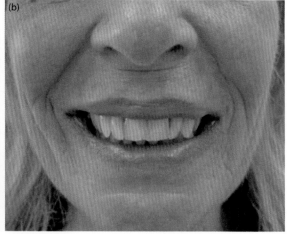

图 14.80 （a、b）患者 68 岁，肤色偏白，放松和微笑时上唇出现水平横纹

治疗上颌牙龈过度显露时的并发症（不良后遗症）（见附录 6）

　　由于止于上唇皮肤和口轮匝肌的各个提肌的解剖差异较大，因此露龈笑患者的治疗风险也很高，潜在的并发症也较多。当应用 OnaBTX-A 注射治疗上颌露龈笑时，借助肌电图（Electromyograph，EMG）可以确保注射位置更精确，减少治疗后的不良后果[77]。提上唇肌群（即提上唇鼻翼肌、提上唇肌、颧肌复合体、笑肌、提口角肌和口轮匝肌）（图 14.81）很容易受到少量 OnaBTX-A 弥散的影响。这个部位注射位置不准确或注射过量容易导致上唇下垂、口腔括约肌功能不全以及双侧微笑不对称，这样反过来又会导致上、下唇无法紧闭，或者无法做出满面笑容或噘嘴的动作，从而引发发音障碍，对某些字母和单词发音困难。口腔括约肌功能不全可能导致口腔内的食物不小心溢出，造成令人尴尬的结果。

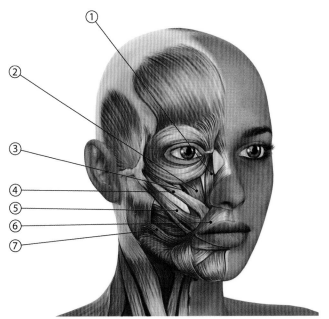

图 14.81　提上唇鼻翼肌、颧大肌、颧小肌、提上唇肌、提口角肌、笑肌和口轮匝肌的正常功能对口腔括约肌功能至关重要。1. 提上唇鼻翼肌；2. 提上唇肌；3. 提口角肌；4. 颧小肌；5. 颧大肌；6. 口轮匝肌；7. 笑肌

　　对于蒙娜丽莎式微笑或口角型微笑的患者，应用 OnaBTX-A 治疗露龈笑后，会出现"小丑样"的微笑，这是因为上唇中央的提肌肌力减弱，而外侧提肌则没有受到影响所致[51,71]，使得口角向外上提得更高，而唇部中央保持在较低的位置（图 14.69b）。

　　全齿型或完全型微笑的治疗效果与蒙娜丽莎式或口角型微笑的治疗效果相反。由于全齿型微笑时，需要动员上唇的所有提肌和下唇的所有降肌，因此根据肌肉收缩力量的不同，可形成一系列不同的前后露龈笑类型。当应用 OnaBTX-A 治疗前露型或后露型露龈笑时，下唇外侧降肌，即降口角肌的肌力未受影响，会出现口角过度下拉现象。当微笑时，上唇中央的提肌以及上唇外侧的提肌肌力减弱，下唇降肌会出现代偿性收缩，形成鬼脸样外观，甚至是沮丧或恐惧的表情。马祖科

（Mazucco）和赫塞尔（Hexsel）治疗后露型露龈笑时，将这种现象称为"苦笑"[74]。他们认为如果露龈笑治疗前降口角肌存在过度活跃的现象，那么治疗时就需要对降口角肌和引起露龈笑的其他肌肉一块儿进行注射。

当回顾有关露龈笑的现有文献时，需要注意的一点是无论提上唇肌肉的力量强弱还是上颌牙龈外露的高低，所用的注射剂量都是固定的。因此对于肌肉更发达、牙龈外露更高的患者比肌肉较弱、牙龈外露较少的患者治疗效果要好，这是因为对于肌力较弱的患者没有相应减少注射剂量所致。因此临床上在中面部治疗时，需要根据所治疗肌肉的力量，来调整肉毒素（BoNT）的注射剂量显得至关重要。由于中面部深层和浅层表情肌相延续并交织在一起，因此任何剂量的肉毒素（BoNT），无论注射位置多么准确，都会轻易扩散到邻近的肌肉中。中面部的治疗，只需要极少量的 OnaBTX-A 就能取得显著的效果，而不像上面部治疗那样，需要大剂量的 OnaBTX-A 才能达到预期的效果。因此，根据弥散性的大小、给药便捷性和效果可靠性，很多医生在治疗中下面部时，会首选 OnaBTX-A 而不是 AboBTX-A[76]。由于多数中面部肌肉细小、肌力较弱，因此 OnaBTX-A 的治疗效果相比于上面部的治疗效果稳定性要差。中下面部肌肉经常对 OnaBTX-A 的第 1 次注射和随后的注射产生不一样的反应。后续每次注射需要的治疗剂量会越来越小，肌肉松弛的时间会越来越长，这可能是由于肌肉失用性萎缩所致。报道的 OnaBTX-A 治疗露龈笑后的其他不良反应，通常是由于注射者经验不足、注射过量或注射位置不当所致，包括上唇下垂或变长、双侧严重不对称、"滑稽样外观"和微笑不自然，以及咀嚼困难和严重流涎、无法噘嘴或某些单词和字母无法清晰发音、"卒中样"表情等[1,78]。在回应尼亚马图（Niamatu）时，波洛（Polo）证实了对面部所有表情肌功能解剖了解的重要性，在中面部治疗时要保守，应使用少量高浓度的 OnaBTX-A，一定要保留好病历和照相资料，以便后期治疗时产生相同的效果[79]。

露龈笑注射治疗的注意事项

（1）在鼻翼外侧对上唇中央的提肌（提上唇鼻翼肌、提上唇肌和颧小肌）进行 OnaBTX-A 注射，可使上唇变长，减轻牙龈的过度外露。

（2）在对上唇中央的提肌进行注射时，一定要在鼻翼的外侧准确触摸到收缩的肌肉，才可进行注射；否则，邻近的非目标肌肉将会受到影响，使唇部功能和对称性受到损害。

（3）犬齿型微笑的患者是 OnaBTX-A 注射治疗露龈笑的最佳人选。

（4）对提上唇鼻翼肌进行 OnaBTX-A 注射，可减轻鼻唇沟上内侧部分，使人中变平，唇红部变薄。

（5）在鼻旁区域应使用少量高浓度的 OnaBTX-A 进行注射。如果露龈笑治疗后，上唇中央仍存在横向水平皱纹，则还需要对降鼻中隔肌注射 OnaBTX-A。完全消除这种皱纹需要联合注射软组织填充剂。

（6）治疗犬齿型或全齿型露龈笑的后方牙龈过度外露时，应对降口角肌及提上唇肌同时进行 OnaBTX-A 注射，否则会形成鬼脸样苦笑外观。

（7）在对口周表情肌注射 OnaBTX-A 治疗前，需要照相记录，并告知患者可能潜在的风险、获益、并发症以及内在功能与外观的变化。

参考文献

[1] Carruthers J, Carruthers A. Aesthetic botulinum A toxin in the mid and lower face and neck. Dermatol Surg 2003; 29: 468–476.

[2] de Sa Earp AP, Marmur ES. The five D's of botulinum toxin: Doses, dilution, diffusion, duration and dogma. J Cosmet Laser Therapy 2008; 10: 93–102.

[3] Rohrich RJ, Janis JE, Fagien S et al. The cosmetic use of botulinum toxin. Plast Reconstr Surg 2003; 112(Suppl): 177s–187s.

[4] Fagien S, Rasplado H. Facial rejuvenation with botulinum neurotoxin: An anatomical and experiential perspective. J Cos Laser Th 2007; 9(Suppl 1): 23–31.

[5] Carruthers JD, Glogau RG, Blitzer A et al. Advances in facial rejuvenation: Botulinum toxin type A, hyaluronic acid dermal fillers, and combination therapies–consensus recommendations. Plast Reconstr Surg 2008; 121: 5s–30s.

[6] Fagien S. Botulinum toxin type A for facial aesthetic enhancement role in facial shaping. Plast Reconstr Surg 2003; 112(Suppl 1): 6s–18s.

[7] Fagien S. BOTOX® for the treatment of dynamic and hyperkinetic facial lines and furrows: Adjunctive use in facial aesthetic surgery. Plast Reconstr Surg 1999; 103: 701–707.

[8] Ahn BK, Kim YS, Kim HJ et al. Consensus recommendations on the aesthetic usage of botulinum toxin type A in Asians. Dermatol Surg 2013; 39: 1843–1860.

[9] Standring S, (ed). Gray's Anatomy: The Anatomical Basis of Clinical Practice. Philadelphia: Elsevier; 2016.

[10] Lamilla GC, Ingallina FM, Poulain B, Trevidic P. Anatomy and Botulinum Toxin Injections. Master Collection Volume 1. Paris, France: Expert 2 Expert SARL; 2015.

[11] Hur MS, Hu KS, Park JT et al. New anatomical insight of the levator labii superioris alaeque nasi and the transverse part of the nasalis. Surg Radiol Anat 2010; 32: 753–756.

[12] Letourneau A, Daniel RK. The superficial musculoaponeurotic system of the nose. Plast Reconstr Surg 1988; 82(1): 48–57.

[13] Figallo EE, Acosta JA. Nose muscular dynamics: The tip trigonum. Plast Reconstr Surg 2001; 108: 1126.

[14] Clark MPA, Greenfield B, Hunt N et al. Function of the nasal muscles in normal subjects assessed by dynamic MRI and EMG: Its relevance to rhinoplasty surgery. Plast Reconstr Surg 1998; 101: 1945–1955.

[15] Ju-Young Lee JY, Hur MS. An anatomical description of the anomalous nasi muscle. Korean J Phys Anthropol 2017; 30(3): 109–112.

[16] Hexsel C, Hexsel D, Porto MD et al. Botulinum toxin type A for aging face and aesthetic uses. Dermatologic Therapy 2011; 24: 54–61.

[17] Carruthers J, Carruthers A. Botulinum toxin (BOTOX®) chemodenervation for facial rejuvenation. Facial Plast Surg 2001; 9: 197–204.

[18] Blitzer A, Binder WJ. Current practices in the use of botulinum toxin in the management of facial lines and wrinkles. Facial Plast Surg 2001; 9: 395–404.

[19] Tamura BM, Odo MY, Changi B et al. Treatment of nasal wrinkles with botulinum toxin. Dermatol Surg 2005; 3: 271–275.

[20] Matarasso SL. Complication of botulinum A exotoxin for hyperfunctional lines. Dermatol Surg 1998; 24: 1249–1254.

[21] Goldwyn R, Rohrich R. Consensus recommendations on the use of botulinum toxin type A in facial aesthetics. Plast Reconstr Surg 2004; 114(Suppl): 1s–22s.

[22] Aung SC, Foo CL, Lee ST. Three dimensional laser scan assessment of the Oriental nose with a new classification of Oriental nasal types. Br J Plast Surg 2000; 53(2): 109–116.

[23] Romo T, Abraham MT. The ethnic nose. Facial Plast Surg 2003; 19(3): 269–278.

[24] Uzun A, Ozdemir F. Morphometric analysis of nasal shapes and angles in young adults. Braz J Otorhinolaryngol 2014; 80(5): 397–402.

[25] Cobo R. Hispanic/Mestizo rhinoplasty. Facial Plast Surg Clin N Am 2010; 18: 173–188.

[26] Cobo R. Rhinoplasty in the Mestizo nose. Facial Plast Surg Clin N Am 2014; 22: 395–415.

[27] Ducut EG, Han SK, Kim SB et al. Factors affecting nostril shape in Asian noses. Plast Reconstr Surg 2006; 118: 1613.

[28] Anderson KJ, Henneberg M, Norris RM. Anatomy of the nasal profile. J. Anat 2008; 213: 210–216.

[29] Bruintjes TD, van Olphen AF, Hillen B, Huizing EH. A functional anatomic study of the relationship of the nasal cartilages and muscles to the nasal valve area. Laryngoscope 1998; 108: 1025–1032.

[30] Aksoy F, Veyseller B, Yildirim YS et al. Role of nasal muscles in nasal valve collapse. Otolaryngol Head Neck Surg 2010; 142(3): 365–369.

[31] Arregui JS, Elejalde MV, Regalado J et al. Dynamic rhinoplasty for the plunging nasal tip: Functional unity of the inferior third of the nose. Plast Reconstr Surg 2000; 106: 1624–1629.

[32] LeLouran C. Botulinum toxin A and facial lines: The variable concentration. Aesthet Plast Surg 2001; 25: 73–84.

[33] Armijo BS, Brown M, Guyuron B. Defining the ideal nasolabial angle. Plast Reconstr Surg 2012; 129: 759.

[34] Cachay–Velásquez H. Rhinoplasty and facial expression. Ann Plast Surg 1992; 28: 427–433.

[35] Dayan SH, Kempiners JJ. Treatment of the lower third of the nose and dynamic nasal tip ptosis with Botox. Plast Reconstr Surg 2005; 115: 1784.

[36] Tellioglu AT, Inozu E, Ozakpinar R et al. Treatment of hyperdynamic nasal tip ptosis in open rhinoplasty: Using the anatomic relationship between the depressor septi nasi muscle and the dermocartilaginous ligament. Aesth Plast Surg 2012; 36: 819–826.

[37] Benlier E, Balta S, Tas S. Depressor septi nasi modification in rhinoplasty: A review of anatomy and surgical techniques. Facial Plast Surg 2014; 30: 471–476.

[38] Rohrich RJ, Huynh B, Muzaffar AR et al. Importance of the depressor septi nasi muscle in rhinoplasty: Anatomic study and clinical application. Plast Reconstr Surg 2000; 105: 376–383.

[39] Kosins AM, Lambros V, Daniel RK. The plunging tip: Analysis and surgical treatment. Aesthet Surg 2015; 35(4): 367–377.

[40] Pessa JE. Improving the acute nasolabial angle and medial nasolabial fold by levator alae muscle resection. Ann Plast Surg 1992; 29: 23–30.

[41] Gierloff M, Stoehring C, Buder T et al. Aging changes of the Midfacial fat compartments: A computed tomographic study. Plast Reconstr Surg 2012; 129: 263–273.

[42] Atamoros PF. Botulinum toxin in the lower one–third of the face. Editor AV Benedetto. Clin Derm 2003; 21: 505–512.

[43] Trindade de Almeida AR. Nose. In: Hexsel D, Trindade de Almeida AR, (eds). Cosmetic Use of Botulinum Toxin. Porto Allergre, Brazil: AGE Editora; 2002: 158–163.

[44] Rohrich RJ, Pessa JE. The fat compartments of the face: Anatomy and clinical implications for cosmetic surgery. Plast Reconstr Surg 2007; 119: 2219–2227.

[45] Donofrio L, Weinkle S. The third dimension in facial rejuvenation: A review. J Cosmet Dermatol 2006; 5(4): 277–283.

[46] Fitzgerald R, Rubin AG. Filler placement and the fat compartments. Dermatol Clin 2014; 32: 37–50.

[47] Zufferey J. Anatomic variations of the nasolabial fold. Plast Reconstr Surg 1992; 89(2): 225–231.

[48] Pessa JE, Zadoo VP, Adrian VK et al. Variability of the midfacial muscles: Analysis of 50 hemifacial cadaver dissections. Plast Reconstr Surg 1998; 102(6): 1888–1893.

[49] Kahn DM, Shaw RB. Overview of current thoughts on facial volume and aging. Facial Plast Surg 2010; 26: 350–355.

[50] Pessa JE, Brown F. Independent effect of various facial mimetic muscles on the nasolabial fold. Aesth Plast Surg 1992; 16: 167–171.

[51] Kane MAC. The effect of botulinum toxin injections on the nasolabial fold. Plast Reconstr Surg 2003; 112(5): 66s–72s.

[52] Kane MAC. The functional anatomy of the lower face as it applies to rejuvenation via chemodenervation. Fac Plast Surg 2005; 21: 55–64.

[53] Y oun KH, Park JT, Park DS et al. Morphology of the zygomaticus minor and its relationship with the orbicularis oculi muscle. J Craniofac Surg 2012; 23: 546–548.

[54] Shim KS, Hu KS, Kwak HH et al. An anatomical study of the insertion of the Zygomaticus major muscle in humans focused on the muscle arrangement at the corner of the mouth. Plast Reconstr Surg 2008; 121: 466–473.

[55] Choi DY, Hur MS, Youn KH' et al. Clinical anatomic considerations of the zygomaticus minor muscle based on the morphology and insertion pattern. Dermatol Surg 2014; 40(8): 858–863.

[56] Fagien S. Botox for the treatment of dynamic and hyperkinetic facial lines and furrows: Adjunctive use in facial aesthetic surgery. Plast Reconstr Surg 2003; 112: 40s–52s.

[57] Petchngaovila C. Midface lifting with botulinum toxin intradermal technique. J Cosmet Derm 2009; 8: 312–316.

[58] Chang SP, Tsai HH, Chen WY et al. The wrinkles soothing effect on the middle and lower face by intradermal injection of botulinum toxin type A. Dermatol Surg 2008; 47: 1287–1294.

[59] Matarasso SL, Matarasso A. Treatment guidelines for botulinum toxin type A for the periocular region and a report on partial upper lip ptosis following injections to the lateral canthal rhytides. Plast Reconstr Surg 2001; 108: 208–214.

[60] Polo M. Botulinum toxin type A (Botox) for the neuromuscular correction of excessive gingival display on smiling (gummy smile). Am J Orthod Dentofacial Orthop 2008; 133(2): 195–203.

[61] Benlier E, Top H, Aygit AC. A new approach to smiling deformity: Cutting of the superior part of the orbicularis oris. Aesthet Plast Surg 2005; 29(5): 373–378.

[62] Garber DA, Salama MA. The aesthetic smile: Diagnosis and treatment. Periodontology 2000 1996; 11: 18–28.

[63] Silberberg N, Goldstein M, Smidt A. Excessive gingival display— etiology, diagnosis, and treatment modalities. Quintessence Int 2009; 40: 809–818.

[64] Peck S, Peck L, Kataja M. The gingival smile line. The Angle Orthodontist 1992; 62: 91–100.

[65] Sarver DM. The importance of incisor positioning in the esthetic smile: The smile arc. Am J Orthod Dentofac Orthop 2001; 120: 98–111.

[66] Ezquerra F, Berrazueta MJ, Ruiz–Capillas A. New approach to the gummy smile. Plast Reconstr Surg 1999; 104: 1143–1150.

[67] Kokich V, Nappen D, Shapiro P. Gingival contour and clinical crown length: Their effects on the esthetic appearance of maxillary anterior teeth. Am J Orthod 1984; 86: 89–94.

[68] Arnett GW, Bergman RJ. Facial key to orthodontic diagnosis and treatment planning. Am J Orthod Dentofac Orthop 1993; 103 (part 1): 299–312, (part 2) 395–411.

[69] Schendel, SA, Eisenfeld J, Bell WH et al. The long face syndrome: Vertical maxillary excess. Am J Orthod 1976; 70(4): 398–408.

[70] Angelillo JC, Dolan EA. The surgical correction of vertical maxillary excess (long face syndrome). Ann Plastic Surgery 1982; 8(1): 64–70.

[71] Suber JS, Dinh TP, Prince MD, Smith PD. OnaBTX-A for the treatment of a "gummy smile." J Aesthet Surg 2014; 34(3): 432–437.

[72] Rubin LR. The anatomy of a smile: Its importance in the treatment of facial paralysis. Plast Reconstr Surg 1974; 53: 384–387.

[73] Rubin LR. The anatomy of the nasolabial fold: The keystone of the smiling mechanism. Plast Reconstr Surg 1999; 103: 687–691.

[74] Mazzuco R, Hexsel D. Gummy smile and botulinum toxin: A new approach based on the gingival exposure area. J Am Acad Dermatol 2010; 63: 1042–1051.

[75] Jaspers GWC, Pijpe J, Jansma J. The use of botulinum toxin type A in cosmetic facial procedures. Int J Oral Maxillofac Surg 2011; 40: 127–133.

[76] Hwang WS, Hur MS, Hu KS et al. Surface anatomy of the lip elevator muscles for the treatment of gummy smile using botulinum toxin. Angle Orthod 2009; 79: 70–77.

[77] Polo M. Botulinum toxin type A in the treatment of excessive gingival display. Am J Orthod Dentofacial Orthop 2005; 127: 214–218.

[78] Niamtu J. Botox injections for gummy smiles. Am J Orthod Dentofacial Orthop 2008; 133: 782–783.

[79] Polo M. Author's response. American Journal of Orthodontics and Dentofacial Orthopedics 2008; 133(6): 783–784.

第 15 章　A 型肉毒素在下面部、颈部和上胸部美容中的应用

安东尼·V. 贝内代托（Anthony V. Benedetto）

前言

下面部主要包括口周、颈部及下颌缘，肉毒素治疗主要针对这部分的表情肌。其中的一块儿肌肉就是呈片状的颈阔肌，尽管起源于中上胸部，但止点大部分位于中下面部。颈阔肌也是下面部表情肌重要的一部分，因此在本章中将一并进行介绍。

治疗前需要告知患者，除了额头、眉间和外眦外，面部的其他部位及身体的 OnabotulinumtoxinA (OnaBTX–A) 注射都属于超说明书范围用药，是未经美国食品药品监督管理局（FDA）批准的治疗方式。

口轮匝肌是口周的主要肌肉，具有括约肌的功能，提供包括口角在内的上、下唇的环形及抬高或降低的运动功能。其他口周辅助的肌肉包括上唇和下唇独立的提肌和降肌。这些口周的提肌和降肌并不总是起到相互拮抗的作用，也常常会以主动的方式起到相互协同的作用，尤其是在主动收缩时。这与上面部提肌和降肌的相互作用形成鲜明的对比，上面部的提肌和降肌运动方向相反，相互之间具有明显的拮抗作用。这些口周肌肉可以起到张嘴和闭嘴的作用，并与口轮匝肌一起负责必要的口腔功能，例如在口腔中含满食物、水或空气时，保持必要的括约肌控制能力和唇部功能。口轮匝肌的其他重要功能是与辅助提肌和降肌一起，在发声、讲话或者咀嚼和吞咽过程中发挥协同作用。此外，一个人通过口轮匝肌联合其他提肌和降肌，以独特而微妙的方式收缩，可以有意或无意地表达出各种自然情绪。

口轮匝肌的肌纤维与大部分的上唇提肌群和下唇降肌群（如果不是全部的话）相互交织。尽管口周各肌肉存在一定的相互作用，但口轮匝肌可作为单独的拮抗肌，有意抵抗各提肌和降肌的作用。例如，一个人可以有意使口轮匝肌和嘴唇运动，以便在吃饭、喝水时能够张嘴和闭嘴，或者在吹气、吸气及吞吐动作时能够噘起和鼓起嘴唇。此外，嘴唇作为感觉器官，可以监测进出口腔的气体、固体和液体的温度和湿度[1]。

口周各肌肉活动时细微的功能差异在 OnaBTX–A 的治疗中扮演了非常重要的角色。一个人不可

能对患者下面部单纯的一条提肌或降肌进行治疗，而不影响到周围的其他肌肉，像上面部治疗那样，也不会造成不良反应。引起的一些不良反应包括：双侧唇不对称、括约肌功能障碍影响咀嚼或吞咽、发声和单词发音障碍，以及无法以主动随意的方式进行非语言情感交流。目前，随着我们注射技术的改进以及对下面部肌肉对 OnaBTX-A 反应的理解，下面部和颈部一般被当作一个整体的美容单位一起进行治疗。下面部的治疗方法应与上面部的治疗方法相似，即都应该作为一个整体的功能单位进行治疗，而不应该只对单独的一条肌肉进行治疗。上面部只有一块大的提肌，即额肌，与眉部和眶周的 4 个降肌交织并相互拮抗。在下面部有一块降肌，即颈阔肌，与下面部和口周的提肌和降肌相互交织。颈阔肌可有意拮抗下面部肌肉的运动，也可以辅助这些肌肉的运动。因此，由于下面部这些肌肉存在功能上的差异及复杂的相互作用，下面部 OnaBTX-A 注射只能由经验丰富的医生来操作，以治疗各种皱纹，或矫正各种解剖变异和不对称。否则，治疗不成反倒会坏事。

口周唇部皱纹

前言：问题评估和患者选择

正如眼睛是上面部的中心，可以表达一个人内心的情绪和情感，口部则是下面部的中心，可以使一个人表达不同的态度和各种各样的情感。嘴唇饱满而圆润，突出的唇红缘光滑而分明，勾勒出与白唇之间的边界，这是充满原始美丽的青春标志。随着时间的流逝和阳光照射，唇部逐渐变薄、松弛、变长，出现皱纹，以及组织萎缩、轮廓模糊。曾经反映一个人活力和性感的标志，经历了岁月的洗礼和打磨后，徒留疲惫与苍老的面容，满是皱纹的脸庞上是薄薄的嘴唇和口周皱纹。

口周无论静态性皱纹还是动态性皱纹，都表现为与唇红缘垂直的皱纹。研究表明，口周静态性皱纹不仅是因内在衰老因素和光损伤引起的，而且还可由吸烟引起并加重 [2]。长期频繁地吸烟还会加重口周动态性皱纹，这可能是因为口腔含住香烟吞吐烟雾时，会使唇部不断地皱缩和鼓起，从而形成了"吸烟纹"（图 15.1a、b）。口周动态性皱纹常见于那些经常有意或无意噘嘴的人。这在女性中更为常见，因为她们在日常饮食和说话活动中会习惯性地运动嘴唇（即缩唇或鼓唇）（图 15.2a）。日常生活中的一些活动如吸烟、用吸管喝水、吹口哨和吹奏管乐，也是形成口周动态性皱纹的原因。每日口轮匝肌的反复收缩也会加重口周的动态性皱纹。男性并不像女性那样有噘嘴或鼓唇的习惯（图 15.1a、图 15.2b）。有人认为，由于男性口周长有胡须，因而不同于女性，可以免受面部和唇部皮肤皱纹的影响。然而，帕斯（Paes）等对男性和女性新鲜尸体的嘴唇进行了对比研究。他们对嘴唇进行了细致的全层解剖，然后制作了同一嘴唇的全层矢状切面的组织学玻片，并在显微镜下进行检查。最后通过单盲法比较了女性和男性的嘴唇，以寻找口周皮肤的性别差异。他们发现，女性口周皱纹明显比男性多而深，这可能还有其他更重要的原因，而不仅仅是因为没有胡须 [3]。他们通过口周皮肤全层标本的组织学检查发现，男性口周皮肤皮脂腺和汗腺的数量要比女性多得多，真皮层的血管分布也更密。令人惊讶的是，虽然男性每个毛囊的平均皮脂腺数量比女性更多，但毛囊数量男女之间没有显著差异。他们认为，由于女性唇部皮肤的附属器数量明显少于男性，因此更容易在口周出现皱纹。此外，帕斯（Paes）等还发现，女性口轮匝肌与真皮层的距离是男性的近 1.5 倍。可以想象，这会在女性说话、进食、喝水和表达感情时，对唇部的皮肤产生更强的牵引力和拉力，从而在常规的基础上不断加深口周皱纹 [3]。尽管男性产生口周皱纹的情况少于女性，但即便出现口周皱纹，男性也没有特别地深受其扰。这种情况下女性在涂唇膏时尤其会感到沮丧，特别是当唇膏沿着皱纹方向弥散，模糊了唇红缘的轮廓时（图 15.3）。

　　口周垂直纹的形成原因除了口轮匝肌反复收缩外，还有很多其他原因。因年龄老化和环境因素形成的口周皱纹，在本质上更属于静态性皱纹。静态性皱纹既可能是由明确的因素引起的，如衰老和日晒，也可能是由一些未知的因素引起的，如遗传、性别差异、内在软组织特点，以及解剖学的

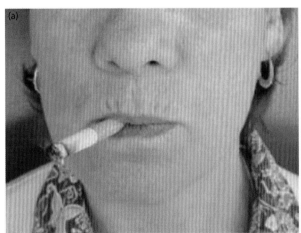
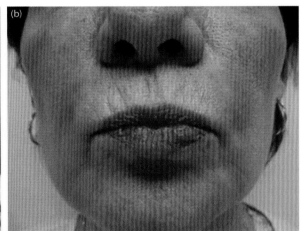

图 15.1　（a）患者 56 岁，吸烟时口周出现皱纹。（b）OnaBTX-A 治疗后 1 个月抿嘴时，口周皱纹减少，上、下唇红变得饱满外翻

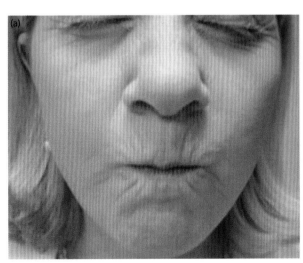
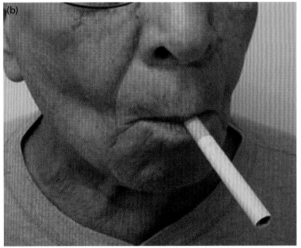

图 15.2　（a）患者 57 岁，女性，通过抿起嘴唇来表达不满和愤怒时，口周会出现皱纹。由于患者从事专业合唱团唱歌的工作，所以拒绝接受口周 OnaBTX-A 治疗。（b）患者 77 岁，男性，吸烟时口周并没有出现皱纹

因素如嘴的形状和日常活动方式等。多数口周静态性皱纹可以通过有创的外科技术来治疗，如剥脱性皮肤磨削术（点阵或非点阵激光磨削术、机械磨削术或化学剥脱术），也可以通过其他外科手术来治疗，如除皱术、皮下剥离术、假体植入术、人工合成的软组织填充剂注射或自体脂肪移植术。

　　区分唇部的动态性皱纹和静态性皱纹非常重要。静态性皱纹用肉毒素（BoNT）治疗常常没有效果。通过让患者缩起嘴唇，可以很容易地将静态性皱纹和动态性皱纹区分开来。如果在噘嘴之前这些唇部皱纹就存在，并且不会随着唇部的活动而变化，那么这些口周皱纹主要是静态性皱纹，不能通过 OnaBTX-A 治疗来减轻（图 15.4）。静态性皱纹多见于 60 岁以上的人，或皮肤发生日光性弹力组织变性的较年轻的人。另一方面，如果这些皱纹随着唇部的运动加深、加重，那么无论患者年龄大小，这些皱纹都属于动态性皱纹，可以通过注射 OnaBTX-A 来治疗（图 15.5a ~ d、图 15.6a ~ d）。

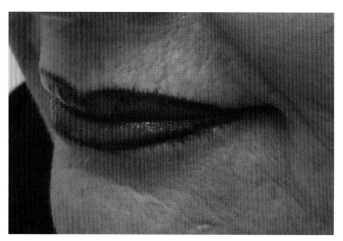

图 15.3　患者 74 岁，通过涂抹口红使模糊的唇红缘变得清晰。注意唇膏沿着口周皱纹向上下弥散

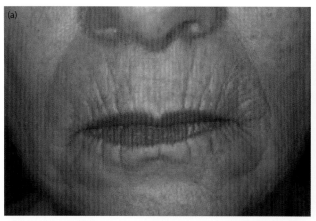 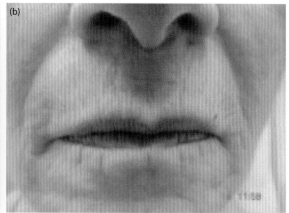

图 15.4　（a）患者 72 岁，放松状态下口周皱纹较深，面部和唇部存在中度日光性弹性组织变性，抿起嘴唇时口周皱纹几乎没有变化。（b）OnaBTX-A 注射后 1 个月口周皱纹仍然存在，这是因为这些皱纹大部分与年龄有关，本质上属于静态性皱纹。但治疗后在放松状态下上唇变得饱满而外翻

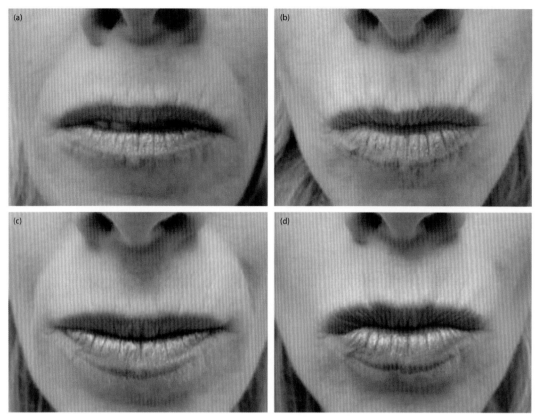

图 15.5　（a）患者 53 岁，治疗前放松状态下口周皱纹较深，面部和唇部存在重度日光性弹性组织变性。（b）噘嘴时皱纹加重。（c）OnaBTX-A 治疗后 3 周放松时。（d）OnaBTX-A 治疗后 3 周噘嘴时。注意 OnaBTX-A 治疗后早期仅部分皱纹消失，但唇红部会变得饱满而外翻

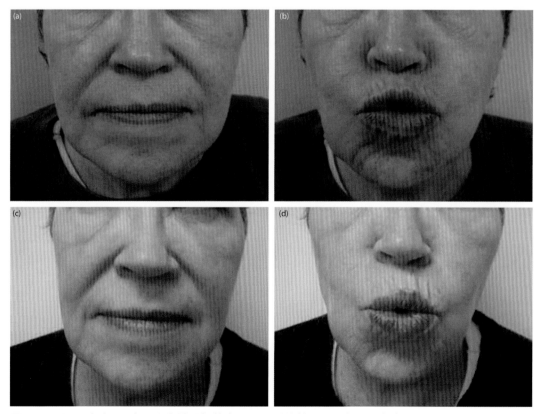

图 15.6　（a）患者 66 岁，治疗前放松状态下口周皱纹较深，面部和唇部存在中度日光性弹性组织变性。（b）噘嘴时皱纹加重。（c）OnaBTX-A 治疗后 2 周放松时。（d）OnaBTX-A 治疗后 2 周噘嘴时。注意放松和噘嘴时唇红部都会变得饱满，噘嘴时皱纹也相应减少

口周唇部皱纹的功能解剖学（附录 1）

上唇从鼻基底向两侧延伸到鼻唇沟，向下延伸到唇红缘。下唇从唇红缘向下延伸到颏唇沟。嘴的形状和唇的位置受各表情肌交织而成的复杂立体结构的影响[1]。上唇的表情肌包括各种提肌、缩肌和外翻肌（即提上唇鼻翼肌、提上唇肌、颧大肌和颧小肌、提口角肌和笑肌），下唇的表情肌包括各种降肌、缩肌和外翻肌（即降下唇肌、降口角肌、颏肌和颈阔肌）。上唇和下唇之间存在多层肌纤维交织，包括口轮匝肌以及咀嚼肌和颊肌[4]。

口轮匝肌具有使上、下唇收缩，起到闭嘴的功能，而各提肌和降肌则具有使上、下唇张开，达到张嘴的功能。口轮匝肌收缩，可以使双唇贴近牙槽弓。另一方面，口轮匝肌的浅层肌纤维可以将嘴唇塑形成不同的形状，或者使双唇贴近牙齿，或者使双唇和口角向前突出，产生吹口哨或接吻时噘嘴的动作。由于具有闭嘴的功能，口轮匝肌在某种程度上还可以被认为是提唇肌群和降唇肌群的拮抗肌。

口轮匝肌一度被认为是一系列完整的椭圆形横纹肌，围绕口腔，扮演着括约肌的功能。然而，口轮匝肌并不像眼轮匝肌那样具有单纯的括约肌功能。相反，口轮匝肌包含多层的深层纤维和浅层纤维，这些纤维起自口角外侧的口轴，围绕口腔，沿着不同的角度横向走行[1,5]。现在人们认为，口轮匝肌分为单独的 4 个象限（右、左、上、下），每个象限包含一个较大的外周部和一个较小的唇缘部（即总共 8 个节段）。这 4 个右侧和 4 个左侧解剖部位（右上、右下、左上、左下外周部以及右上、右下、左上、左下唇缘部）单独并列在一起，大致对应于上、下唇的各个部分（图 15.7a）。唇缘部较小但较厚，对应于唇红部；外周部较大但较薄，对应于剩下的白唇部分。因此，口轮匝肌被认为由 8 个部分组成，每部分呈扇形分布，起自口轴，由浅层和深层的肌肉组成，一层一层排列在一起（图 15.7c）

上、下唇的唇缘部呈弓形排列，起自两侧口角，与唇红缘平行，围绕口腔，相互融合在一起（图 15.7c）。唇缘部沿着嘴唇形成一条连续的肌束，在肌肉的前部向上呈钩状弯曲，在唇缘部和外周部之间形成可见的白边[6,7]（图 15.8c、d）。这两部分肌肉的交界处又称唇红缘，是唇缘部和外周部唯一汇合附着于皮肤的部位。由于口轮匝肌唇缘部的肌肉厚而丰满，位置比外周部更靠嘴唇前方，所以主要负责唇红向上、向外"钩"状突起卷曲，形成嘴唇的形状。不同的学者将嘴唇的矢状面描绘成"J"形或曲棍球棒形状，当嘴唇闭合时，这种形状变得更加明显[8]（图 15.8b）。根据种族和民族的不同，有些人的这种"钩"状外形在圆润饱满的嘴唇上更加明显，而在薄平嘴唇上则不那么明显。下唇要比上唇长[8]（图 15.8b）。唇缘部口轮匝肌的功能更类似于括约肌，负责张嘴和闭嘴功能[5]。外周部更具有扩张功能，负责张开口腔和突起双唇，就像看牙时常做出的动作[1,5]。当口轮匝肌的肌纤维进入各自的上、下唇组织后，就聚集成平行于唇红缘的圆柱形肌束。嘴唇的直接缩肌穿过口轮匝肌的圆柱形肌束，进入到口周部和唇缘部的黏膜下附着区域[4]。

在上唇外周部，口轮匝肌止于上颌骨切牙窝、鼻唇沟、鼻翼、鼻前棘和尾侧鼻中隔。在下唇外周部，口轮匝肌止于颏唇沟处的下颌骨。口轮匝肌的小肌束还横贯嘴唇的所有象限，止于黏膜下和

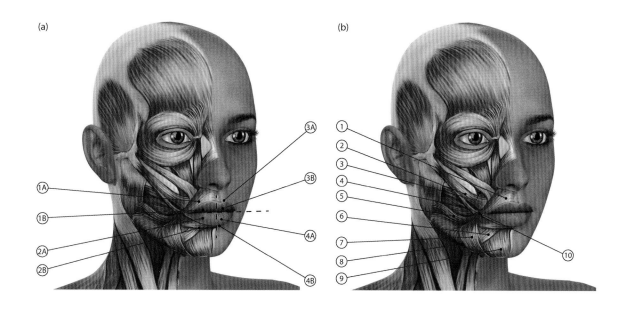

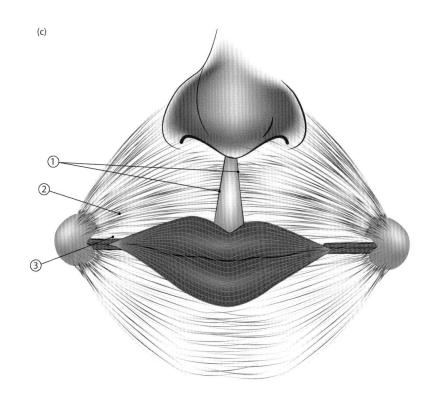

图15.7　（a）口轮匝肌的4个象限（以虚线标记）和8个部分（黑点）：1A. 右上外周部；1B.右上唇缘部；2A.
右下唇缘部；2B. 右下外周部；3A. 左上外周部；3B. 左上唇缘部；4A. 左下唇缘部；4B. 左下外周部。（b）
口轴是一个小的肾形结节，位于口角外侧大约2cm，此处口轮匝肌和间接唇部缩肌汇聚在一起并相互交叉，然
后再分开，形成一个致密、紧实、可移动的肌性纤维结缔组织团。1. 口轮匝肌；2. 颧大肌；3.提口角肌；4. 颊
肌；5. 笑肌；6. 降下唇肌；7. 降口角肌；8. 颈阔肌（下颌部）；9. 颏肌；10. 口轴。（c）在上唇，口轮匝肌
的大部分纤维向中线处走行，越过中线至少5mm进入到对侧上唇。1. 人中嵴；2. 口轮匝肌外周部；3. 口轮匝
肌唇缘部和唇红

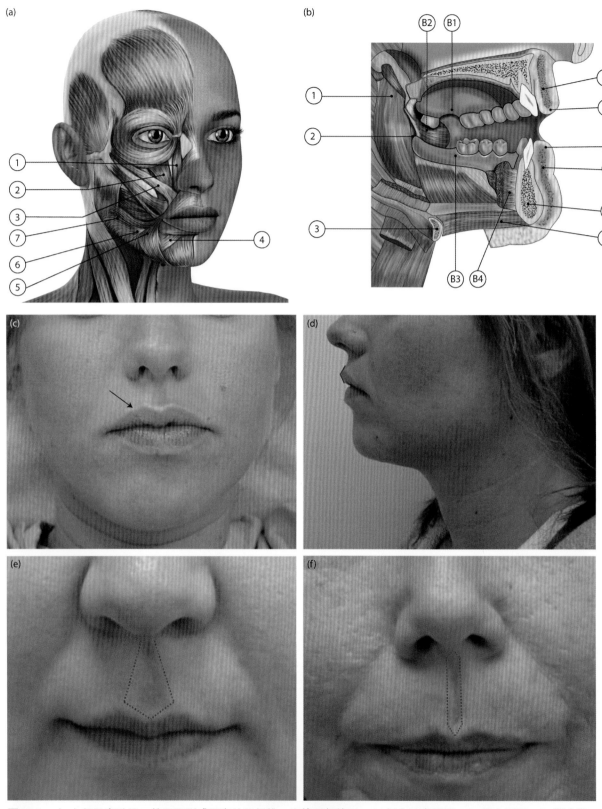

图15.8　（a）颊肌有助于口轮匝肌形成固有的肌纤维。直接唇部缩肌：1. 提上唇鼻翼肌；2. 提上唇肌；3. 颧小肌；4. 降下唇肌；5. 降口角肌；6. 颈阔肌下颌部；7. 颈阔肌口轴部。（b）口轮匝肌唇缘部肌纤维较粗，负责形成唇红缘卷曲向上的钩状外形。1. 翼内肌；2. 翼突下颌缝；3. 舌骨；4. 口轮匝肌；5. 上颌突；6. 下唇突；7. 口轮匝肌；8. 下颌骨；9. 下颌舌骨肌；B1. 颊肌的上颌骨起始部；B2. 颊肌的翼突下颌缝部；B3、B4. 颊肌的下颌骨部。（c）患者32岁，正面观，沿着口轮匝肌唇缘部和外周部交界处可见白边（箭头所示）。（d）侧面观。唇缘部前方的肌纤维向上卷曲成"钩"状，形成白边（箭头所示），该部位是唇缘部和外周部唯一交汇的位置，附着于皮肤，形成唇红缘。（e）上唇人中嵴呈上窄下宽的扇形。（f）上唇人中嵴呈平行状。两者分别占人口的60%和40%

皮下的结缔组织 [4]。

在上唇，口轮匝肌的大部分纤维向中线走行，越过中线 5mm 进入对侧（图 15.7c）。因此，上唇中线外侧这些纵横交错的肌纤维止于皮肤的部位对于形成人中嵴起到非常重要的作用。上唇中央的凹陷称为人中，两侧的突起叫人中嵴或人中柱。人中嵴始于鼻基底，沿上唇一直向下，终于唇红缘的两个最高点。另一方面，人中凹陷也会继续向下延伸，直至上唇中央的"V"形凹陷处。上唇中央唇红缘的整体轮廓被称作丘比特弓。人中凹陷是由于局部软组织较少，交叉的肌纤维并没有止于局部皮下所致，主用功能是容纳多余的弹性皮肤，有助于人尽可能地张大口。人中的整体形态可因面部的大小及形态不同而异 [6,9-11]（图 15.7c，15.8e、f）。同样，下唇纵横交错的肌纤维越过中线，与对侧的肌肉束交织在一起，然后止于唇红及其下方的真皮层，形成倒"U"形的颏部凹陷，也称颏唇沟 [4]。下唇下边界对应于口腔内唇龈沟的下缘 [1]。唇缘部口轮匝肌也具有类似的纵横交错走行，并越过唇红中线与对侧交叉重叠。正是唇缘部存在的致密毛细血管网才使唇红呈现朱红色。口轮匝肌的唇缘部是人类所特有的。唇部对于发音和说话起到关键的作用 [12]。

唇部的直接缩肌指的是那些不经过口轴，直接进入唇组织的提肌和降肌（图 15.7b）。多数情况下，当这些肌肉收缩时，对口裂产生垂直的牵拉力量。也就是说，它们要么使上唇全部或部分提升或外翻，要么使下唇全部或部分降低或外翻（图 15.8a）。上唇的直接缩肌从内向外依次为：提上唇鼻翼肌的外侧唇部、提上唇肌和颧小肌。下唇的直接缩肌为降下唇肌和颈阔肌唇部（图 15.8a）。颈阔肌唇部与降口角肌和降下唇肌位于同一平面，其纤维与这些肌肉相互交织，并填充在这些肌肉之间的空隙（图 15.9）。无论在上唇和下唇，这些直接缩肌在穿过嘴唇止于黏膜或皮下的过程中，会在口轮匝肌的深面和浅面形成一个连续的肌肉层，并与外周部和唇缘部相互交织。口轮匝肌除了与这些直接缩肌相互交织外，还与上、下唇穿过口轴的肌肉相互交织。直接缩肌的运动可由口轴肌和口轮匝肌的活动来主动进行调节，以做出吹口哨、发声、表达特定情绪和非言语交流所需的精细唇部动作 [4]。

口轴（拉丁文为 hub）是一个纽扣形状的小结节，位于口角外侧大约 2cm，此处口轮匝肌和间接唇部缩肌汇聚在一起。各个肌肉纤维相互交织在一起，然后再分开，局部形成一个致密、紧致但可移动的纤维肌肉腱状结缔组织团 [13]（图 15.7）。发育良好的口轴可以用手触到，收缩时经常形成一个酒窝 [14]。口轴可使下面部保持紧致，也是下面部的主要审美标志和自然审美单位 [15]。口轴与鼻唇沟的联系也比较紧密，因为口轮匝肌和部分提上唇肌群穿过口轴直接或间接参与鼻唇沟的形成 [16]。口轴薄弱者的鼻唇沟外形显得长而外凸，口轴厚实者的鼻唇沟外形显得短而内凹 [13]。此外，面部的表浅筋膜 SMAS 有时也会向内延伸到鼻唇沟，并在口轴处汇聚 [15,17]。面动脉沿口轴外侧向上走行，发出上唇动脉后延续为角动脉，上唇动脉营养口轴和口周区域。这条动脉常常作为颊脂肪垫前边界在口轴外侧边缘的标志，两者在解剖学上也处于同一平面。另外，颊脂肪垫也位于面静脉的后方，与面静脉之间通过面静脉管予以分开。该处的脂肪是颊间隙内脂肪。口轴厚实者伴有大量的肌肉纤维汇集，可以维持颊脂肪垫处于原始位置，防止随着年龄的增长而出现下垂和突出 [13,15]。另外，口轴对于控制嘴唇、口裂、口腔前庭、颊部、下颌的运动具有重要的作用。口轴内最多有 9 块肌肉纤维

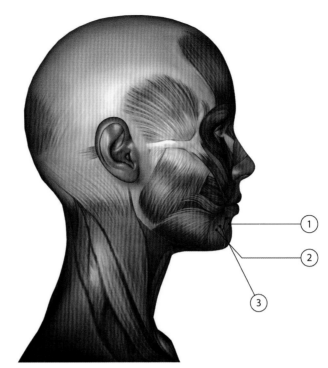

图15.9 1.降下唇肌；2.降口角肌；3.颈阔肌唇部，占据肌肉1和肌肉2之间的空隙

交织在一起，包括：颧大肌、颈阔肌口轴部、提口角肌、颏肌（有时包括）、降下唇肌（很少包括）、降口角肌、笑肌以及口轮匝肌和颊肌[17]。这些肌肉在口轴内位于不同的平面，呈螺旋状排列，大多数肌肉又分成 2 束、3 束或 4 束，各肌束以不同的方式相互交织在一起。由于口轴三维立体解剖的高度复杂性以及各个患者的解剖和种族的多样性，因此常常无法明确口轴的固定解剖位置。一般来说，口轴的整体外形呈圆钝的"肾"形（图 15.7），基底（口轴基部）靠近并黏附于颊黏膜。在高加索人和非洲人中，口轴通常位于口角外侧约 2cm，整体跨越口角水平线，高度为 2cm。从黏膜到真皮，口轴的垂直厚度约为 1cm。对于亚洲人，口轴距离口角外侧的距离小于 1.5cm，并位于口角水平线下方约 1.0cm[18]。锥形口轴的上下两个边缘或两个角呈圆形，从而使口轴整体外形呈"肾"形，两个角延伸到口角上、下方游离唇缘的外侧组织中（图 15.7）。

一对结构正常的口轴对于常见面部表情肌的三维立体运动是必需的。正是口轴才使得一个人将面部、唇部、下颌、口裂和前庭的常规动作整合到一起。口轴负责监测口腔前庭内容物的变化并控制口腔内的压力。口轴有助于产生无数的精确运动，包括说话和发声，以及发出粗糙刺耳的声音和调节和谐的乐音及轻柔的低语。口轴也有助于产生各种有意识的动作，如咬、尖叫、大喊、哭泣、咀嚼、饮水、吐、吮吸、吞咽和吹口哨的动作。面部所有的表情，无论是稍微满足、高兴或下定决心的样子，还是扭曲夸张的悲伤、痛苦和不满的样子，无论是对称的还是不对称的，都是通过复杂而精确的口轴位移来实现的[17]。这些复杂的口轴运动部分是由口轴内 3 层肌肉排列形成的：颊肌、提口角肌和颧大肌。

口轴的很多运动看起来涉及上述 9 块肌肉（不是全部的话，见上文），并取决于上、下牙齿之间的间隙（即口腔间隙）。当唇间隙和牙齿间隙变到最大将近 4cm 时，口轴会占据牙齿间的间隙，并向口角移动约 1cm，这时口轴就会变得固定不动。当嘴张大时，鼻唇沟会拉长、变直，而下方的唇下颌沟（木偶纹）会变浅而弯曲。当嘴唇闭合，牙齿咬紧时，口轴在各个方向上只能移动几毫米。当上、下牙距离 2 ~ 3mm 时，口轴的活动度最大，就像我们说话时。当嘴巴部分张开时，口轴的肌肉运动会进一步增强，通过直接唇部缩肌（提上唇肌和降下唇肌）使颊部一起产生运动（图 15.8b）。嘴唇所有精细而复杂的动作，都是通过口轴表情肌时时刻刻有意或无意的细微而迅速地收缩引起的。

相当数量的口轴内纤维直接由不同的颊肌纤维组成，颊肌属于咀嚼肌，同时也组成口轮匝肌深层固有纤维复合体的一部分。实际上，颊肌并不是典型的面部表情肌，它是一种深而薄的四边形肌肉，横跨上颌骨和下颌骨之间的间隙，形成面颊的深层肌肉（图 15.8b）。颊肌后方起自上颌骨和下颌骨的牙槽突的外表面，位于下颌体和下颌升支的交界处，正好位于最后一个磨牙的后内侧以及翼下颌缝和翼下颌韧带处（图 15.10）。翼下颌缝从翼突内侧延伸至下颌骨内表面，代表了颊肌和咽上缩肌之间的交界处（图 15.8b、图 15.10）。颊肌有 4 条肌束：起始于上颌骨的上肌束，从翼下颌缝延伸来的中央束，以及 2 条起自下颌骨的下肌束。上肌束从第 3 上磨牙的后方向前走行，位于唇颊黏膜下，汇聚到口轴。同样在口轴内，颊肌的中央束与口轮匝肌相交织。颊肌的两条下肌束从下方插入到上唇的口轮匝肌，颊肌的上肌束向下插入到下唇的口轮匝肌，上、下肌束相互交叉后，分别止于上、下唇。然而，颊肌的最上方肌束（上颌部分）和最下方肌束（下颌部分）继续向前走行，分别止于上唇和下唇相应的部位，而不与口轮匝肌交叉，起到"荷包线"的作用（图 15.8b）。当颊肌穿过颊部和口轴时，一部分肌纤维向内走行止于颊黏膜[4]。

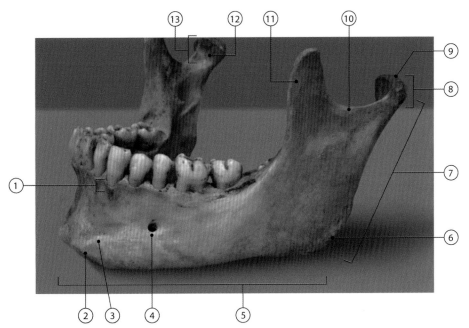

图 15.10　下颌骨的前外侧面和内侧面的体表标志：1. 牙槽突；2. 颏隆突；3. 颏结节；4. 颏孔；5. 下颌骨体；6. 下颌角；7. 下颌骨升支；8. 下颌骨髁突；9. 下颌头；10. 下颌切迹；11. 冠状突；12. 下颌颈；13. 下颌骨髁突。

（Adapted from Brennan PA, Mahadevan V, Evans BT, Clinical Head and Neck Anatomy for Surgeons, CRC Press: Boca Raton, FL, 2016, with permission.）

颊肌的功能是咀嚼时使颊部贴近牙龈和牙齿，使食物待在牙齿之间，防止食物存留在颊龈沟内，另外颊肌还可以帮助舌头在咀嚼时引导食物保持在牙齿之间。当口腔闭合时，牙齿有时会在颊黏膜表面滑动，这时的颊黏膜需要远离牙齿的咬合面，否则人就会不经意地咬住颊黏膜的内表面。

颊肌的收缩还可以避免在口腔盛满空气、液体或固体时，颊部因口腔内正压而过度膨胀。颊肌有助于从唇间慢慢吐出口腔内积聚的液体、固体或空气，如吐痰、吹气球或吹奏乐器时（buccinator是拉丁语，指的是小号手）（图15.8b）[4]。

提口角肌和降口角肌在深部颊肌和口轮匝肌的表面形成另一层肌肉纤维，分别位于口角的两侧。提口角肌和降口角肌纤维在口角处相互交叉，然后再彼此分开。提口角肌向下进入下唇，止于下唇中线附近的皮肤。降口角肌以同样的方式进入上唇，止于上唇中线附近的皮肤。上、下唇这些横向的表浅纤维与提上唇肌、颧大肌和降下唇肌纤维相交织。另外，还有一些唇部口轮匝肌的固有纤维，从皮肤斜向穿过唇部，止于黏膜。最后，还有大量口轮匝肌纤维附着在上颌骨的牙槽突、鼻唇沟和鼻翼处以及上方的鼻中隔和下方的下颌骨牙槽突上，使口轮匝肌最高到达鼻子和鼻唇沟，最低到达颏唇沟。

治疗口周纹时的药品稀释方法（见附录3）

唇部及口轮匝肌的 OnaBTX-A 治疗必须注射在皮内，进行最小剂量的注射[19]。由于唇部可能有多条垂直型皱纹，所以高浓度的 OnaBTX-A 一般不容易在口轮匝肌表面发生扩散。为了使 OnaBTX-A 分布均匀，每瓶 100U 的 OnaBTX-A 可以用 2 ~ 4mL 的生理盐水进行配置。这样，当皮内注射时，大量低浓度的 OnaBTX-A 可以在口轮匝肌表面均匀散开。低剂量的 OnaBTX-A 皮内注射可避免口轮匝肌深层纤维的括约肌功能及上、下唇提肌和降肌的协同功能受到影响[20,21]。然而，也有一些经验丰富的专业注射医生仍旧使用 1mL 生理盐水配置每瓶 100U 的 OnaBTX-A，然后进行口周皱纹的治疗。

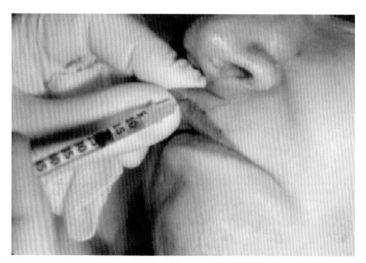

图 15.11 　患者 59 岁。在口轮匝肌唇缘部和外周部的交界处注射 OnaBTX-A，治疗过程还是非常痛苦的

治疗剂量：口周纹的治疗方法（该做什么及不该做什么）（见附录 4）

鉴于口轮匝肌及其功能的复杂性，唇周 OnaBTX-A 注射只能由经验丰富的注射医生进行操作。应该对每个患者都进行单独的评估，施行个性化治疗，因此并不需要按照标准化的注射点位。OnaBTX-A 应该注射到最大的肌肉收缩处，即皱纹最深的部位。这一点对于唇部皱纹双侧不对称的患者尤为重要。口周皱纹取决于口轮匝肌浅层纤维在该位置（即该象限）的收缩强度，这种收缩强度因人而异。

患者取坐位或半卧位，在上、下唇的外周部皮内注射 OnaBTX-A 1 ~ 2U，注射深度不要超过真皮 – 皮肤交界处。这个层次正好为口轮匝肌的表浅纤维。注射后局部形成皮丘说明注射层次正确。注射的位置应该在口轮匝肌的外周部和唇缘部交汇处，此处是这两部分肌肉止于真皮的唯一位置，即唇红缘的"曲棍球棒"点 [1]（图 15.8b）。此处 OnaBTX-A 的注射要比在距唇红缘 2 ~ 4mm 的外周部注射疼得多（图 15.12）。

另一种更精确的注射技术是注射者站在患者身后（图 15.13a、b）。用非注射手绕过患者的头部，用拇指和食指捏住嘴唇，将嘴唇适当掀起。用手指捏住患者嘴唇造成的轻度不适感可减轻

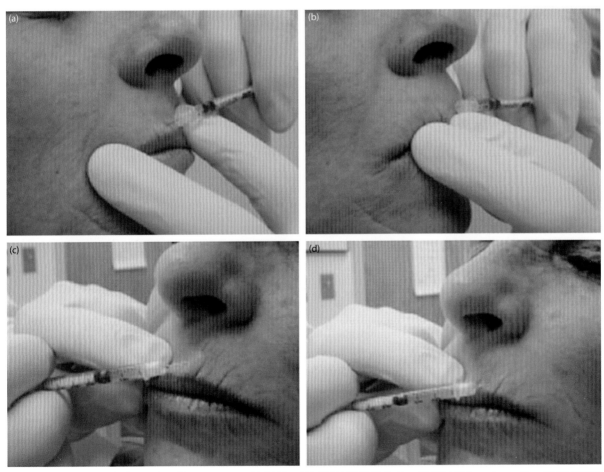

图 15.12（a ~ d）患者 53 岁，将 OnaBTX-A 注射到口轮匝肌外周部的中央，距唇红缘 2 ~ 4mm 处，疼痛感较轻（与图 15.5 中的患者相同）

OnaBTX-A 注射时的疼痛感。注射手从头部对侧的上方接近唇部，在距离唇红缘 2 ~ 4mm 的白唇处，用 30 号或 31 号针头呈 45° 进针注射。将针尖插到唇红缘"白边"的下方，即"曲棍球棒"点处。同时用注射手的拇指和食指稍用力捏住嘴唇，皮内注射 OnaBTX-A 1U 或 2U。只需注射到皮内使口轮匝肌的表浅纤维松弛即可，避免累及上唇缩肌的深层纤维，预防意外并发症的发生。注射得越浅，疼痛感越重，不论注射的是什么产品，也不论注射点在什么位置。在整个唇周重复上述"挤压和注射"的操作。而当注射下唇时，从患者身后转出，面向患者站立，用非注射手的拇指和食指捏住下唇，针头从下方靠近下唇，在唇红缘下方 2 ~ 4mm 处，用 30 号或 31 号针头以小于 45° 的角度刺入白唇皮肤。将针尖向上插进唇红和白唇交界处"白边"的上方，稍用力捏住下唇，同时注射 OnaBTX-A 1U 或 2U（图 15.13c、d）。建议在初次治疗时，上、下唇任何一个象限 OnaBTX-A 的注射量都不超过 2U。根据皱纹的严重程度，在双侧唇部对称性地表浅注射 1 ~ 3 点。上唇 OnaBTX-A 的注射剂量在任何时候都不要超过 10U。不要在人中的中央直接注射 OnaBTX-A，以免造成人中嵴变平。如果下唇的皱纹没有上唇皱纹那样深，要减少下唇的 OnaBTX-A 注射剂量，每侧唇部不超过 2U，整个下唇总剂量共 4U，尤其是在初次治疗时。建议双侧唇部对称性治疗。在上、下唇 4 个象限内同时进行注射，可使口轮匝肌的肌力减弱程度双侧保持一致。这有助于口周肌肉很容易适应唇部肌力和感觉的变化，从而保持唇部整体括约肌功能的完整性 [21]。根据皱纹的数量和深度，每个象限内的注射剂量可不一致。由于只需要对口轮匝肌的表浅纤维进行治疗，所以每个象限内只进行 2 点皮内注射 OnaBTX-A 1 ~ 2U，就足以有效减少唇部皱纹，并保持唇部运动的对称性和唇部的正常功能 [20-22]。对于多年反复注射 OnaBTX-A 治疗的患者，注射医生也对患者很熟悉，再次注射时可以稍微提高 OnaBTX-A 剂量，有时每侧唇部的每点注射可达 3U（图 15.14、图 15.15）。

　　曾经有文献报道，有些医生会使用一些不同的 OnaBTX-A 注射方法，上、下唇的注射点位多达 10 ~ 11 个，注射位置通常在肌肉收缩最强处（图 15.16）[23]。但是这种大剂量多点位 OnaBTX-A 的注射方法并不适合大多数患者。在一项剂量范围研究中，应用两种固定剂量（7.5U 和 12U）的 OnaBTX-A 对 60 名女性的上、下唇进行治疗，高剂量（12U）的患者似乎比低剂量（7.5U）的患者更容易发生不良反应 [24]。这就是为什么患者在接受肉毒素（BoNT）治疗 2 ~ 3 周后必须进行复诊，以便于医生判断患者是否存在双侧不对称或唇部功能异常 [21,22]。

　　研究发现，对于那些唇部已接受软组织填充剂注射的患者，注射 OnaBTX-A 还可以延长填充剂的效果维持时间，这是因为正常情况下，OnaBTX-A 会减少肌肉的持续收缩，减轻唇部运动对填充物造成的压力 [21,22,25]。通常情况下，当填充剂与 OnaBTX-A 在唇部或面部其他部位联合应用时，应该先注射 OnaBTX-A，然后再注射填充剂。理论上来讲，这样操作可以使 OnaBTX-A 在其他填充剂注射之前就与目标肌肉进行充分结合。如果先注射填充剂，再注射 OnaBTX-A，OnaBTX-A 就有可能注射到填充剂内，而不是目标肌肉内，这样要么使 OnaBTX-A 的浓度降低，要么使 OnaBTX-A 扩散，会影响到任何一种方法的最终治疗效果。当需要其他美容治疗与 OnaBTX-A 联

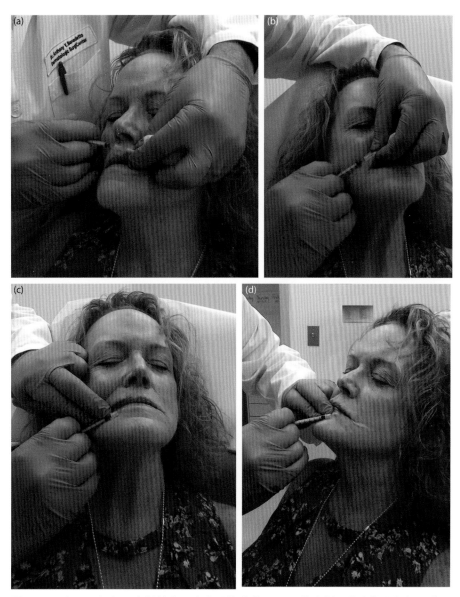

图 15.13　（a、b）上唇注射技术。注意手指的位置，用非注射手的食指和拇指捏住上唇，针头从患者背后靠近，从唇红缘上方 2 ~ 4mm 的白唇进针，针尖插到唇红缘下方，注射形成皮丘。（c、d）转到患者的前方，下唇注射方法是一样的

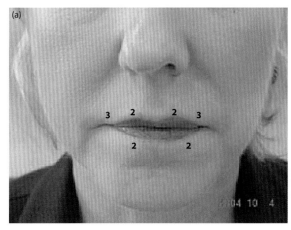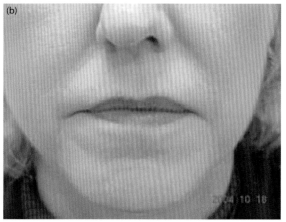

图 15.14　患者 47 岁。（a）治疗前放松时的状态。（b）第 3 次 OnaBTX–A 治疗口周垂直纹后 2 周，放松时的状态，唇红变得轻度饱满，唇红缘轻度外翻

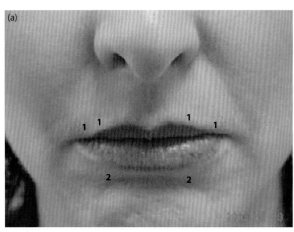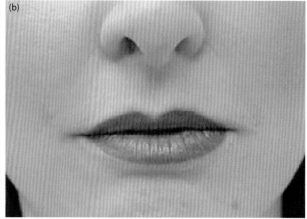

图 15.15　患者 47 岁。（a）治疗前放松时的状态。（b）第 4 次 OnaBTX-A 治疗口周垂直纹后 2 周，放松时的状态，唇红变得轻度饱满，唇红缘轻度外翻

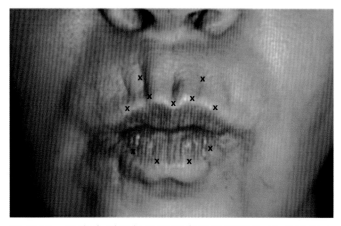

图 15.16　治疗个别唇部严重深度皱纹采取的 11 点注射方法。通常不建议在上唇中央注射任何肉毒素（BoNT），因为这样容易使人中变平。（See further Reference Smychyshyn N, Sengelmann R. Botulinum toxin a treatment of perioral rhytides. Dermatol Surg 2003; 29: 490–495.）

合进行时，例如激光或其他能量治疗甚至外科手术，都应该在 OnaBTX-A 治疗前完成所有的美容治疗。这是由于这些美容操作大部分需要不同的体位，如仰卧、俯卧或者斜卧，这些体位会影响到 OnaBTX-A 的治疗效果，并最终产生一些不良反应。

　　上唇 OnaBTX-A 注射的总剂量不应超过 10U[24]，下唇的总剂量不应超过 6U，除非医生非常了解患者，过去也曾使用大剂量的 OnaBTX-A 对患者成功进行过治疗，而且也没有出现任何并发症（图 15.17 ~ 图 15.19）。

口周纹的治疗效果（结果）（见附录 5）

　　在面部所有治疗皱纹的部位中，口周治疗的效果是最不稳定的，无论采用哪种治疗方法，包括 OnaBTX-A 注射。即便如此，口周仍是面部美容患者要求治疗最多的部位。

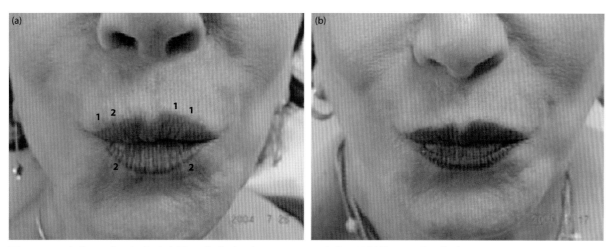

图 15.17　患者 56 岁。(a) 治疗前噘嘴时。(b) OnaBTX-A 治疗口周皱纹 3 周后噘嘴时

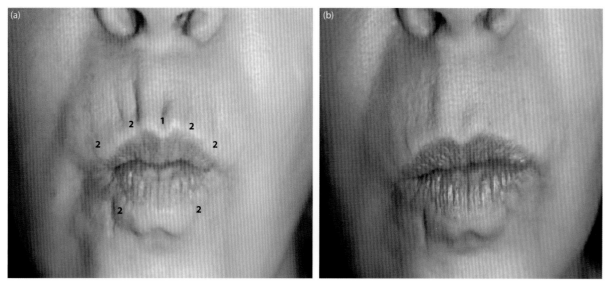

图 15.18　(a) 患者 59 岁，噘嘴时口周皱纹加重。该患者既往曾接受过至少 4 次 OnaBTX-A 治疗。(b) OnaBTX-A 治疗 5 周后噘嘴时的状态，唇部变得轻度饱满，唇红缘轻度外翻

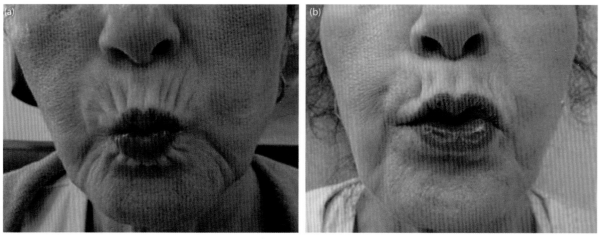

图 15.19　患者 68 岁。(a) 治疗前噘嘴时。(b) OnaBTX-A 治疗后 3 周噘嘴时的状态。该患者治疗后表现出一定程度的噘嘴功能障碍

如果唇部 OnaBTX-A 注射能达到预期的效果，垂直皱纹能够得到满意的治疗，就可以显著改善患者的整体容貌和外观。另外 OnaBTX-A 注射除了可以松弛口轮匝肌的表浅纤维，减轻唇部的皱纹外，还可以使人中轻度变宽，唇红明显外翻，从而产生迷人的"假性"丰唇效果（图 15.14、图 15.15 和图 15.18）[20,21,23,24]。很多人认为，唇红缘白边处 OnaBTX-A 注射可取得假性丰唇、红唇外翻的最佳效果（图 15.11）。然而，这种方法通常对患者而言是非常痛苦的。如上所述，在上唇或下唇唇红缘上、下几毫米的位置注射 OnaBTX-A 也可以实现类似的丰唇和唇外翻效果（图 15.12）[20]。

OnaBTX-A 只能减轻口周的动态性皱纹，而不能减轻由光损伤和衰老引起的静态性皱纹（图 15.4）。对于静态性皱纹和日光性弹性组织变性，软组织填充剂、激光和能量治疗、各种皮肤磨削术，在合适的时候联合 OnaBTX-A 注射，会取得更好的治疗效果[21,25,26]。由于唇部 OnaBTX-A 注射所用剂量较低，因此治疗效果通常仅能维持 2 个月多一点儿，最多不会超过 4 个月[24]。

治疗口周纹时的并发症（不良后遗症）（见附录6）

口周是面部 OnaBTX-A 注射最困难的部位，很少不发生并发症。这是因为，口轮匝肌不像眼轮匝肌，后者只有一组拮抗的提肌（额肌）和几组协同的降肌（皱眉肌、降眉间肌和降眉肌），而口轮匝肌与来自不同方向的直接和间接唇部缩肌和唇部外翻肌的肌纤维交织在一起，使得注射的 OnaBTX-A 很容易扩散到任何一条或一组相邻的提肌或降肌中。因此，势必会发生一些不良反应或者功能障碍。

使用大剂量的 OnaBTX-A（上唇 ≥ 8U、下唇 ≥ 6U）治疗会使患者在吹口哨或接吻时出现噘嘴困难（图 15.19）。在普通人群中，轻微的不对称性微笑比较常见（见第 14 章露龈笑内容和第 15 章下唇不对称微笑内容）。这种不对称性微笑也可由双侧唇部 OnaBTX-A 注射剂量和注射点位不对称造成。OnaBTX-A 注射过量的话会出现各种功能障碍，包括但不限于特定字母（如 M、F、B、P、V、W、O 和 U）发音障碍及某些声音或单词的发音障碍。另外还会导致不自主的咬舌、咬颊部和咬唇，甚至嘴唇感觉异常，以及伴有人中变平。唇部的本体感觉也可能会出现障碍，使得涂唇膏、吹口哨、亲吻或刷牙等动作变得困难。还可能伴随双唇无法紧闭，无法有效防止空气、液体甚至食物外溢。当用玻璃杯或茶杯喝水、用吸管饮水或用汤匙进食时会发生液体外溢，导致液体从口腔内流出[24,27-29]。发生固体和食物从口腔外溢更容易令人感到尴尬。OnaBTX-A 治疗后出现的噘嘴动作受限可能会持续 2 ~ 4 周。因此，永远不要对某些特定类型的人实行 OnaBTX-A 唇部治疗，例如音乐家和乐器演奏家，或那些经常唱歌的人（例如教堂唱诗班或舞台上的歌手）。其他应该避免唇部 OnaBTX-A 治疗的人还包括潜水员、公共演讲者（特别是电视和广播播音员）、看狗人和动物训练员，因为他们经常需要吹口哨，发出精细的声音，以加强动物的学习反射。

科恩（Cohen）等的剂量研究表明，大多数不良反应似乎具有剂量依赖性，包括嘴唇麻木无力、进食困难和无法接吻、唇部干燥、唇部肿胀以及嘴唇和口腔的活动能力下降。在 OnaBTX-A 治疗剂量超过 12U 的患者中，有 15% 出现了唇部运动和功能障碍（唇部干燥、流感样综合征、上唇淤青和口腔活动能力下降），症状会一直持续 20 周以上 [27]。

　　因此，唇部一定不要进行大剂量的 OnaBTX-A 注射，不能像眶周那样，可以适时增加治疗剂量，这样做毫无疑问会引起上述那些并发症。重要的是要明白，口轮匝肌 OnaBTX-A 成功治疗的安全剂量范围非常有限。如果每个象限注射 2U 的 OnaBTX-A，对患者的唇部治疗效果良好，也没有任何不良反应，那么再额外追加 1U 或 2U 的 OnaBTX-A 就会引起前述的各种副作用。最难以忍受的不良反应是微笑时双侧不对称和嘴唇括约功能失控，导致食物和液体外溢、发音和语言障碍。因此，如非必需，一定不要在上唇或下唇再额外追加 1U 的 OnaBTX-A 来改善治疗效果或延长治疗效果持续时间。可以在 2 ~ 3 周患者复诊时，再补充注射几单位，或者在随后的每一次 OnaBTX-A 治疗中，尝试逐渐增加剂量（每次 OnaBTX-A 不超过 1U）和增加注射点数量（每次 1 个注射点）（图15.20）。当 OnaBTX-A 注射方法不正确，或在注射过程中丢失了部分药液，使 OnaBTX-A 不能充分接触到目标肌肉，则可能导致治疗效果不均匀（图 15.20）。避免将 OnaBTX-A 注射得过于靠近口角，这样会导致口角功能障碍、嘴唇闭合不全、微笑时双侧不对称、言语失常、流涎和流口水，甚至固体食物外溢。

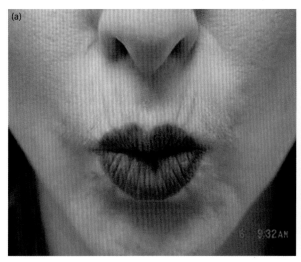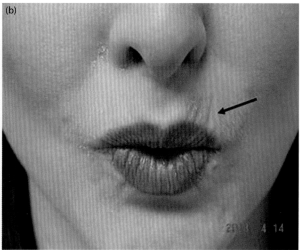

图 15.20　患者 43 岁。（a）治疗前噘嘴时的状态。（b）初次 OnaBTX-A 治疗口周皱纹后 3 周噘嘴时的状态。注意唇部左上象限（箭头所示）由于治疗不充分而皱纹仍旧存在

　　在面部所有 OnaBTX-A 注射治疗部位当中，唇部注射是最疼的。注射得越表浅（即皮内注射），疼痛程度就越大。冰敷和局部使用表麻药膏可以减轻这种注射过程中的疼痛。提前告知患者治疗后存在的潜在副作用和治疗过程中出现的疼痛，似乎并不能吓退这些治疗唇纹的患者。不同的是，口周的表浅注射并不会像眶周表浅注射那样容易引起瘀斑。

　　图 15.21 ~ 图 15.26 展示了另外一些使用 OnaBTX-A 治疗口周皱纹的案例。

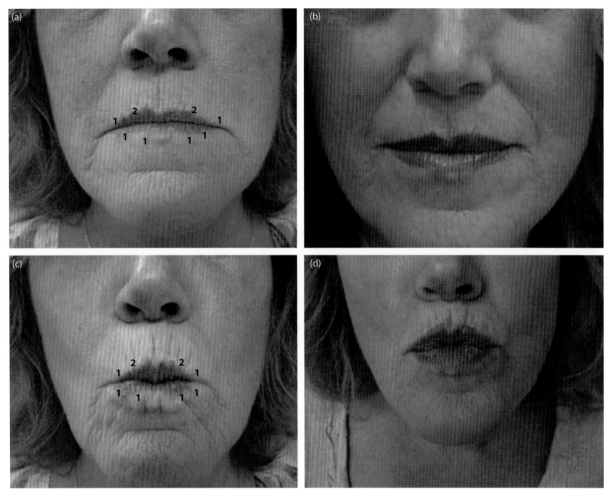

图 15.21 （a）患者 53 岁，存在较深的口周皱纹和重度的日光性弹性组织变性。治疗前放松时。（b）OnaBTX-A 治疗后 2 周放松时的状态，唇部变得略微饱满且唇红缘轻度外翻。（c）治疗前噘嘴时。（d）OnaBTX-A 治疗后 2 周噘嘴时。一些持续存在的皱纹属于静态性皱纹，是由光老化引起的

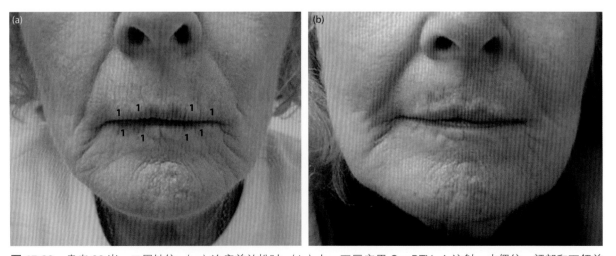

图 15.22 患者 66 岁，口周皱纹。（a）治疗前放松时。（b）上、下唇应用 OnaBTX-A 注射，木偶纹、颏部和下颌前区应用透明质酸填充后 1 个月放松时的状态

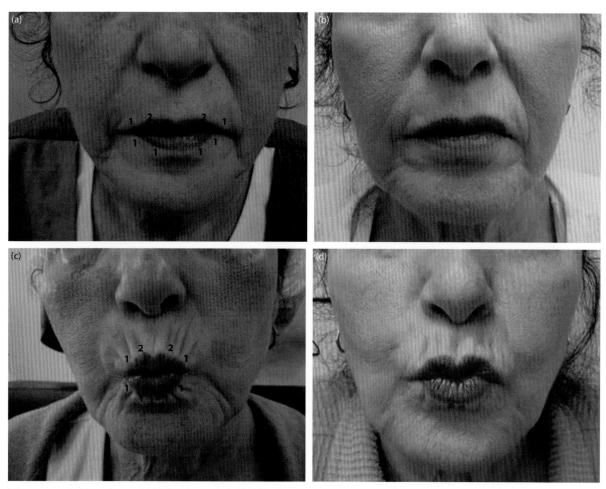

图 15.23　患者 68 岁，口周皱纹。（a）治疗前放松时。（b）OnaBTX-A 治疗后 2 周放松时，唇部变得略微饱满且唇红缘轻度外翻。（c）治疗前噘嘴时。（d）OnaBTX-A 治疗后 2 周噘嘴时

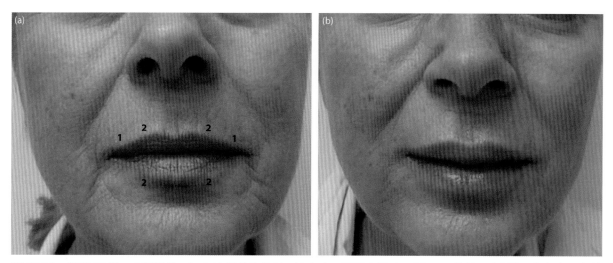

图 15.24　患者 57 岁，口周皱纹。（a）治疗前放松时。（b）上、下唇应用 OnaBTX-A 注射，木偶纹、颏部和下颌前区应用透明质酸填充后 2 个月放松时的状态

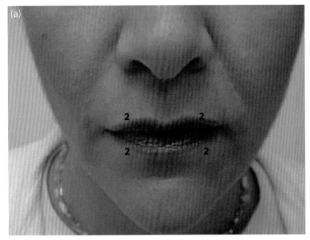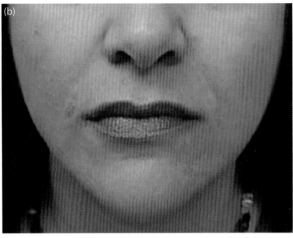

图 15.25　患者 44 岁，口周皱纹。（a）治疗前放松时。（b）OnaBTX–A 治疗后 2 周放松时，唇部变得略微饱满且唇红缘轻度外翻

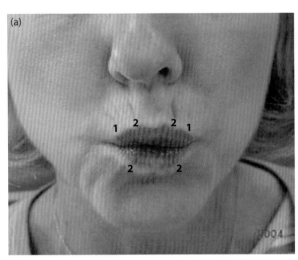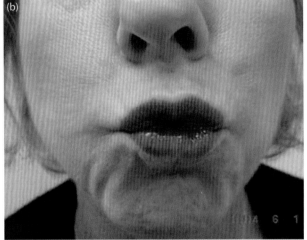

图 15.26　患者 47 岁，口周皱纹。（a）治疗前噘嘴时。（b）OnaBTX–A 治疗后 3 周噘嘴时。患者颏肌和颈阔肌未接受治疗，注意出现的颏部凹陷和颏周皱纹

口周纹注射治疗的注意事项

（1）OnaBTX–A 治疗只能减少唇部动态性皱纹，因此治疗前对患者进行彻底而准确的评估是取得成功的关键。

（2）应用 OnaBTX–A 治疗口轮匝肌亢进的表浅纤维，可以减轻皮肤表浅皱纹，使唇红外翻，起到丰唇的效果。

（3）唇部应该采用小剂量高浓度的 OnaBTX–A 皮内注射进行治疗，每次治疗后 2 ~ 3 周让患者来院复诊。唇部 OnaBTX–A 治疗必须采用皮内注射技术，因为唇部治疗后并发症的发生率、严重程度和持续时间具有技术依赖性。

（4）唇部 OnaBTX–A 治疗时 4 个象限均应进行对称性注射。每个注射点的注射剂量可不同，注射时针尖应位于唇红缘的正下方。

（5）下唇 OnaBTX-A 治疗相对于上唇要保守，注射剂量要低，以避免影响正常的唇部功能。人中基底 OnaBTX-A 注射会使人中轮廓变平。

（6）OnaBTX-A 注射时不要太靠近口角，以免引起口角功能障碍、嘴唇闭合不全、不对称微笑、流口水甚至流涎。

（7）治疗前使用冰敷或表麻药膏，可减轻注射时的痛感。

下唇不对称微笑

前言：问题评估和患者选择

很多男女天生就存在不对称微笑（见上文的双侧不对称内容和露龈笑内容，以及图 15.27 ~ 图 15.29）。这也可能是家族遗传的表现（图 15.30）。微笑时双侧不对称的人常常会感到很尴尬，尤其是在社交场合。就像露龈笑一样，这些人都不愿在公共场合露齿微笑，当在别人面前大笑或微笑时，常常会想方设法掩住自己的嘴巴。那些有一定社会地位或职业地位的人，尤其对自己这种明显的"不自然笑容"颇为在意。很多人宁愿照相时不笑，甚至会回避社会交往中的拍照活动。

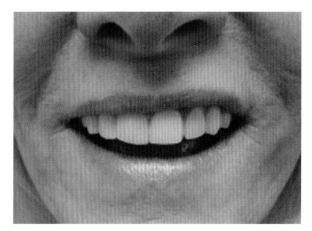

图 15.27　患者 55 岁，女性，左侧上唇提肌群功能亢进引起的不对称微笑

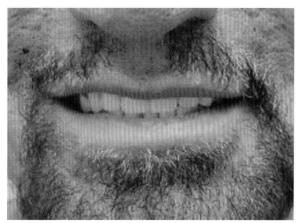

图 15.28　患者 62 岁，男性，右侧上唇中央提肌群功能亢进引起的不对称微笑

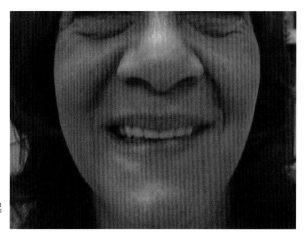

图 15.29　患者 61 岁，女性，右侧降下唇肌功能亢进引起的不对称微笑

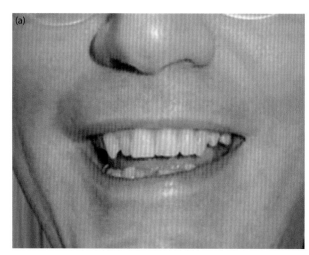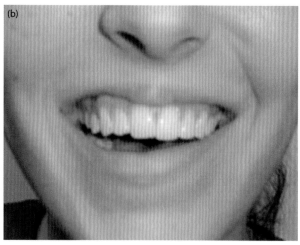

图 15.30 （a）父亲（55 岁）。（b）女儿（20 岁）。都表现出相同类型的不对称微笑，主要由右侧降下唇肌功能亢进引起的。女儿右侧上唇也表现出不对称微笑，伴随同侧鼻唇沟加深

下唇不对称微笑的功能解剖学（附录 2 ）

　　无论一个人具有什么类型（颧肌型、犬齿型或全齿型）的微笑，如果双侧不对称或笑容不自然，就会引起一定的焦虑，男女都一样[30-33]。不对称微笑的发生可由任何一侧的上唇或下唇肌肉节段性肌力减弱或功能亢进引起。如果不对称出现在上唇，单侧或双侧的一条或多条上唇提肌，或上唇口轮匝肌的一部分可能受累（见本章前面的露龈笑内容）。如果不对称出现在下唇，通常是由降下唇肌的单侧功能异常造成的，一侧降下唇肌通常比对侧肌力弱或强，可伴有或不伴有部分口轮匝肌受累。下唇的不对称更容易矫正，因为与复杂的提上唇肌群不同，下唇的问题常常由降下唇肌或偶尔由降口角肌功能亢进引起，很少两者同时受累[33]。理论上也可累及一侧或部分的下唇口轮匝肌纤维。

　　降下唇肌是一块四边形肌肉，起自颏孔下方，下颌骨体外侧面的斜线，位于颏联合和颏孔之间。作为唇部的一种直接缩肌，降下唇肌纤维向上和向内走行，覆盖颏孔，直接止于下唇的皮肤和黏膜，与对侧的降下唇肌和部分口轮匝肌纤维交织在一起。该肌肉向下、向外与颈阔肌（唇部）相连（图 15.31）。在起点处，降下唇肌约 3cm 宽，外侧与降口角肌重叠 1 ~ 2cm。在止于下唇缘之前，宽度缩小到大约 2cm。

　　降下唇肌的作用是当一个人咀嚼、饮水、微笑、大笑或说话时，将下唇向下牵拉并使唇红轻微外翻。不然的话，人们在做这些动作时会咬到下唇。两侧降下唇肌应该对称性同时收缩。但有些人并不总是这样。降下唇肌是人类表达悲伤、讽刺、忧郁和怀疑表情的肌肉之一。

治疗下唇不对称微笑时的药品稀释方法（见附录 3 ）

　　由于口周肌肉纤维广泛交织在一起，OnaBTX-A 对其中单独一块肌肉的治疗效果取决于毒素不能弥散到注射区域或目标肌肉之外。因此，口周肌肉注射应该采用少量高浓度的 OnaBTX-A。有经验的医生一般只用 1mL 生理盐水来配制 1 瓶 100U 的 OnaBTX-A。

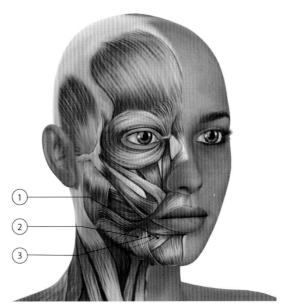

图 15.31　降下唇肌是一块位于颏部的方形深层肌肉，可牵拉下唇外侧部分向下，并使唇红轻度外翻。它是唇部的一种直接缩肌，直接止于皮肤和黏膜，部分纤维与外周口轮匝肌和颈阔肌（唇部）有交织。1. 降下唇肌；2. 降口角肌；3. 颈阔肌唇部

治疗剂量：下唇不对称微笑的治疗方法（该做什么及不该做什么）（见附录 4）

　　通常情况下，一侧面部单独一条肌肉功能亢进，无论是原发性的还是继发性的，都可以通过注射 OnaBTX-A 来减弱肌力，矫正双侧不对称（图 15.32）。根据造成不对称的肌肉类型、位置和肌力大小，建议注射医生准确识别出受累的肌肉，并确定矫正不对称所需的 OnaBTX-A 剂量。每个患者的问题都应该单独评估，并根据患者原有解剖结构的不对称程度来制定合适的治疗方案。当治疗下面部肌肉时，只使用最小剂量的 OnaBTX-A，就能产生理想的长期治疗效果。通常使用 4 ~ 5U 的 OnaBTX-A 就可以获得不错的结果。

　　注射时患者取坐位或半卧位，同时用力收缩待治疗的肌肉。通常情况下，造成不对称微笑的原因是降下唇肌功能亢进。当患者用力微笑时，可以很容易地看到功能亢进的肌肉的位置（图 15.32a、c）。针头应垂直穿过皮肤，直接进入肌腹最厚的部位。注射位置应位于颏唇沟的下方，口轮匝肌的下缘。通常情况下，2 ~ 4U 的 OnaBTX-A 就足以削弱功能亢进的降下唇肌，矫正双侧不对称微笑（图 15.32、图 15.33）[33,34]。缓慢而小心地注射可减轻疼痛和减少 OnaBTX-A 向远处的扩散，预防不良后遗症的发生。

下唇不对称微笑的治疗效果（结果）（见附录 5）

　　当问题评估准确，并确定了 OnaBTX-A 的治疗剂量后，在肌肉功能亢进的一侧进行面部注射，可矫正双侧不对称的问题（图 15.32、图 15.33）。单次治疗后的效果可维持 5 个月以上[33]。最好使用低剂量的 OnaBTX-A 进行治疗，当患者 2 ~ 3 周复诊时可进一步补充注射。治疗时要保守，尽管治疗效果可能不太彻底，但会让医生和患者清楚地了解到治疗措施是否合适[34]。然后才能有信心进

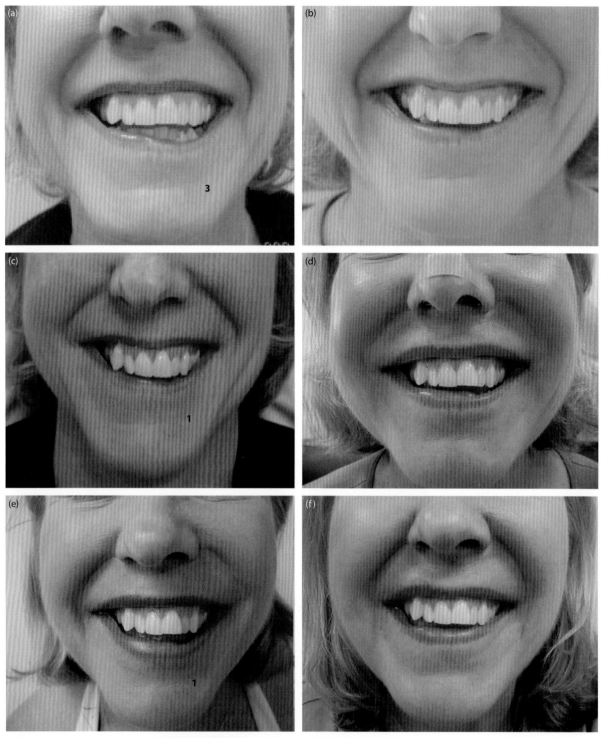

图15.32　患者47岁，女性，原发性不对称微笑。（a）治疗前。（b）左侧降下唇肌注射3U的OnaBTX-A，治疗后3周。（c）3个月后，额外补充注射OnaBTX-A 1U。（d）第2次补充注射后4个月。（e）第2次治疗效果维持了8个月，再次补充注射OnaBTX-A 1U。（f）患者第3次治疗后7个月

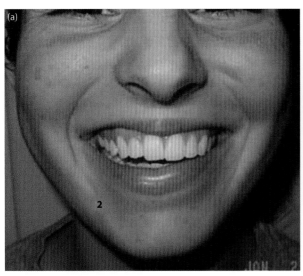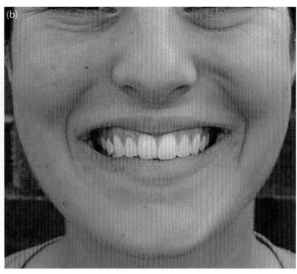

图 15.33　患者 22 岁，女性，原发性不对称微笑。（a）治疗前。（b）右侧降下唇肌第 2 次接受 OnaBTX-A 2U 治疗后 4 个月，注意下牙不再外露

行 OnaBTX-A 补充注射，彻底解决问题，使医患双方都满意。下面部肌肉细小，各条肌肉交缠在一起，边界不清，功能也不会完全一致[35]。嘴的形状和轮廓以及双侧是否对称取决于每个人的口周肌肉功能。当存在明显的双侧不对称时，1 ~ 2U 的 OnaBTX-A 可以有效调整口周肌肉的收缩和各肌肉之间的相互作用。

在贝内代托（Benedetto）的一项研究[33] 中，4 名女性和 1 名男性接受了下唇不对称的治疗。4 名患者为右侧降下唇肌功能亢进，1 名患者为左侧降下唇肌功能亢进。其中 4 名患者知道自己在出生时或幼年时就存在双侧不对称微笑，另 1 人不知道自己存在不对称微笑。所有患者仅使用 1 ~ 3U 的 OnaBTX-A 来治疗不对称微笑的问题。治疗后 1 周，患者的微笑就变得水平对称，治疗效果可维持 6 ~ 7.5 个月，即使后期每次治疗剂量会减少，但治疗效果维持时间有可能会更长，这种简单的门诊治疗方法使合适的患者不需要再像过去那样只能选择有创的手术方法来治疗[34]。

下唇不对称微笑治疗的并发症（不良后遗症）（见附录 6）

对下面部问题的错误判断会导致治疗效果不佳，有时出现不良后果，使患者烦恼，甚至造成功能障碍。因此，对面部治疗区域的肌肉解剖和功能的完全掌握对 OnaBTX-A 治疗是绝对必要的。对于目前一些认识不明确的问题显得尤其重要，因为没有成熟公认的治疗方法，如眉间纹和鱼尾纹治疗那样。原发性或医源性的不对称需要进行个体化治疗，因此对功能解剖的了解至关重要。尤其是在下面部，任何问题的过度治疗，都有可能造成不良后果。在任何不对称微笑的治疗中，多注射 1 ~ 2U 的 OnaBTX-A 都可能造成微笑僵硬和口腔括约功能障碍等并发症，引起进食、饮水、吞咽和言语表达困难。

图 15.34 ~ 图 15.36 展示的是 OnaBTX-A 治疗不对称微笑的不同案例。

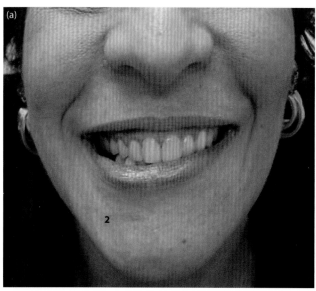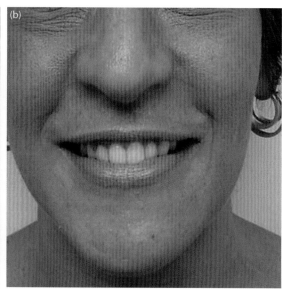

图 15.34　患者 55 岁，原发性双侧不对称微笑。（a）治疗前。（b）右侧降下唇肌 OnaBTX-A 2U 注射后 3 周，注意唇红缘外翻现象

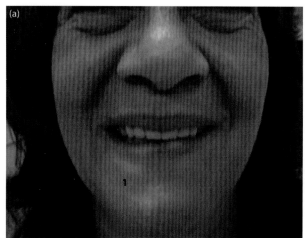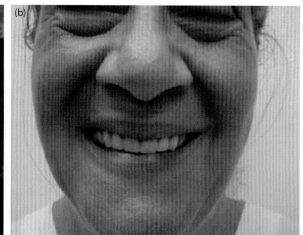

图 15.35　患者 61 岁，原发性双侧不对称微笑。（a）治疗前。（b）右侧降下唇肌 OnaBTX-A 1U 注射后 5 个月

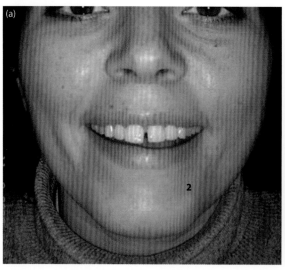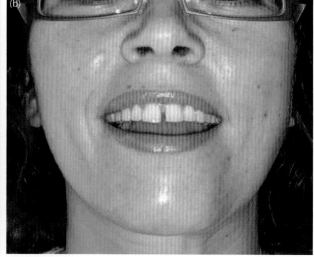

图 15.36　患者原发性双侧不对称微笑。（a）治疗前。（b）左侧降下唇肌 OnaBTX-A 2U 治疗后 2 个月

不对称微笑治疗的注意事项

（1）了解待治疗肌肉的功能解剖。

（2）将最小剂量的 OnaBTX-A 直接注射到功能亢进肌肉的肌腹内。

（3）初次治疗应当使用低剂量的 OnaBTX-A 进行保守治疗，以便于确认治疗方案的正确性。

（4）所有接受 OnaBTX-A 治疗的患者，无论是初次治疗还是后期治疗，都必须在 2 ~ 3 周后进行重新评估，以明确治疗效果并监测患者对治疗结果的满意度。

（5）每位患者都要进行单独评估和治疗。没有任何两名患者的问题是完全一样的，因此不能以同样的方式进行治疗。

（6）每次治疗前都要重新评估每个患者的情况，因为后期的注射剂量会随着治疗肌肉的反应和恢复情况而改变。

（7）治疗效果持续时间比较长，后期的每次治疗维持的时间会更长。

口角沟纹

前言

随着年龄的增长，口角逐渐向下移位，形成明显的口角沟纹。这些口角沟纹起自口角，向下延伸，又被称为唇下颌沟、"口水沟"或"木偶纹"。这些沟纹的形态会因每个人的肌肉和皮下脂肪的厚度不同而不同。通常情况下，人在 50 岁左右时会出现口角沟纹，吸烟者或一个人在微笑或张嘴时会变得更明显。这些衰老的迹象给人以悲伤、疲倦、不赞成、不愉快和忧郁的负面印象，甚至使人显得愤怒，进一步加重负面印象[35,36]。这些"木偶纹"沿着颏部两侧向下延伸，使口角显得进一步下垂，从而产生倒置形微笑或"中国式胡子"外观，不论患者的实际年龄大小，都使人显得衰老（图 15.37）。在日常社交活动中，或者对于职业地位较高的人，木偶纹会使人显得沮丧和尴尬。直至最近，这些沟纹的唯一治疗方式还是采用有创性的外科手术，如除皱术、埋线术、提升术、皮下切开术和皮肤磨削术，或者采用维持效果短暂的软组织填充剂注射方法。OnaBTX-A 注射可以加强甚至延长这些方法的治疗效果，使口角沟纹的治疗效果更加令人满意[37-39]。

口角沟纹的功能解剖学（见附录 2 ）

微笑时口角下垂是由于降口角肌功能亢进，向下牵拉口角所致（图 15.38）[40-42]。降口角肌是一块三角形肌肉，底部较宽，起自颏结节及前磨牙和第一磨牙下方的下颌骨体外斜线，位于降下唇肌的外侧，部分覆盖降下唇肌[40]（图 15.10）。降口角肌向上走行，逐渐变窄，汇入口角，一部分纤维直接止于皮肤，另一部分纤维止于口轴，靠近上唇部位的纤维与口轮匝肌、笑肌和提口角肌相互交织，口角处的纤维与颧大肌、颊肌和颈阔肌口轴部纤维相互交织[18]（图 15.38）。其整体大小根据每个人的面部骨骼形状而异[5]。另外，降口角肌还与止于口角外侧的颈阔肌（唇侧部）和颈筋膜相

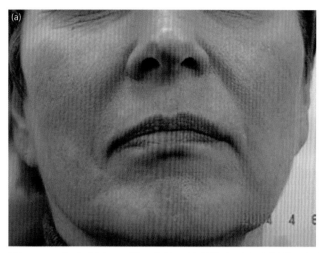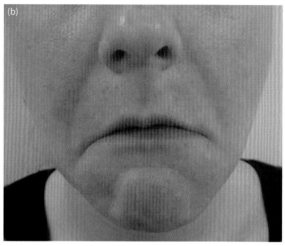

图 15.37（a）患者 52 岁，女性，放松状态时有木偶纹，沿着颏部两侧向下延伸，由于降口角肌功能亢进，微笑时口角下垂。（b）患者 37 岁，女性，微笑时由于降口角肌功能亢进造成口角下垂，一脸苦相。注意两名患者两侧木偶纹的长度和深度不对称

互交织。有些降口角肌纤维会穿过颏结节下方，越过中线，与对侧降口角肌纤维交织，形成颏横肌或"颏部韧带"[4]。

赫尔（Hur）等观察了降口角肌与颏孔的相互关系[36]。尽管每个人由于面部骨骼结构的差异，导致颏孔位置不同，但颏孔通常位于下颌骨第二前磨牙下方，口角与下颌缘之间降口角肌中 1/3 的深面。另外，面神经颊支和下颌缘支最常见的走行路径位于降口角肌外侧缘的中、下 1/3 处。在所有研究的尸体标本中，颏孔下方的降口角肌富含运动终板，因此他们认为此处是 OnaBTX-A 注射效果最好的部位[36]。

降口角肌的功能是在张口时向外下牵拉口角。降口角肌是提口角肌、笑肌和颧大肌的拮抗肌，当降口角肌收缩时，使口角向外下移位，表达出苦恼和悲伤的表情。木偶纹通常位于降口角肌上缘的内侧[5,40]（图 15.38e、f）。有些患者，木偶纹的下半部形成下颌前沟或唇下颌沟，由下颌（支持）韧带固定。在降口角肌的后方，下颌骨的前方，下颌韧带将皮肤固定到下颌骨上[5]。张口时，颏唇沟（颏沟）跨过颏部，变得更加平直，中央部分进一步加深[4]。

治疗口角沟纹时的药品稀释方法（见附录 3）

当治疗降口角肌和口周区时，注射的 OnaBTX-A 一定不要扩散到目标肌肉之外；否则，可能会出现不对称微笑及流口水，甚至发音障碍等。因此，最多只能用 1mL 的生理盐水来稀释 1 瓶 100U 的 OnaBTX-A，任何超过 1mL 的稀释量都会引起不良后果。

治疗剂量：口角沟纹的治疗方法（该做什么及不该做什么）（见附录 4）

向下倾斜的"木偶纹"可以通过肌肉内注射 3 ~ 6U 的 OnaBTX-A 来改善，注射点位于下颌骨体的中央，鼻唇沟连线的最下端（图 15.39a、b）。根据患者面部的形状和下颌骨的前突情况，该注

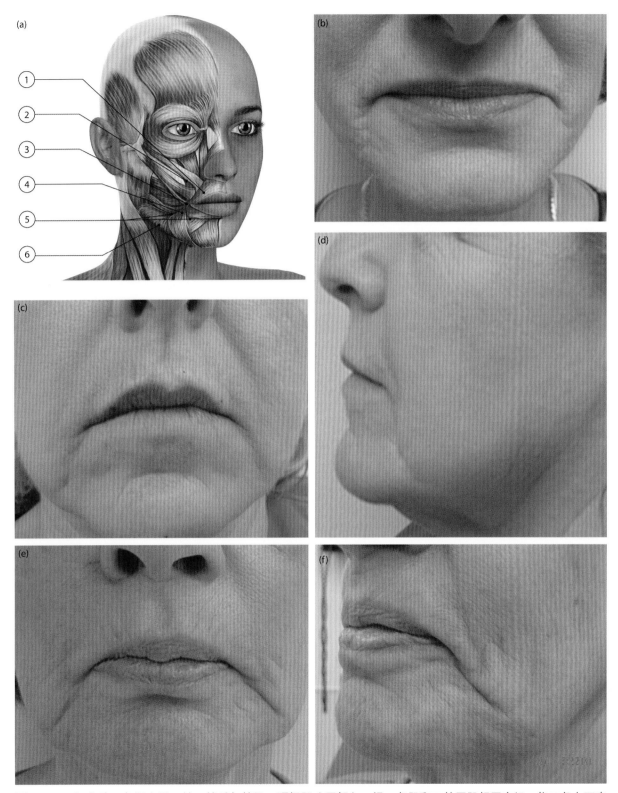

图15.38 （a）降口角肌止于口轴，然后与笑肌、颈阔肌（唇部）、提口角肌和口轮匝肌相互交织，将口角向下牵拉。1. 口轮匝肌；2. 提口角肌；3. 口轴；4. 降口角肌；5. 颈阔肌（唇部）；6. 颈阔肌（下颌部）。（b）早期形成的木偶纹，微笑时口角下垂。主要是由于降口角肌功能亢进，向外下牵拉口角，导致木偶纹形成。（c、d）早期的口角沟纹或"木偶"纹。（e、f）严重的口角沟纹或"木偶"纹

射点一般位于口角外侧 8 ~ 10mm 及口角下方 8 ~ 15mm。在患者用力向下牵拉口角（图 15.39c），并以夸张的方式发字母"E"音时（图 15.39d），可通过触摸的方式确定正确的注射点[29,41]。让患者用力微笑，并紧闭上下唇时（闭口微笑），再次发字母"E"音，有助于发现肥厚的降口角肌。另一个确定降口角肌位置的方法是让患者向下咬合，用力收缩下颌肌肉。这样会使咬肌的肌腹收缩变大，可被轻易触到（图 15.40）。大多数人的降口角肌位于咬肌前方大约 1mm 至 1cm 处，具体位置取决于颏部和下颌的形状和突出度。当患者咬紧牙关，确定咬肌前缘后，让患者以夸张的方式发字母"E"音，在咬肌前缘沿着下颌可轻易触到肥厚的降口角肌。有时，当患者主动收缩降口角肌时，在口内沿着下唇龈沟可以更容易地触到该肌肉 [来自路易斯加德·威斯特（Luiggard Wiest）博士的个人经验]。另一种确定降口角肌准确注射位置的方法是让患者用力收缩颈阔肌，那些具有颈阔肌束带的患者，会在颈阔肌下颌部和降口角肌交叉处的正下方形成一个外侧颈阔肌束带。在这条外侧颈阔肌束带头侧端的下颌骨体上缘就是 OnaBTX-A 的通常注射位置（图 15.39e、f）。

患者取坐位或半卧位，在降口角肌收缩的最厚肌腹处垂直进针，注射点位于下颌缘上方 3 ~ 5 mm。进针 3 ~ 4mm，穿过皮下组织，在肌肉起点的上方使针头刚好进入肌肉内（中等深度）。缓慢注射 OnaBTX-A 4 ~ 6U。要记住，降口角肌下内侧的一部分覆盖降下唇肌（图 15.40a），因此针头注射得太深、太靠前会不可避免地累及降下唇肌，也可能累及口轮匝肌。另外，如果将 OnaBTX-A 注射得过于靠上、靠外，则会影响到颧大肌、笑肌和颈阔肌[18]。

然而，一些学者喜欢对降口角肌进行 3 点 OnaBTX-A 注射，每点注射剂量仅为 2U[1,5,40]。下方的 2 个点（图 15.40b 中的 I 和 II）注射到肌肉深部，触及下颌骨，在下颌缘上方 3 ~ 5mm，即降口角肌的起点位置，注射深度比上面讨论的更深。因此，该方法是在下颌支持韧带的前方进行 2 点注射，间隔 2 ~ 3mm，每点注射剂量仅为 2U，与单点 4 ~ 6U 的 OnaBTX-A 注射方法不同（图 15.39a）。注射时不要太靠近前方的颏部，否则会不小心累及降下唇肌，导致说话困难及双侧不对称。若需要进行第 3 针注射，注射位置（图 15.40b 中的 III）则应在降口角肌止于口角上缘的中点，常常在木偶纹的后方，口角外下方约 0.5mm。注射后局部应形成皮丘，否则就会注射得过深，口轮匝肌一定会受到影响，造成口腔功能不全和流口水[40]。这个靠上、表浅的第 3 个注射点作者从来没有尝试过，因为担心会造成不必要的不良反应。在下颌缘进行至少 4U 的高浓度 OnaBTX-A 单点深部注射是首选治疗方法，这种方法足以产生充分的、自然的治疗效果，使患者满意，也不会造成任何口周功能异常改变。

由于亚洲人与高加索人和非洲人的口轴位置不同，因此崔（Choi）等建议 OnaBTX-A 的注射点位于口轴垂线向外 45°、向内 30° 的夹角内，该位置在临床上与非亚洲患者的注射位置相似[18]。

如果不能明确触到降口角肌，就不要进行治疗。由于口轮匝肌和降下唇肌紧邻降口角肌，因此 OnaBTX-A 注射应该用量准确，以免造成口周的外观改变和功能障碍。如果降下唇肌和口轮匝肌中的任何一条不小心发生肌力减弱，就会产生意想不到的副作用。另外还应小心不要损伤下颌缘神经和面部动静脉，这些血管和神经通常位于咬肌前方和下颌支持韧带后方的下颌沟。如果降口角肌位

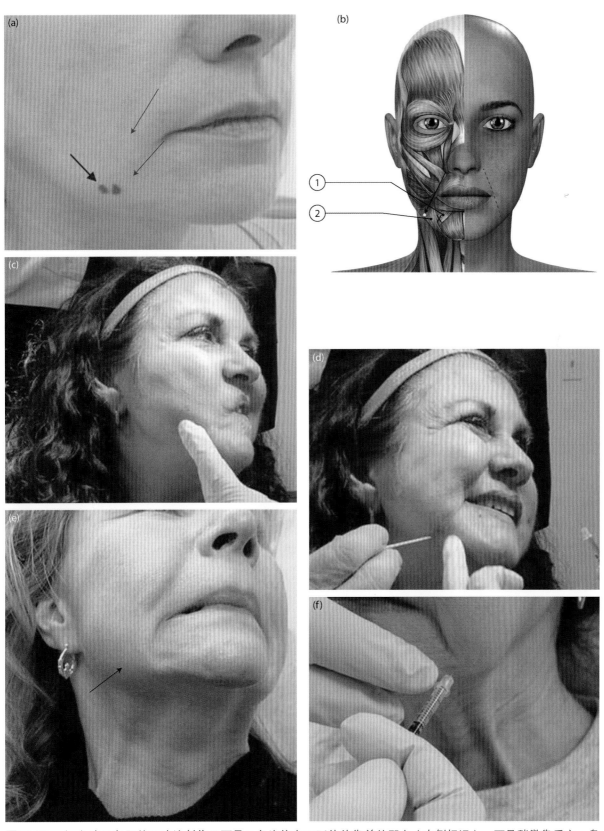

图15.39　（a）降口角肌的正确注射位置不是口角沟纹向下延伸处靠前的那点（右侧标记），而是稍微靠后方，鼻唇沟连线最下端那点（左侧标记，箭头所示）；红色箭头代表的是确定注射位置的方向。（b）1. 注射的位置太靠前（黑色X所示）会注射到降下唇肌；2. 正确的注射位置在鼻唇沟至下颌缘的延长线上（红色虚线所示），注射点正好位于降口角肌的表面（黄点所示）。（c）让患者用力向下收缩口角。（d）让患者以夸张的方式发字母"E"音，可通过触摸降口角肌的收缩来确定注射位置。（e）外侧颈阔肌束带指向OnaBTX-A在降口角肌的注射位置。（f）降口角肌的注射位置位于鼻唇沟的最下端，下颌骨体的中央，在口角外侧1cm及口角下方1cm，该处通常对应于颈阔肌束带的最上端

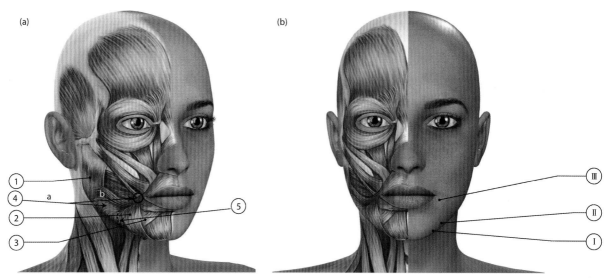

图 15.40 （a）当患者咬紧牙关时，咬肌可被轻易触到。降口角肌的位置通常位于咬肌前方，降下唇肌的外侧表面。1. 咬肌；2. 降口角肌；3. 降下唇肌；4a. 颈阔肌下颌部；4b. 口轴；5. 下颌支持韧带（黑色虚线）。（b）这种 OnaBTX–A 注射方法是在下颌支持韧带的前方进行 2 点注射，间隔 2 ~ 3mm，每点注射剂量仅为 2U。Ⅰ 和 Ⅱ 两个点应注射到肌肉深部，触及下颌骨，在下颌缘上方 3 ~ 5mm，即降口角肌的起点位置。如果需要，第 3 个注射点 Ⅲ 应位于降口角肌止于口角处上缘的中点，常常位于木偶纹的后方，大约在口角外下 0.5mm

于下颌沟的表面，则注射时可以用非注射手提起局部的皮肤和肌肉后再进行 OnaBTX–A 注射。这种方法可以将 OnaBTX–A 直接注射到降口角肌的纤维内，同时避免损伤肌肉下的神经血管结构[43]。由于降口角肌在下颌骨体起始处较宽，因此注射位置建议选择在起点处，而不是靠近口角的止点处，因为止点处降口角肌变窄并与其他口周肌肉交织在一起（图 15.38）。实际上，在降口角肌注射位置下方有一条明显的颈阔肌束带时，也可以在下颌缘下方 2 ~ 3cm 的颈阔肌束带顶点处额外注射 OnaBTX–A 2 ~ 3U，这样可以确保降口角肌完全松弛，并使口角提升。

口角沟纹的治疗效果（结果）（见附录 5）

OnaBTX–A 注射可以松弛降口角肌，减弱提口角肌、颧大肌和笑肌向上牵拉的拮抗力量，从而使口角抬高。当注射 OnaBTX–A 使口角放松和抬高时，一个人就会显得年轻和快乐（图 15.41，图 15.42a、b）。根据木偶纹的范围和深度，最好选择与软组织填充剂和剥脱性或非剥脱性激光或能量设备联合治疗。OnaBTX–A 通常会延长这些年轻化治疗效果的维持时间。OnaBTX–A 的治疗效果可以维持 3 ~ 4 个月或更长时间[37]。

治疗口角沟纹的并发症（不良后遗症）（见附录 6）

靠近口角注射降口角肌时一定要格外小心，因为注射得太靠内侧会导致同侧降下唇肌肌力减弱，除了造成不对称微笑外，在发 "O" "U" 或 "W" 音时下唇还会变平（图 15.42d）。其他降下唇肌肌力减弱形成的并发症还包括不能对称性噘嘴，在用杯子喝水、吸管吸水或用勺子吃饭时，嘴唇无法闭合来含住食物或液体（图 15.19b）。为了完成这些动作，一个降下唇肌无力的人只能在吃饭、喝

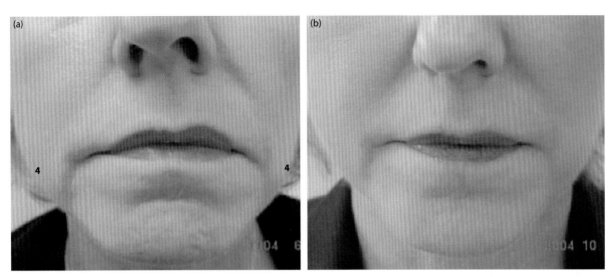

图 15.41　患者 47 岁，颏唇沟较深，口角下垂。(a) 治疗前。(b) 两侧降口角肌第 2 次各注射 4U 的 OnaBTX−A 治疗后 4 个月，口角提高，外观显得更加愉悦

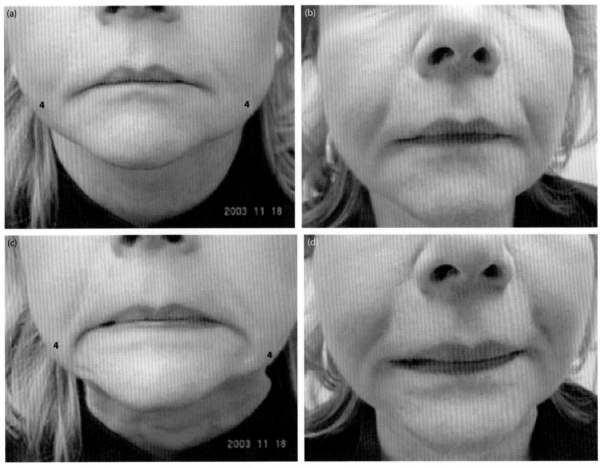

图 15.42　患者 52 岁。(a) 放松时。(b) 每侧降口角肌注射 OnaBTX−A 4U 后 3 周。(c) 治疗前咧嘴时。(d) 治疗后 3 周咧嘴时。注意用力咧嘴时双侧出现轻微不对称，持续时间 2 ~ 3 周，患者并不介意，没有出现其他不良反应

水时用手拉开下唇，以免咀嚼时咬伤。同样在吃饭、喝水和吞咽的整个过程中，也需要用手帮助，以免出现流涎或口腔内食物漏出等情况。也会影响某些特殊字母的发音，造成某些单词的发音困难。当降下唇肌受到严重影响时，微笑时会显得僵硬不自然，只有上唇运动而下唇不动。即使注射技术没有问题，当降口角肌的 OnaBTX-A 注射剂量超过 6U 时，毒素就可能弥散到邻近的降下唇肌，造成上述并发症。即使降口角肌的 OnaBTX-A 注射剂量正确，如果注射后局部用力按摩，也会使毒素扩散到周围的降口角肌或口轮匝肌内，造成上述不良反应。

注射位置过高，靠近或高于颏沟时，药物会扩散到口轮匝肌内，影响口腔的括约功能，引起口腔部分闭合不全（图 15.42d），说话和吸吮动作困难（例如，接吻和用吸管喝水），以及无法完成噘嘴、吹口哨或类似动作（图 15.19b）[38,39]。

注射位置过于靠后，会影响到颊肌或咬肌，或两者同时受累，导致咀嚼和吞咽困难。在治疗降口角肌时，注射位置通常要靠下，远离颏沟和口轮匝肌。否则，OnaBTX-A 会扩散到口轮匝肌纤维中，导致食物外漏、微笑不对称、流涎，以及说话和单词发音障碍。

注射位置太靠近颏孔会损伤神经血管，导致唇部和颏部感觉障碍，甚至造成下唇咬伤、说话困难和口腔内唾液减少[36]。因此，赫尔（Hur）等认为，按上述方法，在颏孔下方，对下 1/3 降口角肌进行 BTX-A 注射，针头直接损伤颏神经血管的概率较小，对木偶纹和口角下垂的治疗效果好，满意率高[36]。

对于初次接受治疗的患者，该部位出现轻微且短暂的不良反应可能会对未提前告知的患者造成心理压力，因此必须在治疗前提前告知患者可能出现的一些副作用（图 15.42）。

图 15.43～图 15.46 为使用 OnaBTX-A 来抬高口角的操作案例。

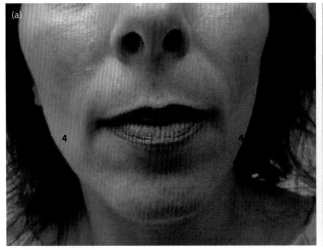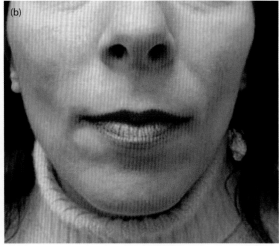

图 15.43　患者 45 岁。（a）治疗前。（b）每侧降口角肌 OnaBTX-A 4U 注射后 3 周，口角轻微抬高

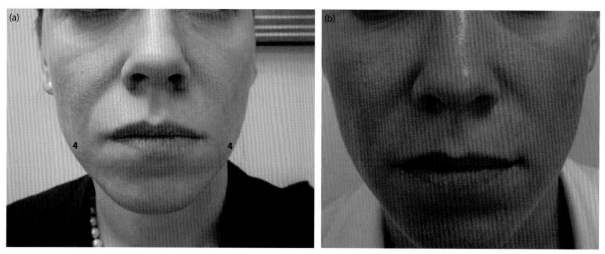

图 15.44　患者 40 岁。(a) 治疗前。(b) 每侧降口角肌 OnaBTX-A 4U 注射后 2 周,口角轻微抬高

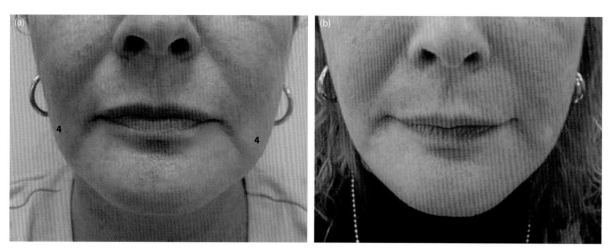

图 15.45　患者 53 岁。(a) 治疗前。(b) 每侧降口角肌 OnaBTX-A 4U 注射后 3 周,口角轻微抬高

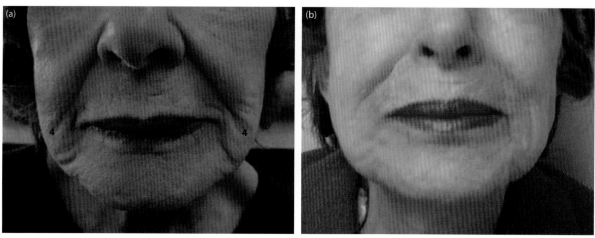

图 15.46　患者 78 岁。(a) 治疗前。(b) 每侧降口角肌 OnaBTX-A 4U 注射后,口角轻微抬高。OnaBTX-A 注射 2 周后,该患者还接受了剥脱性点阵 CO_2 激光和软组织填充剂注射治疗

口角沟纹和木偶纹注射治疗的注意事项

（1）OnaBTX-A 注射时必须要准确触摸到降口角肌。

（2）通常可以在鼻唇沟的下端，咬肌前方的下颌骨体上触摸到降口角肌。

（3）外侧颈阔肌束带在下颌缘处是降口角肌与颈阔肌下颌部相互交叉的位置，是降口角肌收缩最强的地方，也是 OnaBTX-A 的建议注射点位。

（4）注射时提起局部的皮肤和软组织，可以避免 OnaBTX-A 注射时损伤到下颌缘神经和面部动静脉。

（5）注射位置在下颌骨体的中央或下颌骨体的正上方，距离口角外侧至少 1cm，口角下方 1～1.5cm，避免将 OnaBTX-A 注射到降下唇肌和口轮匝肌内。

（6）OnaBTX-A 应该注射到肌肉的浅层，因为降口角肌的下内侧缘覆盖在降下唇肌后侧缘的表面。

（7）口周通常需要应用小剂量高浓度的 OnaBTX-A 进行注射。

颏纹和颏沟

前言：问题评估和患者选择

相对于男性，女性的颏肌功能亢进会产生不自主的局部凹陷（图 15.47）或颏部的整体皱缩，在说话时形成一系列皱褶，传达出某种特定的面部表情（图 15.48）。大多数人在面部放松或做表情时，都会自觉或不自觉地皱起下巴，这种变化通常本人并不会意识到，而是由别人发现。一旦别人指出后，患者本人都会手拿镜子，通过说话或面部表情动作来观察颏部的皱缩情况（图 15.49）。

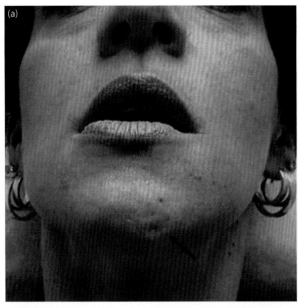 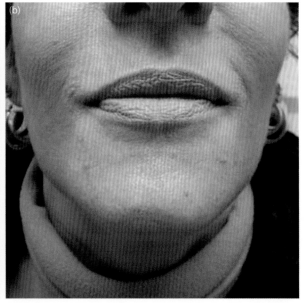

图 15.47 患者 49 岁，女性，放松时并没有意识颏部存在凹陷（箭头）。（a）治疗前。（b）OnaBTX-A 治疗后 3 周

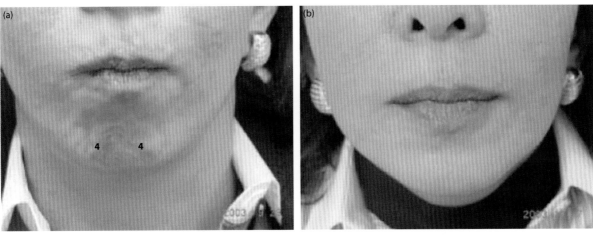

图 15.48　患者 50 岁，在说话或面部做表情时并没有意识到下巴皱缩。（a）治疗前颏肌用力收缩时出现不同方向的皱褶。（b）颏肌 OnaBTX-A 8U 注射后 2 周，这些皱褶消失

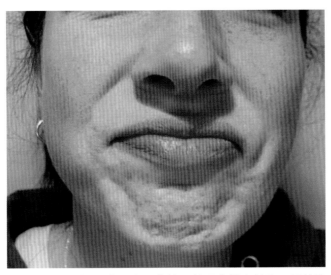

图 15.49　患者 30 岁，直到在镜子前用力做表情和下巴皱缩时才意识到自己颏部出现皱褶。注意其颏部局部的凹陷

　　任何使下唇唇缘外翻的动作，如发 "F" 或 "V" 音时，通常都会加重颏部的皱褶（图 15.50）。另外一些人，在隆颏术后出现的继发性颏部皱缩也令人烦恼（图 15.51a）[43,44]。由于颏部放置假体后，颏肌在骨骼上的附着不可能恢复到术前那样，颏肌在颏部的附着变得异常，无论在放松状态下，还是在颏肌运动时，皮肤表面都会出现不规则的皱褶（图 15.51）。这是颏部退缩矫正手术后一个令人沮丧的并发症。

　　另一些人，颏肌功能亢进使得横向的颏唇沟变深，颏尖进一步前凸（图 15.52、图 15.53），常常被人看作是衰老的象征。因为随着年龄的增长，颏尖抬高前凸，形成所谓的 "邪恶女巫样下巴"。男性通常不会在意这种变化，也很少寻求相应的治疗。

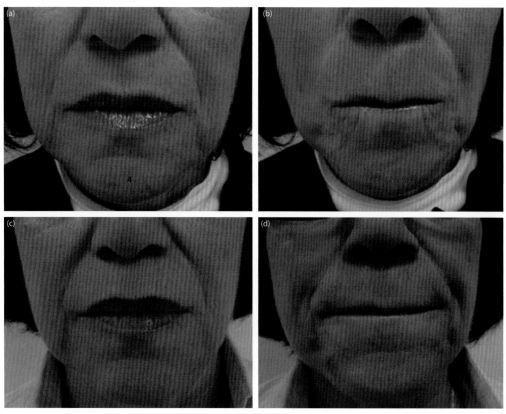

图 15.50　患者 63 岁，女性。（a）治疗前放松时。（b）发字母 "F" 音时，颏沟变深，颏部出现皱褶。（c）颏肌 OnaBTX-A 4U 注射 3 周后放松时。（d）颏肌 OnaBTX-A 4U 注射 3 周后发字母 "F" 音时。注意颏沟变浅，颏部皱褶减少

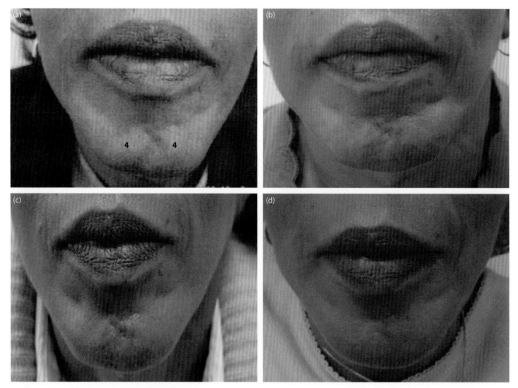

图 15.51　患者 67 岁，颏部皱缩，2 ～ 3 年前曾行隆颏术。（a）治疗前放松时。（b）颏肌第 3 次 OnaBTX-A 8U 治疗后 6 周。注意治疗前后颏部皱褶形态的变化。（c）治疗前面部做表情时。（d）第 4 次 OnaBTX-A 治疗后 3 周做表情时

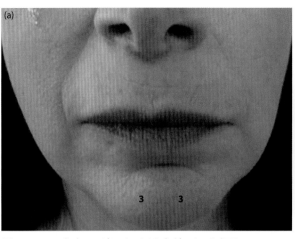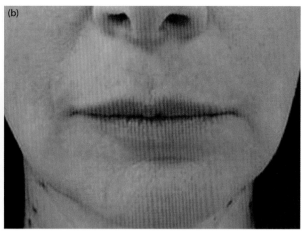

图 15.52　患者 52 岁。(a) 治疗前。(b) 颏肌 OnaBTX–A 6U 治疗后 1 个月，注意颏沟轻度变浅

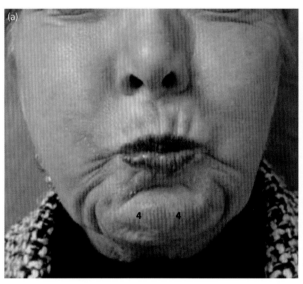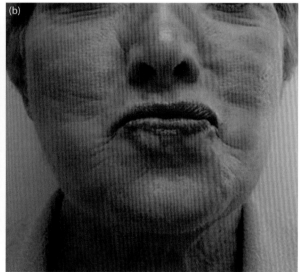

图 15.53　患者 58 岁。(a) 治疗前。(b) 颏肌 OnaBTX–A 8U 治疗后 3 周。注意治疗前颏唇沟较深，治疗后颏唇沟变浅

颏纹和颏沟的功能解剖学（见附录 2）

　　颏部表面动态性皱纹和皱褶或者颏唇沟加深是由颏肌功能亢进造成的。颏肌是一种短而粗壮的圆锥形双头肌肉，起自降下唇肌的深面，位于中线两侧下颌骨牙槽突的前面和颏联合，在下切牙窝和下外侧切牙及尖牙根下方（图 15.54）。斜向上走行，两个肌腹呈"V"形向中线聚集，在下唇系带两侧以纤维粘连止于颏尖皮肤。另外一些纤维向上与口轮匝肌交织，向外与降下唇肌纤维交织，形成颏沟。颏肌可向上抬高下唇基底的皮肤，帮助下唇贴近牙龈。颏肌还能协同口周其他肌肉的运动（例如降下唇肌和口轮匝肌），在饮水、进食和说话时使下唇下压、前凸和外翻。这些协同运动可加深颏唇沟。噘嘴时颏肌收缩，颏部形成皱纹，表达怀疑、不高兴、悲伤或轻蔑的表情。随着年龄的增长，真皮内胶原蛋白流失、弹性变差，失去软组织支撑。衰老也会促使颏部变小和后缩，皮

下脂肪减少。所有这些结构上的改变，再加上颏肌功能亢进，都会促使颏部不自主出现皱褶和凹陷。大多数人，当不高兴或表达悲伤、怀疑或鄙视的表情时，降口角肌与颏肌会同时收缩，口角沟纹（"木偶纹"）也会加重。因此，对于很多患者，建议在同一疗程中同时治疗木偶纹和颏部皱褶。

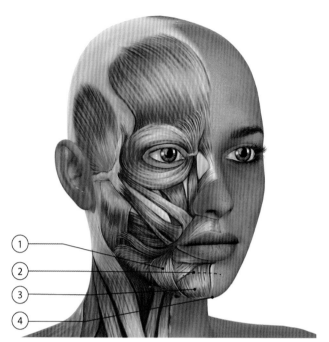

图 15.54　颏肌抬高下唇，使颏唇沟变深，并在颏部形成皱褶：1. 降口角肌；2. 颏唇沟（虚线）；3. 颏肌；4. 颏部

治疗颏沟和颏纹时的药品稀释方法（见附录 3）

在治疗颏肌时，OnaBTX-A 向外扩散会影响降下唇肌的肌力，导致口腔括约和运动功能不全，在微笑、大笑、说话、饮水和进食时不能降低下唇。因此，在颏肌治疗时，需使用低剂量高浓度的 OnaBTX-A 进行注射。首选方法是用 1mL 生理盐水溶解 1 瓶 100U 的 OnaBTX-A。

治疗剂量：颏纹和颏沟的治疗方法（该做什么及不该做什么）（见附录 4）

颏肌注射时，患者最好取坐位或半卧位。对功能亢进的颏肌进行治疗时，应垂直皮肤进针，将 OnaBTX-A 注射到肌肉深层，注射点位于中线两侧约 5mm 的颏突顶点，颏尖上方 1cm 处，每点注射 3 ~ 4U。如果患者颏部中间有条裂缝或颏部宽大呈方形，则适合这种 2 点注射法（图 15.51 ~ 图 15.53）。如果患者颏部窄小呈圆形或颏部较尖，两侧颏肌止于皮肤的位置更靠近中间，呈窄的重叠 "V" 形，则单点注射法更为合适（图 15.55）。注射位置在颏尖上方约 1cm，颏部中央颏突的顶点，深部单点注射 OnaBTX-A 4 ~ 6U。

必须避免 OnaBTX-A 无意扩散到口轮匝肌纤维中，这会导致嘴唇的括约功能和运动功能异常。因此 OnaBTX-A 注射时应向下远离颏唇沟，注射点位于颏突顶点的中心，以避免发生上述情况。轻轻按摩可以减轻注射的疼痛。用力按摩会使 OnaBTX-A 向外或向上扩散，尤其是应用 2 点注射时，可导致 OnaBTX-A 扩散到降下唇肌或口轮匝肌中，产生不良反应。

颏纹和颏沟的治疗效果（结果）（见附录 5）

功能亢进的颏肌松弛后，可以减轻或消除颏部的皱褶（图 15.53、图 15.56）。颏肌肌力减弱也会使前突的颏部皮肤轻度下移，使颏唇沟变浅，下唇轻度向上旋转（图 15.53、图 15.57）。如果横向的颏唇沟非常深，OnaBTX-A 治疗后效果不佳，则建议应用软组织填充剂进行治疗。将软组织填充剂注射到颏部深层，可以重塑颏部轮廓，使人显得年轻。联合 OnaBTX-A 颏肌注射可使治疗效果更佳，效果维持时间更长。

对于假体隆颏术后出现颏部扭曲的患者，OnaBTX-A 注射可以使颏部圆润放松。这种治疗方法尤其适合颏部出现皱褶，无法再次进行手术的患者（图 15.51）。软组织填充剂可使颏部隆起，并能够延长 OnaBTX-A 的治疗效果。颏肌 OnaBTX-A 的治疗效果可以维持 4～6 个月。

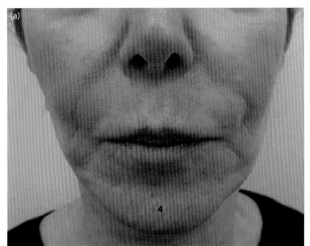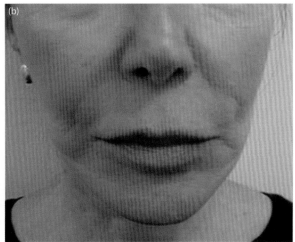

图 15.55 患者 70 岁，女性，抿嘴时颏部皱缩。（a）治疗前。（b）颏部顶点单点注射 OnaBTX-A 4U 后 1 个月抿嘴时的状态

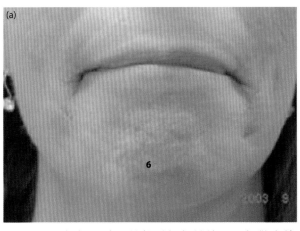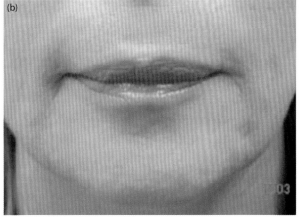

图 15.56 患者 53 岁，放松时颏部皱缩，面部做表情时进一步加重。（a）治疗前。（b）在颏部顶点单点注射 OnaBTX-A 6U 后 2 周。由于颏部顶点较窄，所以采用单点注射

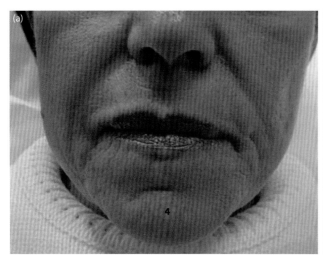
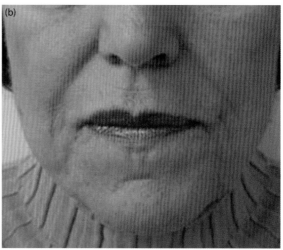

图 15.57　患者 58 岁。（a）治疗前。（b）颏肌 OnaBTX–A 4U 注射后 1 个月。注意治疗前颏唇沟较深，治疗后颏唇沟变浅

治疗颏纹和颏沟的并发症（不良后遗症）（见附录 6）

　　当 OnaBTX–A 注射剂量过大或注射位置太高，接近下唇，即超过了横向的颏唇沟时，口轮匝肌和降下唇肌的肌力就会减弱，特别是使用 2 点注射时。当注射层次表浅或注射后立即用力按摩时，OnaBTX–A 也会弥散到降下唇肌和口轮匝肌中。无论口轮匝肌还是降下唇肌不小心受到 OnaBTX–A 的影响，都会出现口腔括约肌松弛、嘴唇功能障碍和颏部运动减弱（图 15.58）。这会导致某些字母的发音障碍，如 P、B、W、F、O 和 U 等，造成说话困难。由于下唇运动障碍，也会出现微笑时双侧不对称。如果 OnaBTX–A 注射过量，导致颏肌完全麻痹，则会使下唇无法外翻，无法紧靠在牙齿、玻璃杯或茶杯上，吃东西时容易发生食物外溢、饮水时水外流，以及放松时口角流涎（图 15.58）。注射过量还会使药物扩散到相邻的降下唇肌中，加重下唇的整体无力感，导致无法降低下唇。当发生这种情况时，患者不得不在进食、饮水或者说话时用手压低下唇，以免不小心咬伤。正常的言语表达也暂时受到显著的影响。

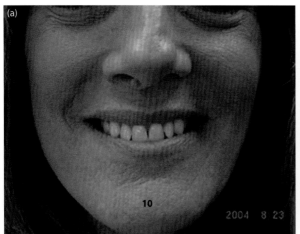
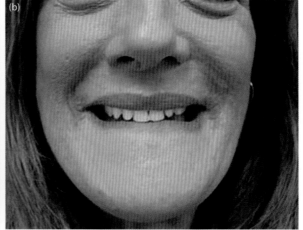

图 15.58　患者 55 岁，微笑时。（a）治疗前。（b）颏肌 OnaBTX–A 10U 注射后。注意注射剂量过大，出现颏肌麻痹，下唇中央无法降低，药物还可能弥散到降下唇肌中。患者在吃饭和喝水时不得不用手压低下唇，以免咬伤。患者还出现了流涎和某些单词和字母发音困难

图 15.59 ～图 15.63 为其他 OnaBTX-A 治疗颏纹和颏沟的案例。

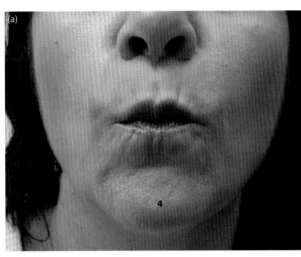
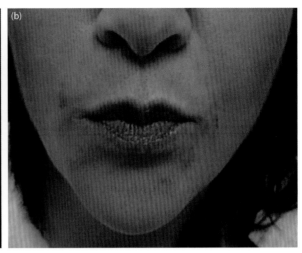

图 15.59　患者 44 岁，颏部皱缩伴有口周皱纹。（a）治疗前。（b）OnaBTX-A 4U 颏肌注射后 3 周。注意额外对口周皱纹进行 OnaBTX-A 注射后，下面部变得圆润，唇红变得饱满

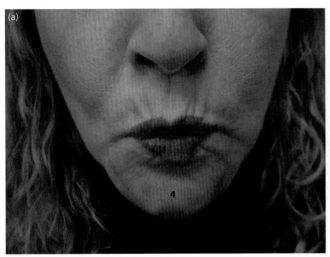
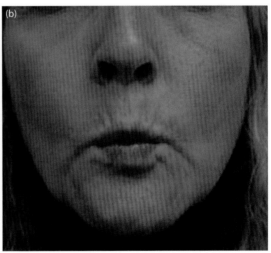

图 15.60　患者 53 岁，颏部皱缩。（a）治疗前。（b）OnaBTX-A 4U 颏肌注射后 2 个月。注意颏部横向变宽。患者还接受了 OnaBTX-A 口周皱纹治疗

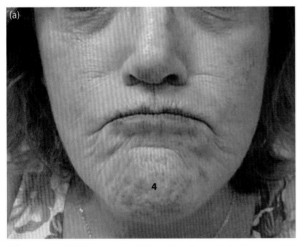
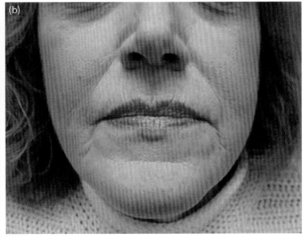

图 15.61　患者 53 岁，颏部皱缩。（a）治疗前。（b）OnaBTX-A 4U 颏肌注射后 6 周。注意额外对口周皱纹进行 OnaBTX-A 注射后，下面部变得圆润，唇红变得饱满

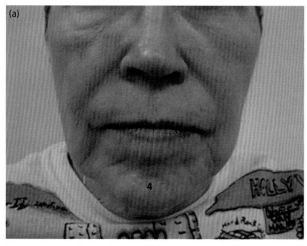
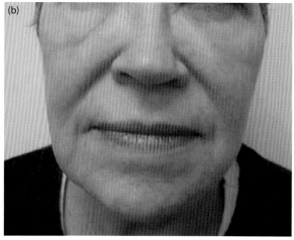

图15.62　患者66岁，放松状态下颏部皱缩，口周皱纹。（a）治疗前。（b）OnaBTX-A 4U颏肌注射以及额外OnaBTX-A口周皱纹注射后2周。注意治疗后下唇和颏部皱纹减少，面部变得柔和

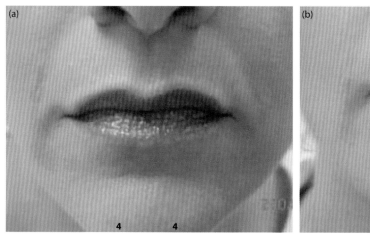
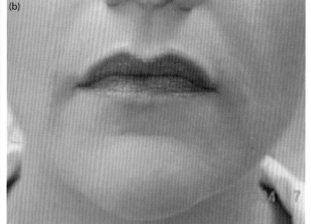

图15.63　患者38岁，放松状态下横向的颏沟较深。（a）治疗前。（b）OnaBTX-A 8U颏肌注射后3周，颏沟变浅，下唇唇红向上旋转

颏肌注射治疗的注意事项

（1）OnaBTX-A注射时应当向下远离颏沟，在颏突的顶点。

（2）注射层次要深，根据颏部的宽度来决定是采取中央单点注射，还是中线两侧2点注射。

（3）注射容量太大或注射手法太重，都会造成OnaBTX-A扩散到降下唇肌或口轮匝肌内，引起下唇无法向下移动，导致口腔括约功能不全。

（4）如果OnaBTX-A注射剂量过大，颏肌出现完全麻痹，则会导致喝水时下唇无法紧贴牙齿，出现水外溢，甚至休息时还会流涎，对某些单词或字母无法清晰发音。

（5）OnaBTX-A注射可以矫正隆颏术后的下颌皱褶和扭曲。

（6）OnaBTX-A可以延长口周和颏部软组织填充剂的治疗效果。

（7）下面部和口周的OnaBTX-A治疗，应始终包括颏肌。

下颌缘变钝以及口角和下颌皱纹

前言：问题评估和患者选择

　　随着年龄的增长及重力、基因和环境的影响，皮肤会失去弹性，变得松弛，显得冗余，中面部软组织会向下降到下颌缘[45]。有时，颈阔肌肌力亢进，面颈部皮肤变得松弛，堆积在下面部下颌缘上，使面颈角变钝（图 15.64a）。那些在颈阔肌收缩时下颌颈角变钝的患者是 OnaBTX-A 治疗的合适人选（图 15.64b）。

　　另外，有一小部分人的上半部颈阔肌功能活跃，肌力亢进，在下面部形成各种形态的皱纹。例如，其中一种类型的皱纹是由除皱手术后颈阔肌功能长期亢进造成的。这些患者的颈阔肌下颌部随着时间的推移会变得肥厚和功能亢进，出现代偿性收缩，形成多种平行下颌缘的非典型皱纹（图 15.65a、b）。

　　下面部另一种由颈阔肌下颌部功能亢进造成的皱纹形态表现为口角周围水平皱纹，颊部的轻微动作都会使这些皱纹变得明显。微笑或大笑时这些皱纹会加深，使患者深受其扰（图 15.66）。当患者体重减轻时，下面部皱纹会变得更加突出，并且下面部的皮肤会随着时间和光老化逐渐变得更加松弛，弹性进一步丧失。

颈阔肌上部的功能解剖学（见附录 2）

　　颈阔肌由 2 块单独成对的扁平肌肉组成，起自胸部和肩部，覆盖整个颈部。颈阔肌在皮下从上胸部沿着颈部的前外侧向上走行，直达下颌骨，两侧肌纤维在颏下融合交织在一起，参与形成下外侧面部的表浅肌肉腱膜系统（SMAS）（图 15.67）[46-50]。颈阔肌的厚度和大小个体差异很大；通常情况下，女性的颈阔肌比男性的要薄[51]。有些人的颈阔肌甚至可能阙如。

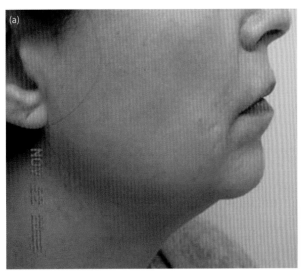
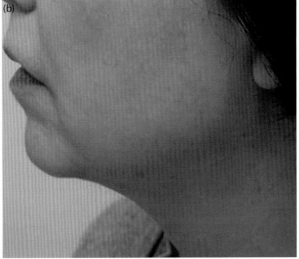

图 15.64　（a）患者颈阔肌肌力亢进，导致面颈角变钝。（b）颈阔肌收缩后，面颈角进一步变钝

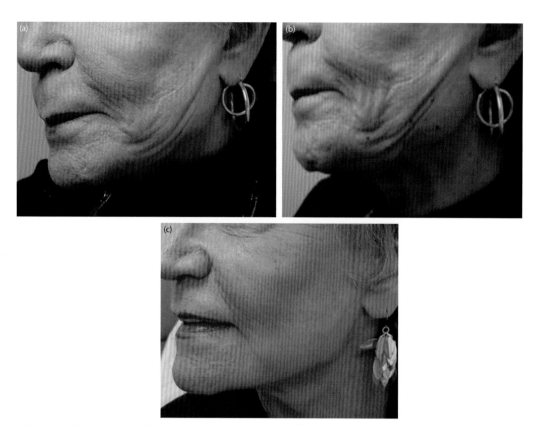

图 15.65　患者 68 岁，颈阔肌上部功能活跃，颊部轻微活动时下颌出现一些水平皱纹。（a）治疗前。（b）在下颌缘上下 2 ~ 4mm 范围内共注射 OnaBTX-A 20U。（c）治疗后 1 个月

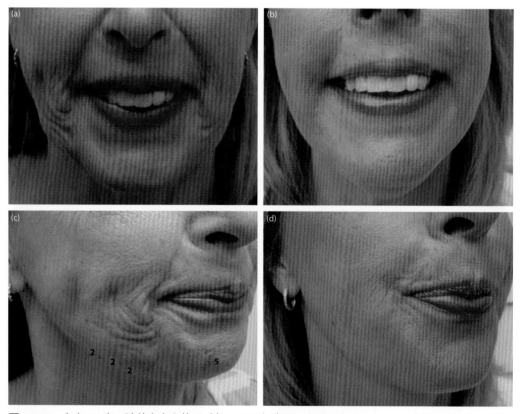

图 15.66　患者 55 岁，随着衰老和体重减轻，下面部出现口角周围皱纹。（a、c）治疗前。（b、d）沿下颌缘对颈阔肌下颌部注射 OnaBTX-A 6U，治疗后 3 周。同时，颏肌还进行了 5U 的 OnaBTX-A 注射，鼻唇沟进行了透明质酸填充

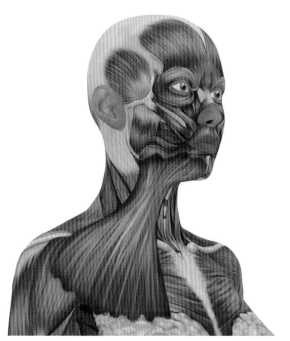

图 15.67 颈阔肌（下颌部、唇部和口轴部）分布范围的前外侧观，包括肌肉在胸部的起点，向上走行方式及在下颌骨止点的位置（这里只显示了右侧颈阔肌；左侧有一对称的颈阔肌）

颈阔肌从上胸部和三角肌斜向内上走行，外侧越过锁骨和肩峰到达外侧颈部，继续沿着颈部的前外侧走行，向前止于颏部，外侧部分止于下颌骨升支前 1/3（图 15.10、图 15.67）。外侧颈阔肌偏后方纤维覆盖部分胸锁乳突肌，两者之间存在部分交叉。部分外侧偏后方的颈阔肌纤维向前走行，跨过下颌缘，逐渐变浅，越过面神经下颌缘支、面动脉和面静脉，止于口角。颈阔肌的后侧纤维形态类似"松散的 S"形，从胸部向上，越过下颌骨，进入下面部和口角（图 15.9、图 15.67）[52]。颈阔肌最高可到达耳部或颧骨，在颧弓上与包绕颧大肌的颞筋膜相连，向上可以一直延伸到眶部眼轮匝肌的边缘。当颈阔肌从颈部向面部继续延伸时，它与面部的表浅肌肉腱膜系统（SMAS）连在一起，密不可分[48,49]。

颈阔肌的上半部分，在其没有变为腱膜，成为表浅肌肉腱膜系统（SMAS）之前，由 3 部分组成，即下颌部、唇部和口轴部，作为口轮匝肌复合体的辅助肌肉[4]（图 15.7、图 15.9 和图 15.67）。颈阔肌的下颌部分止于斜线下的下颌缘和下面部的皮肤和皮下组织（图 15.10、图 15.67）。在这些止点的后方，一部分扁平的肌肉束继续向内上方走行，与降口角肌外侧缘的肌肉纤维相互交叉（图 15.9）。颈阔肌下颌部的其他纤维走行在降口角肌的深面，从其内侧缘潜出。

部分内侧颈阔肌纤维称作颈阔肌唇部，继续向上走行到下唇外侧部分的组织内，作为唇部的直接缩肌。颈阔肌唇部占据了降口角肌和降下唇肌之间的空隙，与这两块肌肉位于同一组织平面上。这 3 块肌肉的边缘相互交织在一起，在唇部皮下具有相似的止点。同时也与口角（口轮匝肌和笑肌）和颏部（颏肌）的一些肌肉相互交织（图 15.67）。

颈阔肌口轴部包括颈阔肌唇部后方所有的颈阔肌纤维，不单是一些直接止于颊部皮肤或黏膜的少量细小肌束。颈阔肌口轴部位于降口角肌纤维的后外侧，向上内侧走行，穿过笑肌深面，止于口轴顶端及其附近（图 15.7）[4]。

颈阔肌在表达惊讶的表情时，可轻度降低下颌，并部分张大口裂。颈阔肌在突然、迅速和深吸气过程中也具有重要作用。颈阔肌前部最厚的纤维可以向外下牵拉下唇和口角，使口角进一步张大，表现出恐惧的表情。颈阔肌收缩可增加颈浅静脉的负压，促进静脉回流。肌电图研究表明，在大笑、张口或移动头部时，颈阔肌并不存在主动收缩[40,46,47]。然而，颈阔肌有意用力收缩会将锁骨上的皮肤向上牵拉，在颈部形成斜向皱褶，使脖子变粗，就像一个人在松开衣领时那样。这个动作也会使一些人的颈阔肌束带变得明显（见下文的垂直束带内容）。

治疗下颌缘变钝和上颈阔肌皱纹时的药品稀释方法（见附录 3）

治疗颈阔肌上半部分纤维时，少量 OnaBTX-A 注射会更安全，效果也更一致，可以有效避免药物不小心向颈阔肌以外的区域发生扩散。因此，每瓶 100U 的 OnaBTX-A 最好使用 1mL 的生理盐水进行配制。如果想要模拟"Microbotox"技术进行更广泛地注射（见第 17 章），1 瓶 100U 的 OnaBTX-A 就需要用 2 ~ 5mL 的生理盐水进行配制。这种高度稀释的 OnaBTX-A 只能用于小量皮内微滴注射。

治疗剂量：下颌缘变钝和上颈阔肌皱纹的治疗方法（该做什么及不该做什么）（见附录 4）

颈阔肌在维持下颌缘和面颈角的整体轮廓中起主导作用，同时也负责在口轴附近和口角下方形成水平皱纹（图 15.66）。无论是治疗下颌缘变钝，还是治疗口角下方及颏部外侧沿下颌缘的水平皱纹，患者都需要取坐位或半卧位。由于颈阔肌上半部分与下颌上方的下面部肌肉交织方式的复杂性，口轴收缩、口角紧闭形成的明显水平皱纹，只能应用 OnaBTX-A 在下颌下方进行治疗，而不能在下颌表面或下颌骨体上方治疗。这些沿下颌上缘分布的水平皱纹通常主要由颈阔肌下颌部和颈阔肌唇部收缩所致，偶尔也会因颈阔肌口轴部收缩而加重。可在上颈部下颌缘下方 1.5 ~ 2cm 的水平皱纹下进行 2 ~ 4 点注射，彼此间隔 1.5 ~ 2cm，每点注射 OnaBTX-A 2 ~ 3U（图 15.66）。注射位置应该位于降口角肌在骨骼起点的外侧，绝不能位于此点的前方。此部位注射应该与降口角肌和颏肌注射同时进行，因为这些肌肉通常相互交织在一起，并具有协同的收缩作用。

此外，利维（Levy）发现，对于不需要进行下面部或颈部除皱的患者，在靠近下颌缘下方和外侧颈部对颈阔肌的上颈部边缘进行多点注射，每点注射 OnaBTX-A 2 ~ 3U，可以使下颌颈角变得更清晰，他称这种注射技术为"娜菲媞媞面部提升注射法"（图 15.68）[53,54]。所有注射点都位于下颌缘上方 1.5 ~ 2.0cm，应该位于降下唇肌在骨骼起点处的下方和外侧。因此第 1 个注射点正好位于降口角肌在骨骼起始处的下方，沿着颈部上缘和整个外侧缘继续注射，最后一点的注射位置不能越过胸锁乳突肌的前缘（图 15.69）。在任何一次治疗中，每侧颈部的 OnaBTX-A 总注射剂量为 20 ~ 25U，整个两侧颈部的 OnaBTX-A 总剂量为 40 ~ 50U。如果颈部的前外侧有明显的颈阔肌束带，也可以采用"娜菲媞媞面部提升注射法"进行治疗（图 15.68a、b）（见下文的垂直束带内容和图 15.69）。

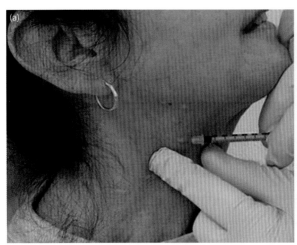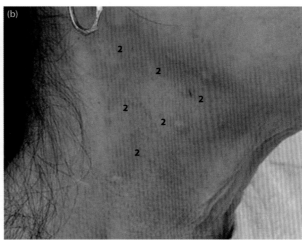

图 15.68 （a、b）注意沿着颈阔肌上颈部边缘及颈部外侧的多个注射点位置，每点注射 OnaBTX-A 大约 2U（形成皮丘）

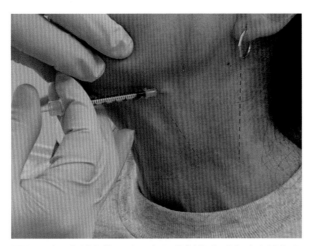

图 15.69　注射点位于降口角肌外侧缘的后方（虚线）和胸锁乳突肌肌腹的前方（红色虚线）

　　颈阔肌治疗时，无论下颌缘下方的外侧颈部是否存在颈阔肌束带，都可以用非注射手的拇指和食指捏起皮肤或颈阔肌束带，沿着颈部外侧以"T"形方式注射，每点注射 OnaBTX-A 2 ～ 3U。一侧外侧颈部注射 6 点，最多 8 点就足以完成"娜菲媞媞面部提升注射法"治疗。如果有颈阔肌束带时，一侧注射 8 点，最多 12 点就足以消除这些明显的颈阔肌束带（图 15.68、图 15.69 和图 15.79）

下颌缘变钝和上颈阔肌皱纹的治疗效果（结果）（见附录 5）

　　颈阔肌功能亢进以及皮肤缺乏弹性、松弛会导致下颌缘变钝。沿着下颌下缘和颈部外侧进行 OnaBTX-A 注射，可松弛上外侧颈阔肌和颈阔肌下颌部，使面部的提肌能够提升下面部和上颈部的皮肤。这样可以使下颌缘变得更清晰，下颌缘的皮肤变得更紧致，下颌颈角变锐，接近 90°，面部轮廓显得更年轻。这种方法还可以提升口角，使下面部和上颈部的整体轮廓呈现"微提升"的视觉效果 [53]（图 15.70、图 15.71 和图 15.74）。利维（Levy）将这项技术命名为"娜菲媞媞面部提升注射法"，以强调可以再现优雅、完美的下颌轮廓，类似于著名的埃及王后娜菲媞媞（Nefertiti）的塑像（图 15.72）。

对于那些颏部外侧和口角下方的水平颈阔肌皱纹，使用 4～8U 的 OnaBTX-A 治疗就可以使其减少，治疗效果可维持 3～4 个月（图 15.65、图 15.66）。然而，利维（Levy）报道的"娜菲媞媞面部提升注射法"的治疗效果维持时间更长，平均为 6 个月 [53]。

治疗下颌缘变钝和上颈阔肌皱纹时的并发症（不良后遗症）（见附录 6）

颈阔肌下颌部注射并不是一项容易的技术，只能由专业注射医生进行操作。如果 OnaBTX-A 弥散到周围的降下唇肌、口轮匝肌和颈阔肌的其他部分，就会对最终的治疗结果产生不利影响（图 15.73）。另外，如果 OnaBTX-A 注射得不均匀，或者被与降下唇肌交叉的其他颈阔肌纤维吸收，患

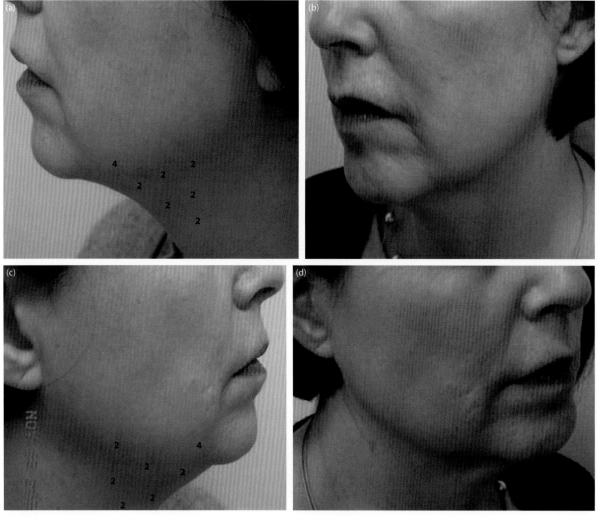

图 15.70　患者 59 岁。（a）左侧治疗前。（b）左侧颈阔肌下颌部和左侧降口角肌注射 OnaBTX-A 16U，治疗后 2 周。（c）右侧治疗前。（d）右侧相同 OnaBTX-A 剂量注射治疗后 2 周

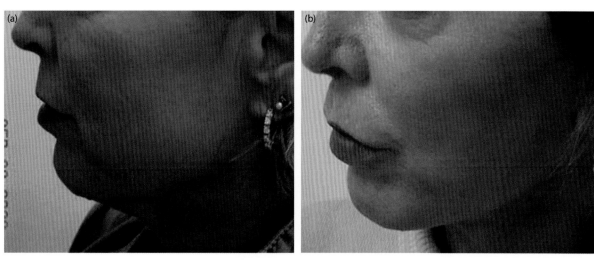

图 15.71　患者 58 岁。(a)治疗前。(b)左侧颈阔肌下颌部和左侧降口角肌注射 OnaBTX-A 16 U 后 2 周

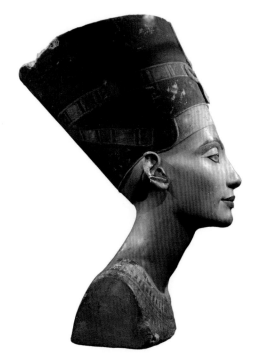

图 15.72　世界著名的娜菲媞媞雕像，目前收藏在柏林的奈斯博物馆，展现了 80° ～ 95° 的理想面颈角

者将会出现双侧不对称、口腔功能异常和下面部扭曲（图 15.73）。这种情况可见于"娜菲媞媞面部提升注射"后，或者颏部外侧、口角下方的水平皱纹治疗后。注射时太靠近下颌下缘的前方，即直接位于降下唇肌的起点下，就会引起下唇功能紊乱，该情况见于德·阿尔梅达（de Almeida）最近的回顾性研究[81]，本书的前一版中也曾首次提出（图 15.73）[82]。其他可预见的不良反应发生于颈部 OnaBTX-A 的注射位置不当，可导致不对称微笑、唇部功能障碍、无法含住物和液体、发音障碍、失语症以及吞咽困难。在对下颌下缘后方的颈阔肌下颌部进行治疗时，OnaBTX-A 都有可能直接注射到透胸锁乳突肌或无意中扩散到透胸锁乳突肌内。如果发生这种情况，患者就会发生颈部侧

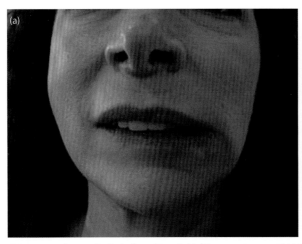
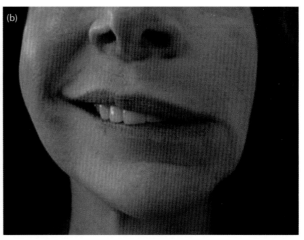

图 15.73 （a、b）患者在下颌下方注射 OnaBTX-A 后扩散到右侧降下唇肌，出现下唇双侧不对称以及下面部扭曲。注意上外象限提肌的运动。右侧下颌下方注射点位于降口角肌外侧缘前方，可能太靠近下颌缘

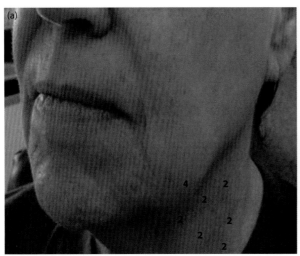
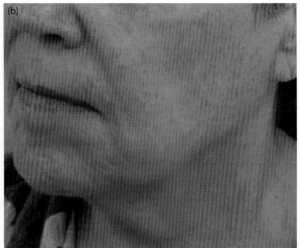

图 15.74 患者 66 岁。（a）治疗前。（b）左侧颈阔肌下颌部注射 OnaBTX-A 12U，左侧降口角肌注射 OnaBTX-A 4U，3 周后

向旋转困难，从而导致头部不稳定，难以从仰卧位抬起头部。

在治疗下面部和颈阔肌时，像中面部一样，提肌与降肌之间需要保持一个微妙的平衡，也就是说，安全的治疗剂量范围很窄，有时增加 1U 或 2U 的 OnaBTX-A 就可能引起不良反应。因此，要想取得良好可复制的治疗效果，中下面部的治疗每次就只能注射一丁点儿高浓度的 OnaBTX-A。最重要的是，在治疗下面部的颈阔肌时，注射层次要表浅（皮内注射），注射位置要远离口轮匝肌和降下唇肌。

下颌缘变钝和上颈阔肌皱纹治疗的注意事项

（1）颏部和口角外侧的水平皱纹可通过皮内注射 OnaBTX-A 来治疗，注射位置应沿着下颌的下表面，而不应在其上方。

（2）颈阔肌上半部分（下颌部）肌力亢进可以使下颌缘变钝。

（3）沿着下颌缘和颈部外侧皮内注射 OnaBTX-A，可以使下颌轮廓分明，并能提升下面部和上颈部的皮肤。

（4）上半部分颈阔肌的 OnaBTX-A 注射位置应该在下颌缘下方 2～3cm，降下唇肌起点的后方。

（5）应用 OnaBTX-A 在颈部外侧、胸锁乳突肌前方注射时，应避免注射到胸锁乳突肌内，以免发生颈部运动和抬头困难。

（6）要想达到最佳效果，下面部应作为一个美容单元整体进行治疗，应用 OnaBTX-A 皮内注射治疗表浅唇部口轮匝肌，深层注射治疗颏肌，皮下和肌肉内注射治疗降口角肌，以及皮内注射治疗上部颈阔肌。

（7）避免使用 OnaBTX-A 注射降下唇肌和口轮匝肌深层纤维，以免造成口腔括约功能不全和口腔功能紊乱。

颈部横纹和垂直束带

前言：问题评估和患者选择

通常情况下，颈部比面部更能显示出一个人的真实年龄，尤其对于那些常年待在户外，并利用各种美容方法使自己面部变得年轻的人来说更是这样。对于大多数在意自己年龄的人来说，要想消除岁月的痕迹以及长久户外活动带来的影响，颈部和口周区域一直是面部年轻化必须治疗的部位。没有任何一项有创性手术（如颈部成形术或除皱术）能安全满意地治疗颈部的水平横纹或垂直束带[53]。自 20 世纪 90 年代以来，临床上出现了越来越多的微创颈部年轻化治疗新方法，包括微创埋线提升技术、化学剥脱术、剥脱或非剥脱点阵激光磨削术等。一系列经皮或皮下面颈部年轻化技术逐渐流行起来，包括非剥脱性激光和光子的序列治疗，例如脉冲染料激光和多色强脉冲光、射频（RF）和高强度聚焦超声（Highintensity Focused Ultrasound，HIFU）。常规能量治疗联合肉毒素（BoNT）、软组织填充剂和植入物，以及每天进行药妆治疗，可能是有效保持面颈部年轻化的唯一方法[55]（见第 7 章）。

随着年龄的增长，颈部皮肤逐渐失去弹性，变得越来越松弛和冗余。有些人的颈部软组织减少，出现很多连续的水平皱纹。这些横向皱纹常常与颈阔肌的运动方向垂直，位于两侧胸锁乳突肌之间，贯穿前外侧颈部，分布范围上至下颌缘，下至锁骨，围绕颈部，形成多个平行圆环，又称"项链纹"（图 15.75）。

颈阔肌功能亢进也会形成颈阔肌束带，无论是在放松时还是有意收紧颈部时。有些人在年轻时（40 或 50 岁），颈部运动本身就容易出现颈阔肌束带，但最终大部分人会在 60～70 岁时颈阔肌束带变得明显（图 15.76、图 15.77）。无论皮肤是否松弛或弹性丧失，颈部束带都是由颈阔肌引起的，而不是颈部皮肤[5]。当一个人的颈阔肌功能亢进时，颈前束带即使在放松状态下也会变得明显。颈阔肌的有意收缩会使这些束带变得更加明显。

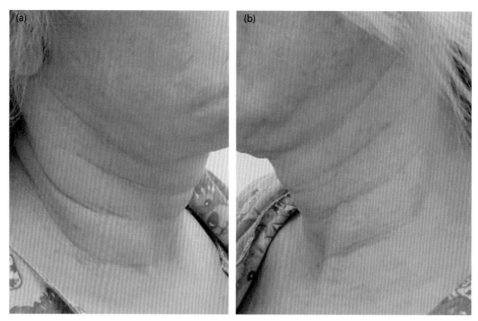

图 15.75 （a、b）患者 55 岁，40 岁后开始出现明显的水平皱纹

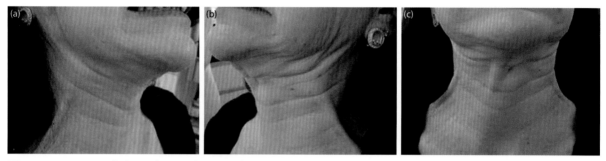

图 15.76 （a～c）患者 52 岁，38 岁后开始出现明显的水平皱纹。当颈阔肌用力收缩时，出现明显的颈阔肌束带

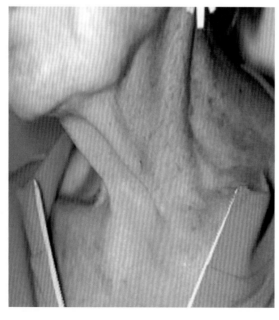

图 15.77 患者 73 岁，女性，颈部出现下垂的"火鸡脖"畸形

当颈阔肌随着年龄的增长变得不那么有弹性时，它就会在前方分离，临床表现为两条或多条从下颌缘至锁骨分叉的束带。当患者说话或做手势时，头部从一侧扭向另一侧，颈前束带就会收紧，变得更明显（图 15.76）[56]。颈部垂直束带，是颈阔肌肌力亢进形成的，主要为了支撑颈部下垂的组织结构，也是颈部衰老的象征。前侧颈阔肌的肌张力随时间逐渐丧失，出现分离，并向前突出，形成条索和束带，有时被称为"火鸡脖"[52]（图 15.77）。对于一些颈部皮肤弹性较好，但由于颈阔肌功能亢进造成颈阔肌束带的患者，OnaBTX-A 注射不失为一种可行的治疗方法。对于另外一些皮肤弹性较好，但由于个人身体原因不能或不愿意接受手术（如颈部成形术或除皱术）治疗的患者，注射 OnaBTX-A 已成为一种普遍施行且疗效可靠的治疗方案。

颈部横纹和垂直束带的功能解剖学（见附录 2）

颈阔肌是由一对扁平肌肉组成，起自上胸部胸大肌和三角肌筋膜，覆盖整个颈部。有些患者的颈阔肌起自第 2 肋间下方，甚至第 4 ~ 6 肋间（图 15.67），沿着颈前外侧，从上胸部直达下颌，在颏下两侧肌纤维融合交织在一起，并参与下、外、上面部的表浅肌肉腱膜系统（SMAS）的形成（图 15.67）[46-49]。颈阔肌的厚度和分布范围变化很大；一般情况下，女性的颈阔肌比男性薄[51]。有些人的颈阔肌甚至阙如。

颈阔肌从上胸部和肩部斜向内上走行，外侧越过锁骨和肩峰到达颈外侧。继续向上走行，前方止于颏部，外侧跨过下颌骨，止于下颌升支斜线前 1/3。颈阔肌靠后的纤维部分覆盖胸锁乳突肌，并与其肌纤维交叉。部分外侧偏后方的颈阔肌纤维向前方走行，跨过下颌缘，逐渐变浅，越过面神经下颌缘支、面动脉和面静脉，止于口角（图 15.9、图 15.67）。

颈阔肌的内前侧纤维变化最大。两侧颈阔肌的前侧纤维在甲状软骨水平汇聚在一起，形成倒"V"形结构，肌纤维在颏下或颏部相互交织。因此，颏下区域要么由颈阔肌完全覆盖，要么没有颈阔肌覆盖[49,52,57,58]。有些学者喜欢根据颈阔肌在颏下的肌纤维交织形态来区分颈阔肌的解剖变化（图 15.78b）[48,49,52,57,59-61]。根据目前发表的相关解剖学研究，我们可以了解为何有些人容易形成颈阔肌束带，而有些人则不容易形成。这些研究大多是来自尸体解剖，研究结果因尸体的种族、性别、年龄以及研究所在国家的不同而不同。其中一项最早最常引用的尸体解剖研究文献来自卡多佐·德·卡斯特罗（Cardoso de Castro）。1980 年，他根据 50 具尸体解剖，描述了颈阔肌前内侧纤维的各种形态特征，总结出 3 种颈阔肌交叉方式[57]。最常见的交叉方式见于大约 75% 的尸体，称为Ⅰ型，表现为两侧颈阔肌纤维在颏下 1 ~ 2cm 汇聚交织在一起。另外 15% 的尸体表现为Ⅱ型，两侧肌纤维在甲状软骨水平相互交叉，在整个颏下区域形成一片整体的肌肉层。只有Ⅲ型或 10% 的尸体表现为两条独立的颈阔肌肌束，在颈部平行排列向上走行，附着在颏部和下颌骨的下表面，止于皮肤，中间没有交叉（图 15.78b）[46,57,60-63]。

波格莱（Pogrel）等在后来的研究中将两侧颈阔肌交叉分成 4 种类型[58]。大约 40% 的尸体两侧颈阔肌纤维在颏下颈部中间的甲状软骨水平汇聚在一起，但并不交织，即形成所谓的"V"形分裂。

(a)

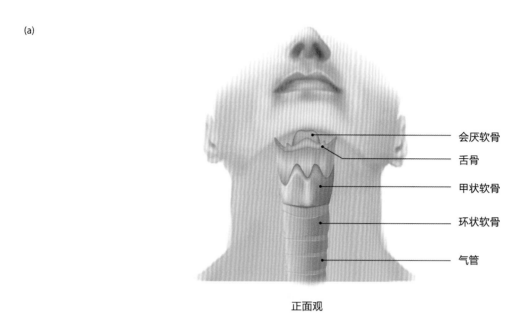

会厌软骨

舌骨

甲状软骨

环状软骨

气管

正面观

(b)

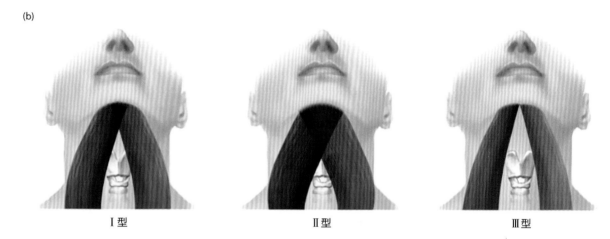

Ⅰ型　　　　　　　　　　Ⅱ型　　　　　　　　　　Ⅲ型

图 15.78　（a）颈前部的解剖标志。（b）颈阔肌交叉的 3 种类型（From Brennan PA, Mahadevan V, Evans BT, Clinical Head and Neck Anatomy for Surgeons, CRC Press: Boca, 2016, with permission.）

另有 35% 的标本在颈部中间汇聚在一起，两侧肌纤维纵横交错，相互交叉，也呈 "V" 形分裂。这两组 "V" 形分裂（占 75%）似乎与卡多佐·德·卡斯特罗（Cardoso de Castro）的Ⅰ型相对应。在波格莱（Pogrel）等的研究中，另外 15% 的尸体表现为颏下区域颈阔肌纤维在中线处完全交叉在一起。在这一组尸体中，颏下区域没有一处不被肌肉覆盖，分裂的颈阔肌纤维没有游离缘，整个颏下区域完全被一层肌肉覆盖，形成一片完整的肌肉，他们又称其为颈阔肌 "横膈"。这些患者最不容易形成颈阔肌束带，即使随着年龄的增长也不容易出现。在最后 10% 的尸体中，波格莱（Pogrel）等发现，左、右两侧颈阔肌相距较远，但最终会在颏部汇聚交叉在一起，表现为 "U" 形分裂，而不是 "V" 形分裂。他们认为这种形态的颏下区域完全没有肌肉，最有可能出现 "火鸡脖" 外观[58]。这样的结果与卡多佐·德·卡斯特罗（Cardoso de Castro）在 10% 的尸体上的发现相似，两侧颈阔肌纤维在止于颏部之前完全没有发生交叉。

根据维斯内斯（Vistnes）等 [52] 和霍夫林（Hoefflin）[49] 的研究，有些人会出现颈阔肌束带，而另一些人不出现的原因，最简单的解释就是颈前的颈阔肌纤维交织形态分为最基本的两种。维斯内斯（Vistnes）等在大约 60% 的尸体中发现，两侧颈阔肌纤维的内侧游离缘在甲状软骨周围形成一个倒置的"V"形，顶点位于舌骨（图 15.78a）。在舌骨水平，两侧肌肉纤维在中线处相互交织在一起，在舌骨和颏部之间形成完整的一片 [52]（图 15.78b）。霍夫林（Hoefflin）进一步简化了颈阔肌的分类，即 2/3 的部分交叉，或者根本不交叉 [49]。

在颈部年轻化的治疗中，需要考虑颈部颏下区域两个独立的脂肪室。较浅的一个叫颏下脂肪室或下颌下脂肪室，直接位于颈阔肌前方的皮下。另一个是颈阔肌下脂肪室，位置较深，位于颈阔肌的下面和后面。颈部老化是否会出现颈阔肌下脂肪室的疝出和突出，取决于颈阔肌在颈部中间分裂的程度及颏下是否有足够的分裂宽度。有些人的颈阔肌下脂肪较多，颈阔肌张力丧失使颈阔肌下脂肪通过颈阔肌游离缘疝出，颈部两条垂直束带之间的颏下区域变得臃肿，使颏颈角变钝，形成所谓的"火鸡脖"外观 [50,52]（图 15.77）。

下颌下腺是第二唾液腺，大小约 3cm×5cm，位于颏部和乳突中间 1/3 处，外侧口底下颌缘下方 [55]。随着时间的推移，腺体会增大、下垂，通过松弛的颈阔肌疝出，导致颈部两侧形成两个小的隆起，为衰老的特征。OnaBTX-A 注射可减弱颈阔肌和颈浅筋膜的力量，从而会加重这种情况的发生。如果将 OnaBTX-A 直接注射到下颌下腺内，在一定程度上可使下颌下腺变小，下垂减轻，外观改善，治疗效果可维持较长的时间 [55]。这种 A 型肉毒素（BoNT-A）的治疗方法更常见于东方人 [64]（见第 17 章）。

治疗颈部横纹和垂直束带的药品稀释方法（见附录 3）

由于颈阔肌是覆盖在颈前外侧的一大片肌肉，当整个颈部都需要治疗时，应用大量稀释的 OnaBTX-A 可能更为合适。因此，临床上注射颈阔肌时，更常用 2 ~ 4mL 的生理盐水来配制每瓶 100 U 的 OnaBTX-A。

治疗剂量：颈部横纹和垂直束带的治疗方法（该做什么及不该做什么）（见附录 4）

治疗颈部动态性水平横纹时，在前外侧横纹的上方和下方，每间隔 2 ~ 3cm 注射 2 ~ 3U 的低浓度 OnaBTX-A，注射层次为真皮深层，而非皮下层（2 ~ 3mm 深），注射后形成皮丘说明注射层次正确。注射时，患者取坐位或半卧位，咬紧牙关，用力收紧颈阔肌（图 15.76）。根据患者颈部的长短，每次治疗 OnaBTX-A 的用量为 25 ~ 35U [65]。

对于合适患者，OnaBTX-A 还可以用来治疗颈部垂直条索和束带 [37-39,41-43,56,66]。对于那些皮肤广泛缺乏弹性且颈阔肌束带松弛的患者，OnaBTX-A 治疗实际上只会导致患者的情况变得更糟，因此也就不应再尝试进行这种治疗（图 15.77）。

同样，注射时患者取坐位或半卧位，收紧颈阔肌，用非注射手的拇指和食指捏住颈阔肌束带（图 15.79）。沿着束带进行皮内注射或皮下注射（2 ~ 3mm 深），每点注射 OnaBTX-A 2 ~ 3U。在颏下大约 2cm 处开始注射，注射点位于降口角肌起点外侧 1 ~ 2mm 或下颌支持韧带的后方。这样就会避免 OnaBTX-A 扩散到降下唇肌，以防下唇出现意想不到的扭曲和功能紊乱。沿着颈部向下重复注射，每点间隔 1.5 ~ 2cm，直到甲状软骨水平 [5,60]。注射后局部形成可见的皮丘，证明 OnaBTX-A 注射的层次正确（图 15.80）。注射的层次尽可能表浅，以防损伤肌肉浅层内的血管，造成治疗后淤青。治疗前和治疗后即刻应用冰敷以及轻柔地按摩，可以缓解注射过程中的痛感，也可以减少治疗后淤青的发生。大多数患者需要沿着颈阔肌垂直束带注射 3 ~ 5 点才能达到彻底的治疗效果，但有些患者可能需要更多的注射点，这取决于患者的颈部长度。建议每条颈阔肌束带的注射剂量为 6 ~ 12U，每次两侧只能注射 2 ~ 3 条颈阔肌束带，每次总的 OnaBTX-A 治疗剂量为 30 ~ 50U [46]。当每侧颈部存在 2 个以上颈阔肌束带时，先注射 1 条束带，剩下的那条应该间隔 2 ~ 4 周再进行治疗，特别是 OnaBTX-A 的治疗剂量已经超过 50U 时。当颈阔肌束带较粗，颈阔肌的张力比较亢进时，每点注射可以再增加 1 ~ 2U 的 OnaBTX-A。有些学者对同一名患者一次治疗的注射剂量可高达 200U，但大多数患者不需要这样 [62,63]。还有些学者在治疗颈阔肌束带时在肌电图引导下进行 OnaBTX-A 低剂量注射。在肌电图引导下，每次颈部的 OnaBTX-A 注射剂量会少于 20 U [67]。

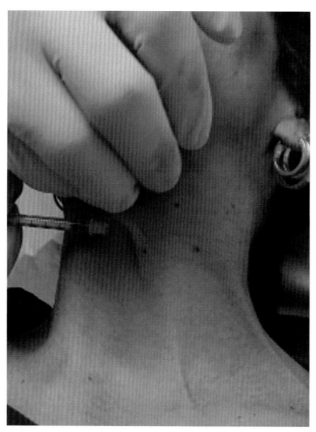

图 15.79　收紧颈阔肌，便于捏住皮肤和束带，进行 OnaBTX-A 真皮内注射

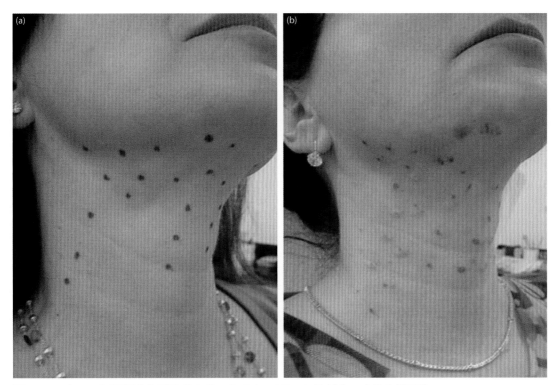

图 15.80　（a、b）颈部治疗后形成皮丘，表明 OnaBTX-A 注射在正确的表浅层次

颈部横纹和垂直束带的治疗效果（结果）（见附录 5）

OnaBTX-A 治疗后 5 ~ 7 天，颈阔肌会变得松弛，颈部横纹和垂直束带逐渐减轻，治疗效果可维持 3 ~ 5 个月或更长时间，具体维持时间取决于注射的位置、颈阔肌的肌力以及患者颈部活动的频率和强度。通常情况下，年轻不适合做除皱术的患者或年老做过除皱术的患者，如果皮肤弹性良好，颈阔肌下脂肪和软组织无明显下垂，则 OnaBTX-A 的治疗效果最好。建议患者治疗后 2 ~ 3 周复诊，以评估她 / 他们对治疗的反应和对整体结果的满意度。如果治疗效果不佳，或双侧存在不对称，可以对某一条束带进行补充注射 [65]。

下颌吸脂术前局部应用 OnaBTX-A 注射，可以使颈阔肌束带变得松弛，颈前皮肤在吸脂后会表现得更平、更匀称。对于那些下颌吸脂术后颈阔肌束带仍旧明显的患者，术后注射 OnaBTX-A 有助于减轻这些垂直束带 [68]。当患者两侧颈阔肌之间有明显的脂肪突出或颏下有大量的脂肪堆积时，注射脱氧胆酸或吸脂，联合或不联合颈阔肌成形术和除皱术，是可行的治疗方法（图 15.81）。对这些患者采用 OnaBTX-A 注射几乎无效。另一方面，当颈阔肌下脂肪没有突出，颏下脂肪不明显时，注射 OnaBTX-A 可有效减轻颈阔肌功能亢进形成的垂直束带和条索（图 15.82）。根据一些作者的个人经验，颈阔肌的解剖类型或交叉形态（图 15.78b）对于预测 OnaBTX-A 的治疗效果没有指导意义 [62]，而是颈阔肌的长度、肌肉的松弛和肥大程度，对于预测颈部 OnaBTX-A 的治疗效果才具有一定的意义。实际上，注射 OnaBTX-A 只能使松弛、较粗的颈阔肌束带变得更糟（图 15.77）。

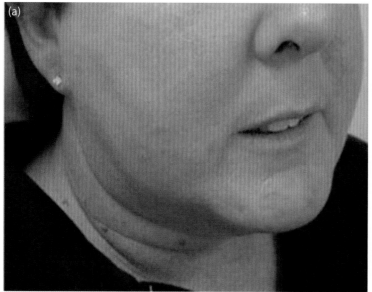
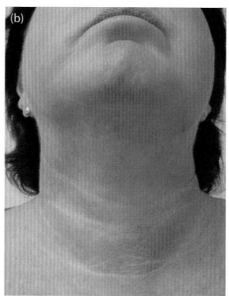

图 15.81　（a、b）患者 49 岁，两侧颈阔肌束带之间有大量脂肪，采用吸脂的治疗效果可能更好

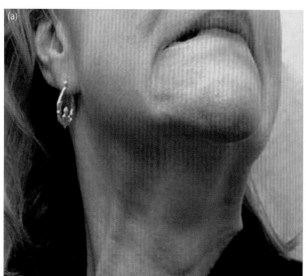
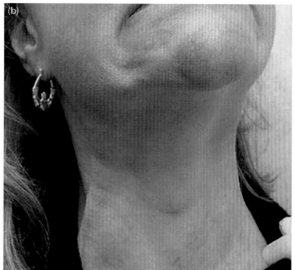

图 15.82　患者 52 岁。（a）OnaBTX–A 治疗前。（b）治疗后 3 周

　　如果除皱术后患者的治疗效果仍旧不理想，还存在一些残留的颈阔肌束带或颈前皮肤双侧不对称，OnaBTX–A 注射有助于矫正这些并发症。另外 OnaBTX–A 治疗还会使下唇轻度抬高，口角轻度提升，并使下颊部肌肤变得紧致 [62,63,67]。在治疗颈阔肌束带时，当 OnaBTX–A 从颈阔肌下颌部弥散到降口角肌和颈阔肌唇部的交叉纤维时，会产生下面部提升的效果 [62,63,67]。这样会使颧大肌、提口角肌和笑肌发生代偿性收缩，形成"迷你化学面部提升术"。这种上颈阔肌（下颌部）松弛，伴随面颈角的继发性收紧 [62,63,67]，在上述"娜菲媞媞面部提升术" [53] 中已经提及。

治疗颈部横纹和垂直束带时的并发症（不良后遗症）（见附录 6）

　　使用 OnaBTX–A 治疗颈部横纹和垂直束带是非常安全的，很少发生不良反应，只要 OnaBTX–A

能够准确注射到皮内层。然而，如果注射方法不正确，或注射过量，就会发生一些并发症。

由于负责吞咽、发声和颈部屈曲的 9 块肌肉也属于胆碱能神经支配，因此如果治疗颈阔肌束带时 OnaBTX-A 注射过量，就可导致口干、吞咽困难、发声困难、构音障碍和颈部无力 [62,69,70]。日光性弹性组织变性和年龄引起的静态性皱纹通常使用 OnaBTX-A 治疗无效。颈部 OnaBTX-A 的治疗剂量超过 50U 会增加暂时性声音嘶哑和吞咽困难的风险。老年患者更容易发生此类并发症，因为他们的颈部皱纹和束带较多，通常需要较高剂量的 OnaBTX-A 才能获得满意的治疗结果。老年人颈部软组织较薄，OnaBTX-A 更容易扩散到深部的其他肌肉，影响到吞咽、语言和抬头等动作，特别是当胸锁乳突肌肌力减弱时。当 OnaBTX-A 注射过深，影响到深部肌肉时，年轻患者也会出现类似的并发症。

当治疗颈部肌张力障碍时，OnaBTX-A 的一次治疗剂量常常超过 200U，治疗后患者经常会出现吞咽困难、声音嘶哑、口干和流感样症状 [62,63,70-72]。

OnaBTX-A 注射只用来治疗颈阔肌束带和颈纹时，治疗后 2 ~ 5 天会出现轻度暂时性颈部不适，只有少数患者会出现抬头和低头时颈部无力 [62]。在一项多中心的治疗研究中，1500 名患者中只有 1 名出现明显的吞咽困难，并在 2 周内自行消失。1 名患者在治疗颈阔肌束带时，一次治疗就使用了 75 ~ 100U 的 OnaBTX-A，治疗后出现严重的语言障碍 [73]。患者暂时性需要下鼻饲管进食，直到症状消失。

治疗后常见的副作用包括暂时性水肿和红斑，这两种并发症通常在 1 ~ 2 天内消失。注射后的淤青可能会持续几天。其他不常见的不良反应包括肌肉酸痛或颈部不适和轻度头痛。有些患者会出现仰卧时抬头困难，无法使头部保持在稳定的直立位，尤其对于严重的患者。当 OnaBTX-A 注射在颏部下方 1 ~ 2cm 的中间位置时，药物有可能弥散到降下唇肌，引起下唇肌力减弱，口周力量的平衡被打破（图 15.73）。对于很多患者而言，这种治疗方法的成本—效益比并不明显。

图 15.83 ~ 图 15.86 是 OnaBTX-A 治疗颈部横纹和垂直束带的案例。

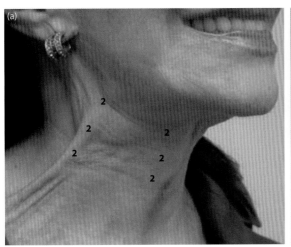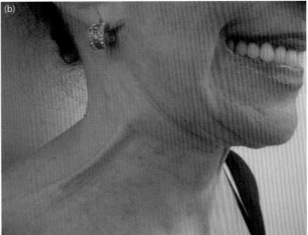

图 15.83　患者 71 岁。（a）治疗前。（b）OnaBTX-A 治疗后 3 周

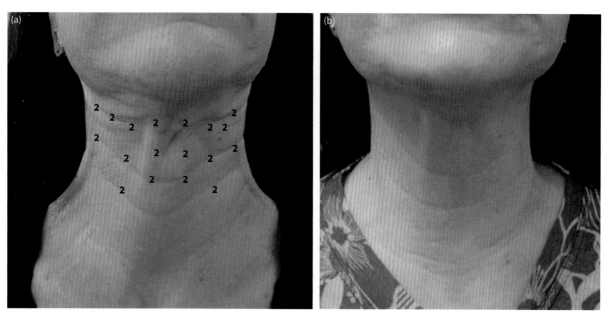

图 15.84　患者 52 岁（与图 15.80 为同一名患者）。（a）治疗前。（b）OnaBTX–A 治疗后 2 个月，水平皱纹明显减少

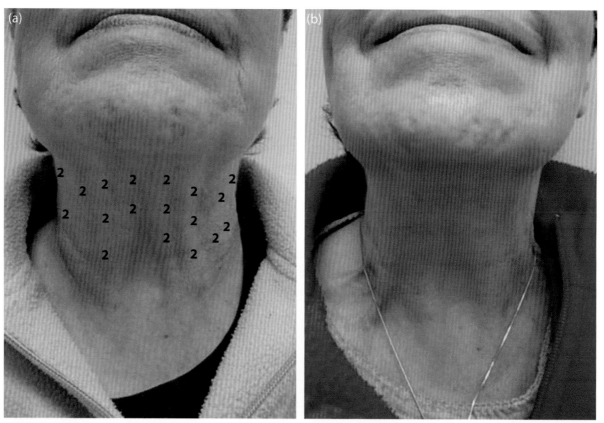

图 15.85　患者 66 岁。（a）治疗前。（b）OnaBTX–A 治疗后 2 周。注意患者颏部出现凹坑，因为该患者颏肌没有接受治疗

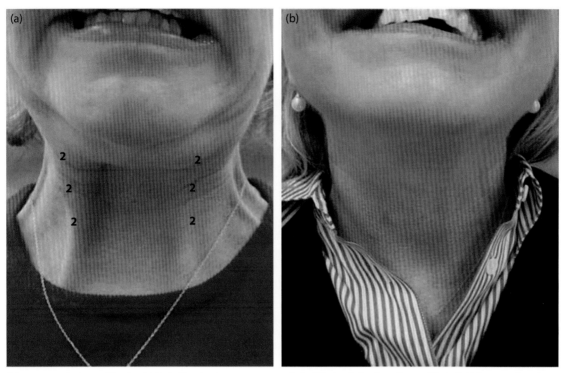

图 15.86　患者 47 岁。(a) 治疗前。(b) OnaBTX–A 治疗颈阔肌束带后 1 个月。该患者的颏肌、降口角肌和口周皱纹一并接受了 OnaBTX–A 治疗

颈部注射治疗的注意事项

(1) OnaBTX–A 皮内浅层注射可减少颈部横纹和垂直束带。

(2) 颈阔肌位于负责吞咽和颈部屈曲的肌肉表面，在下颈部深层注射大量的 OnaBTX–A，会削弱这些肌肉的力量，引起不同程度的发声困难、吞咽困难，以及无法抬头，使头部保持在稳定的直立位。因此注射位置不应低于甲状软骨水平。

(3) 由于颈阔肌纤维与下面部表情肌纤维交织在一起，所以注射颈阔肌下颌部可影响到口角、下唇、颏部和下颌缘。因此，OnaBTX–A 注射一定要位于下颌缘下方 1.5～2cm。

(4) 老年患者的颈部皮肤松弛冗余，颈阔肌纤维肌力减弱，两侧分离形成颈阔肌束带和条索，又称"火鸡脖"畸形。这种情况下 OnaBTX–A 注射只会使颈阔肌束带加重，而不是减轻。

(5) OnaBTX–A 注射不能治疗颈阔下脂肪突出，也不能减轻颏下或下颌下脂肪的过度臃肿。

(6) OnaBTX–A 注射应该在降下唇肌在下颌骨起点下方 1.5～2.0cm 处，以防止颏部皮肤扭曲和下唇功能障碍。

(7) OnaBTX–A 注射有时不能使颈部横纹完全消失，特别是对于脂肪萎缩、皮肤过度松弛并伴有严重光损伤的老年患者。

上胸部及领口部皱纹

前言：问题评估和患者选择

　　当女装的时尚款式变得越来越暴露的时候，就赋予了领口一个全新的意义，它会暴露出一个人长时间遭受日光暴晒所造成的皮肤老化现象。面颈部年轻化治疗效果常常由于上胸部"V"形领口区域的皮肤皱纹而大打折扣。在上胸部，可以同时存在静态性皱纹和动态性皱纹。当存在上胸部皱纹时，人看起来就会比自己实际年龄偏大，破坏了面颈部柔软光滑的年轻化外观。近年来，人们已经使用 OnaBTX–A 成功治疗了上胸部表浅和中等深度的皱纹 [19,74,78]。

　　也有报道描述了 OnaBTX–A 治疗假体隆乳术后出现的胸肌痉挛 [75,76]。随后，有一篇报道讲述了注射 OnaBTX–A 减轻颈阔肌过度收缩引起的下颈部和上胸部皱纹 [76]。

上胸部及领口部皱纹的功能解剖学（见附录 2）

　　颈阔肌由一对扁平的肌肉组成，起自胸大肌和三角肌表面的筋膜，覆盖整个颈部。有些患者的颈阔肌可以起自第 2 肋间下方，甚至低至第 4 ~ 6 肋间（图 15.67）。颈阔肌的厚度和大小因人而异；一般情况下，女性的颈阔肌比男性薄 [51]。然而，有些女性的颈阔肌大而厚，分布范围广，总是处于过度收缩状态，从胸部中央到领口处会出现大量的水平皱纹和垂直皱褶 [75]（图 15.87）。这些变化常见于那些穿着低领衣服在户外阳光下长时间活动和休闲的人。

治疗上胸部及领口皱纹时的药品稀释方法（见附录 3）

　　由于上胸部的表面积较大，OnaBTX–A 治疗覆盖面也大，因此药物注射后扩散面也大。所以，每瓶 100U 的 OnaBTX–A 可以用 2 ~ 4mL 的生理盐水进行配制。

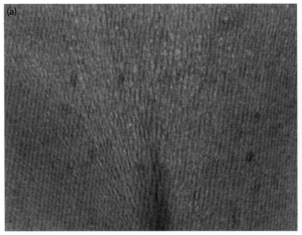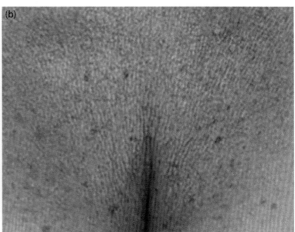

图 15.87 （a、b）患者上胸部中央有大量垂直皱纹和一些水平皱纹

治疗剂量：上胸部及领口皱纹的治疗方法（该做什么及不该做什么）（见附录 4）

　　患者取半卧位比坐位治疗起来更舒适。上胸部 OnaBTX-A 的注射有多种方法。成功的关键是使 OnaBTX-A 扩散到整个上胸部[75]。注射深度应位于真皮深层或真皮与皮下交界处，尤其是胸部的软组织相对较薄，避免将 OnaBTX-A 注射到肋间肌，否则会造成患者深呼吸困难。注射的方式取决于每个人上胸部的外形。因此，治疗区域表现为倒置的等腰三角形或等边三角形，顶点位于胸骨剑突，基底为两侧锁骨中点的连线（图 15.88）[74]。这个三角形对应着颈阔肌的胸骨部分和锁骨部分与胸大肌相互交织的区域。在此三角形内进行多点注射，注射层次位于真皮皮下交界处，每点间隔 1.5 ~ 2cm，每点注射 OnaBTX-A 2 ~ 4U。根据颈阔肌的力量、皱纹的数量和深度以及前胸的面积和大小，OnaBTX-A 注射的总剂量在 20 ~ 50U 之间（平均 35U）。有些人治疗时需要注射 6 ~ 12 个点。

　　注射后局部轻轻按摩及冰敷，可防止出现出血和淤青。光老化损伤严重的皮肤还需要用非剥脱性点阵激光、光子和能量设备进行治疗，可有效延长 BoNT-A 的治疗效果。

上胸部及领口皱纹的治疗效果（结果）（见附录 5）

　　OnaBTX-A 治疗后 1 ~ 3 周，中下胸部的表面皮肤就会变得平滑（图 15.89 ~ 图 15.91）。

　　胸部皱纹的 OnaBTX-A 治疗通常比面部 OnaBTX-A 治疗起效慢，治疗效果也仅能维持 2 ~ 3 个月（图 15.89、图 15.92）。OnaBTX-A 注射后需要大范围的弥散，以使药物覆盖整个上胸部皮肤，从而使皱纹整体减少。因此，上胸壁的治疗最好使用大量的低浓度 OnaBTX-A[38]。上胸部皮肤光损伤严重的患者，除了常规应用 OnaBTX-A 注射治疗外，还需联合使用软组织填充剂、激光、光子和能量设备进行治疗，并每天应用刺激胶原蛋白再生的化妆品，才能重新获得年轻化的外观。

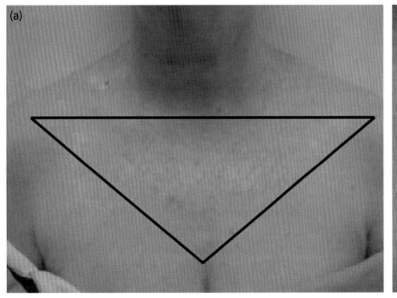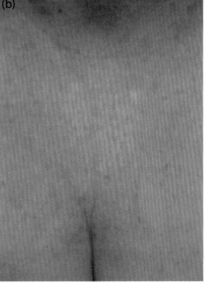

图 15.88　（a）倒三角形是注射 OnaBTX-A 治疗前胸皱纹的区域。（b）胸部皱纹的特写

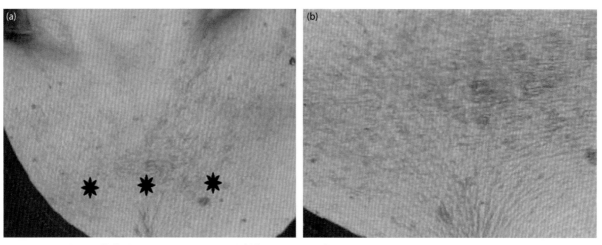

图 15.89　（a）星号代表的是 OnaBTX–A 5U 的注射位置。(b) 治疗后（Courtesy of Dr. Francisco Perez–Atamoros.）

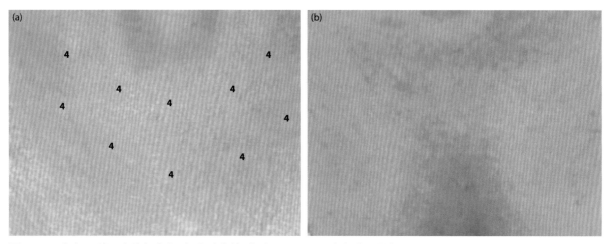

图 15.90　患者 56 岁，上胸部中央。(a) 治疗前。(b) OnaBTX–A 治疗后 5 周（Courtesy of Dr. Francisco Perez–Atamoros.）

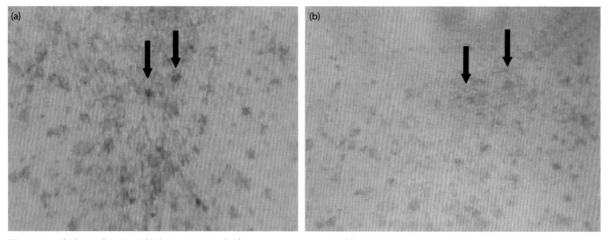

图 15.91　患者 49 岁，上胸部中央。(a) 治疗前。(b) OnaBTX–A 注射 42U 治疗后 6 周（Courtesy of Dr. Francisco Perez–Atamoros.）

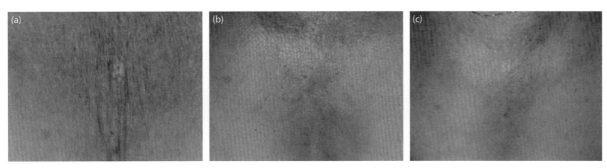

图 15.92　上胸部中央 OnaBTX-A 的治疗区域。(a) 治疗前。(b) 治疗后 2 周。(c) 治疗后 4 周

治疗上胸部及领口皱纹时的并发症（不良后遗症）（见附录 6）

胸部领口部位 OnaBTX-A 治疗最常见的并发症是由于治疗剂量不足导致的临床治疗效果不佳。其他副作用还包括上肢肌力减退，特别是拥抱时的内收和内旋动作。如果 OnaBTX-A 注射得过深，剂量太大，每次治疗为 75 ~ 100U 时，可能会出现肋间肌力量的意外减弱，影响深呼吸。无论是对于从事体育运动和参加日常活动的年轻患者，还是已经患有某种呼吸系统疾病的老年患者，都应绝对避免这种情况的发生。

胸部颈阔肌力量减弱的临床效果可能需要 15 天或更长的时间才能表现出来，这比 OnaBTX-A 治疗面部肌肉的起效慢得多 [76,77]。无论操作多么小心，胸部皮肤光老化越严重，OnaBTX-A 注射后越容易出现淤青。另一个令人沮丧的结果是，花了那么多的钱，注射了那么多的 OnaBTX-A，才产生了那么一丁点儿的治疗效果。因此，对于大多数人来说，成本—效益比不是这项治疗的常规考虑基础 [77]。

上胸部注射治疗的注意事项

（1）在前胸 "V" 形区域注射大量低浓度的 OnaBTX-A，可减少领口处的细纹。

（2）上胸部 OnaBTX-A 的治疗相比于面部，起效较慢，持续时间更短。

（3）OnaBTX-A 注射过量会导致深吸气困难，或拥抱时上肢内收困难。

（4）OnaBTX-A 必须注射在皮内，以防止肋间肌力减弱，造成深吸气困难。

（5）对很多人而言，使用 OnaBTX-A 治疗上胸部细纹的成本高、疗效存疑，不利于临床上常规频繁地治疗。

（6）OnaBTX-A 联合填充物、激光、光子和能量设备治疗，对于上胸部皮肤光损伤严重的患者，是唯一能够取得良好年轻化效果的方法。

（7）无论治疗过程中多么细心，操作多么轻柔，上胸部光损伤严重的患者治疗后都容易出现淤青。

参考文献

[1] Azib N, Charrier JB, de Saint Cyr BC et al. Anatomy & Lip Enhancement. Master Collection Volume 4. Paris, France: Expert SARL; 2013.

[2] Freiman A, Bird G, Metelitsa AI et al. Cutaneous effects of smoking. J Cutan Med Surg 2004; 8(6): 415–423.

[3] Paes EC, Teepen HJ, Koop WA, Kon M. Perioral wrinkles: Histologic differences between men and women. Aesthet Surg J 2009; 29(6): 467–472.

[4] Standring S (ed). Gray's Anatomy. The Anatomical Basis of Clinical Practice, 41st ed. New York: Elsevier; 2016.

[5] Lamilla GC, Ingallina FM, Poulain B, Trevidic P. Anatomy and Botulinum Toxin Injections. Master Collection Volume 1. Paris, France: Expert 2 Expert SARL; 2015.

[6] Rogers CR, Meara JG, Mulliken JB. The philtrum in cleft lip: Review of anatomy and techniques for construction. J Craniofac Surg 2014; 25(1):9–13.

[7] Mulliken JB, Pensler JM, Kozakewich HP. The anatomy of Cupid's bow in normal and clef lip. Plast Reconstr Surg 1993; 92: 395–403.

[8] Vinkka-Puhakka H, Kean MR, Heap SW. Ultrasonic investigation of the circumoral musculature. J Anat 1989; 166: 121–133.

[9] Latham RA, Deaton TG. The structural basis of the philtrum and the contour of the vermillion border: A study of the musculature of the upper lip. J Anat 1976; 121(1): 151–160.

[10] Bo C, Ningbei Y. Reconstruction of upper lip muscle system by anatomy, magnetic resonance imaging, and serial histological sections. J Craniofac Surg 2014; 25: 48–54.

[11] Baker SR. Local Flaps in Facial Reconstruction, 2nd ed. Philadelphia: Mosby; 2007.

[12] Rogers CR, Mooney MP, Smith TD et al. Comparative microanatomy of the orbicularis oris muscle between chimpanzees and humans: Evolutionary divergence of lip function. J Anat 2009; 214: 36–44.

[13] Zufferey JA. Importance of the modiolus in plastic surgery. Plast Reconstr Surg 2002; 110(1): 331–334.

[14] Salasche SJ, Bernstein G, Senkarik M. Surgical Anatomy of the Skin. Connecticut: Appleton & Lange; 1998.

[15] Y u SK, Lee MH, Kim HS et al. Histomorphologic approach for the modiolus with reference to reconstructive and aesthetic surgery. J Craniofac Surg 2013; 24: 1414–1417.

[16] Rubin LR, Mishriki Y, Lee G. Anatomy of the nasolabial fold: The keystone of the smiling mechanism. Plast Reconstr Surg 1989; 83: 1–10.

[17] Al-Hoqail RA, Abdel Meguid EM. An anatomical and analytical study of the modiolus: Enlightening its relevance to plastic surgery. Aesthet Plast Surg 2009; 33: 147–152.

[18] Choi YJ, Kim JS, Gil YC et al. Anatomical considerations regarding the location and boundary of the depressor anguli oris muscle with reference to botulinum toxin injection. Plast Recontr Surg 2014; 134: 917–921.

[19] Atamoros FP. Botulinum toxin in the lower one third of the face. Clinics in Dermatol: Botulinum Toxin in Clinical Medicine (Part 1) 2003; 21: 505–512.

[20] Fagien S. BOTOX® for the treatment of dynamic and hyperkinetic facial lines and furrows: Adjunctive use in facial aesthetic surgery. Plast Reconstr Surg 1999; 103: 701–713.

[21] Carruthers JA, Glogau RG, Blizter A. Advances in facial rejuvenation: Botulinum toxin type A, hyaluronic acid dermal fillers and combination therapies – consensus recommendations. Plast Reconstr Surg 2008; 121(5 Suppl): 5s–30s.

[22] Carruthers J, Fagien S, Matarasso SL et al. Consensus recommendations on the use of botulinum toxin type A in facial aesthetics. Plast Reconstr Surg 2004; 114(Suppl 6): 1s.

[23] Smychyshyn N, Sengelmann R. Botulinum toxin a treatment of perioral rhytides. Dermatol Surg 2003; 29: 490–495.

[24] Cohen JL, Dayan SH, Cox SE et al. OnabotulinumtoxinA doseranging study for hyperdynamic perioral lines. Dermatol Surg 2012; 38: 1497–1505.

[25] Coleman KR, Carruthers J. Combination therapy with BOTOX and fillers: The new rejuvenation paradigm. Dermatol Ther 2006; 19(3): 177–188.

[26] Carruthers J, Carruthers A, Moheit GD et al. Multicenter, randomized, parallel-group study of onabotulinumtoxinA and hyaluronic acid dermal fillers (24-mg/mL smooth, cohesive gel) alone and in combination for lower facial rejuvenation: Satisfaction and patient-reported outcomes. Dermatol Surg 2010; 36(Suppl 4): 2135–2145.

[27] Klein AW. Complications and adverse reactions with the use of botulinum toxin. Seminars Cut Med Surg 2001; 20: 109–120.

[28] Alam M, Dover JS, Klein AW et al. Botulinum A exotoxin for hyperfunctional facial lines. Where not to inject. Arch Dermatol 2002; 138: 1180–1185.

[29] Mazzuco R. Perioral wrinkles. In Hexsel D, de Almeida ART, (eds). Cosmetic Use of Botulinum Toxin. Porto Allergre, Brazil: AGE Editora; 2002.

[30] Rubin LR. The anatomy of a smile: Its importance in the treatment of facial paralysis. Plast Reconstr Surg 1974; 53: 384–387.

[31] Rubin LR. The anatomy of the nasolabial fold: The keystone of the smiling mechanism. Plast Reconstr Surg 1999; 103: 687–691.

[32] Mazzuco R, Hexsel D. Gummy smile and botulinum toxin: A new approach based on the gingival exposure area. J Am Acad Dermatol 2010; 63: 1042–1051.

[33] Benedetto AV. Asymmetric smiles corrected by botulinum toxin serotype A. Dermatol Surg 2007; 33(Suppl 1): s32–s36.

[34] Lindsay RW, Edwards C, Smithson C et al. A systematic algorithm for the management of lower lip asymmetry. Am J Otolaryngol 2011; 32(1): 1–7.

[35] Hur MS, Kim MJ, Lee KS. An anatomic study of the medial fibers of depressor anguli oris muscle passing deep to the depressor labii inferioris muscle. J Craniofac Surg 2014; 25: 214–216.

[36] Hur MS, Hu KS, Cho JY et al. Topography and location of the depressor anguli oris muscle with a reference to the mental foramen. Surg Radiol Anat 2008; 30: 403–407.

[37] Carruthers JD, Glogau RG, Blitzer A. Advances in facial rejuvenation: Botulinum toxin type A, hyaluronic acid dermal fillers, and combination therapies – consensus recommendations. Plast Reconstr Surg 2008; 121: 5s–36s.

[38] Carruthers J, Carruthers A. Aesthetic botulinum A toxin in the mid and lower face and neck. Dermatol Surg 2003; 29: 468–476.

[39] Carruthers J, Carruthers A. Botulinum toxin A in the mid and lower face and neck. Dermatol Clin 2004; 22: 151–158.

[40] Trevidic P, Sykes J, Criollo-Lamilla G. Anatomy of the lower face and botulinum toxin injections. Plast Reconstr Surg 2015; 135(Suppl 5): 84s–91s.

[41] Pessa JE et al. The anatomy of the labiomandibular fold. Plast Reconstr Surg 1998; 101(2): 482–486.

[42] Blitzer A, Brin MF, Green PE et al. Botulinum toxin injection for the treatment of oromandibular dystonia. Ann Otol Rhinol Laryngol 1987; 98: 93–97.

[43] Loos BM, Mass CS. Relevant anatomy for botulinum toxin in facial rejuvenation. Facial Plast Surg Clin N Am 2003; 11: 439–443.

[44] Papel ID, Capone RB. Botulinum toxin A for mentalis muscle dysfunction. Arch Facial Plast Surg 2001; 3: 268–269.

[45] Rohrich RJ, Pessa JE. The fat compartments of the face: Anatomy and clinical implications for cosmetic surgery. Plast Reconstr Surg 2007; 119(7): 2219–2227.

[46] Sposito MM. New indications for botulinum toxin type A in cosmetics: Mouth and neck. Plast Reconstr Surg 2002; 110(2): 601–611.

[47] Carruthers A, Carruthers J. Clinical indications and injection technique for the cosmetic use of botulinum A exotoxin. Dermatol Surg 1998; 24: 1189–1194.

[48] Hoefflin SM. The platysma aponeurosis. Plast Reconstr Surg 1996; 97: 1080–1088.

[49] Hoefflin SM. Anatomy of the platysma and lip depressor muscles. A simplified mnemonic approach. Dermatol Surg 1998; 24: 1225–1231.

[50] Ellengbogen R, Karin JV. Visual criteria for success in restoring the youthful neck. Plast Reconstr Surg 1980; 66: 826–837.

[51] Petrus GM, Lewis D, Maas CS. Anatomic considerations for treatment with botulinum toxin. Facial Plast Surg Clin N Am 2007; 15: 1–9.

[52] Vistnes LM, Souther SG. The anatomical basis for common cosmetic anterior neck deformities. Ann Plast Surg 1979; 2: 381–388.

[53] Levy PM. The "Nefertiti lift:" A new technique for specific re-contouring of the jawline. J Cos Las Ther 2007; 9: 249–252.

[54] Levy PM. Neurotoxins: Current concepts in cosmetic use on the face and neck–jawline contouring/platysma bands/necklace lines. Plast Reconstr Surg 2015; 136(Suppl 5):80s–83s.

[55] Mulholland RS. Nonexcisional, minimally invasive rejuvenation of the neck. Clin Plast Surg 2014; 41:11–31.

[56] Rohrich RJ, Rios JL, Smith PD et al. Neck rejuvenation revisited. Plast Reconstr Surg 2006; 118(5): 1251–1263.

[57] Cardoso de Castro C. The anatomy of the platysma muscle. Plast Reconstr Surg 1980; 66(5): 680–683.

[58] Pogrel AM et al. Anatomic evaluation of anterior platysma muscle. Int J Oral Maxillafac Surg 1994; 23: 170–173.

[59] Janfaza P, Nadol JB, Galla HJ et al. Surgical Anatomy of the Head and Neck. Philadelphia: Lipincott Williams and Wilkins; 2001.

[60] Cardoso de Castro C. The changing role of platysma in face lifting. Plast Reconstr Surg 2000; 105: 764–775.

[61] Brandt FS, Boker A. Botulinum toxin for rejuvenation of the neck. Clin Dermatol 2003; 21: 513–520.

[62] Matarasso A, Matarasso SL, Brandt FS et al. Botulinum A exotoxin for the management of platysma bands. Plast Reconstr Surg 1999; 103: 645–652.

[63] Brandt FS, Bellman B. Cosmetic use of botulinum A exotoxin for the aging neck. Dermatol Surg 1999; 24: 1232–1234.

[64] de Almeida ART, Romiti A, Carruthers JDA, The facial platysma and its underappreciated role in lower face dynamics and contour. Dermatol Surg 2017; 0:1–8.

[65] Bae GY, Yun YM, Seo K et al. Botulinum toxin injection for salivary gland enlargement evaluated using computed tomographic volumetry. Dermatol Surg 2013; 39: 1404–1407.

[66] Carruthers J, Carruthers A. Botulinum toxin (BOTOX®) chemodenervation for facial rejuvenation. Facial Plast Surg Clin N Am 2001; 9(2): 197–204.

[67] Blitzer A. Botulinum neurotoxin A for the management of lower facial lines and platysmal bands. In: Lowe, ed. Textbook of Facial Rejuvenation: The Art of Minimally Invasive Combination Therapy. London: Martin Dunitz; 2002.

[68] Kane MAC. Nonsurgical treatment of platysmal bands with injection of botulinum toxin A. Plast Reconstr Surg 1999; 103(2): 656–663.

[69] Kane MAC. Nonsurgical treatment of platysma bands with injection of botulinum toxin A revisited. Plast Reconstr Surg 2003; 112(Suppl 5): s125–s126.

[70] Klein AW. Complications and adverse reactions with the use of botulinum toxin. Sem Cut Med Surg 2001; 20: 109–120.

[71] Blitzer A, Binder WJ, Aviv JE. The management of hyperfunctional facial lines with botulinum toxin: A collaborative study of 210 injection sites in 162 patients. Arch Otolaryngol Head Neck Surg 1997; 123: 389–392.

[72] Vartanian AJ, Dayan SH. Complications of botulinum toxin A use in facial rejuvenation. Facial Plastic Surgery Clinics of North America: Botox 2003; 11(4): 483–492.

[73] Vartanian AJ, Dayan SH. Complication of botulinum toxin A use in facial rejuvenation. Facial Plast Surg Clin N Am 2005; 13: 1–10.

[74] Benedetto AV. Commentary: Botulinum toxin in clinical medicine: Part II. Clin Dermatol 2004; 22(1):1–2.

[75] Carruthers J, Fagien S, Matarasso S. Consensus recommendations on the use of botulinum toxin type A in facial aesthetics. Plast Reconstr Surg 2004; 114(Suppl): 15–25.

[76] Isaac C, Gimenez R, Ruiz RO. Breast wrinkles (décolleté folds). In: Hexsel D, de Almeida ART (eds). Cosmetic Use of Botulinum Toxin. Porto Allegre, Brazil: AGE Editora; 2002, 178–181.

[77] Richards A, Ritz M, Donahoe S et al. BOTOX® for contractions of pectoral muscles. Plast Reconstr Surg 2001; 108: 270–271.

[78] Becker-Wegerich PM, Rauch L, Ruzicka T. Botulinum toxin A: Successful decollete rejuvenation. Dermatol Surg 2002; 28: 168–171.

第 16 章　肉毒素在乳房整形中的应用

弗朗西斯・佩雷斯・阿塔莫罗斯（Francisco Pérez Atamoros）和奥尔加・马西亚斯・马丁内斯（Olga Macías Martínez）

前言

　　女性乳房是人类第二性征发育的一个重要器官，受内分泌系统的影响，起着终末器官的双重功能。由于这个原因，乳房经常需要通过手术来改善其体积、形状和位置。在这一章中，我们将集中讨论乳房美学，以及改善女性乳房外观和（或）某些相关乳房疾病的非手术治疗方法[1]。

解剖学

　　成年女性乳房位于第 2 至第 6/ 第 7 肋骨之间，在胸前壁处于皮下脂肪和胸肌筋膜之间（图 16.1）。乳房的形状和轮廓是由被称为库珀韧带（Cooper's ligaments）的致密结缔组织束带决定的，这些束带穿过乳腺组织锚定在皮下和筋膜上[1-3]。

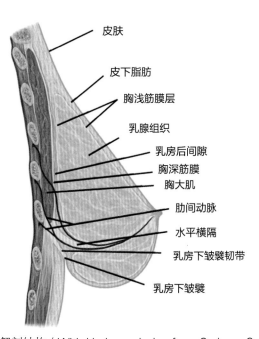

皮肤
皮下脂肪
胸浅筋膜层
乳腺组织
乳房后间隙
胸深筋膜
胸大肌
肋间动脉
水平横隔
乳房下皱襞韧带
乳房下皱襞

图 16.1　乳房的解剖结构（With kind permission from Springer Science+Business Media: Cosmetic Surgery: Art and Techniques, 2013, 47 - 55, Prendergast P.）

419

乳房的上中部和内侧部分位于胸大肌表面（图 16.2），乳房的下半部分覆盖前锯肌和腹外斜肌以及腹直肌筋膜[2]。

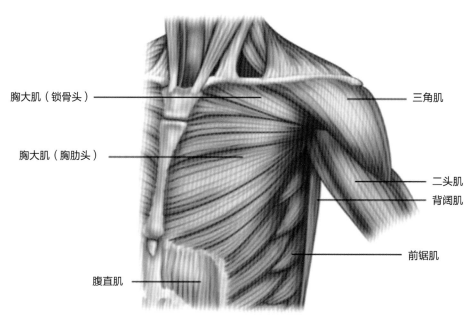

胸大肌（锁骨头）—— ——三角肌

胸大肌（胸肋头）—— ——二头肌
——背阔肌

——前锯肌

腹直肌——

图 16.2 乳房、腋窝和胸壁的解剖结构（With kind permission from Springer Science+Business Media: Breast Disease: Conprehensive Management, 2015, 1－22, Kalimuthu R et al.)

胸大肌是一块厚的三角形肌肉，覆盖上胸部大部分区域，有锁骨头和胸骨头两个起点，两头之间由一个裂缝隔开[3]。

胸大肌覆盖胸小肌。胸小肌由胸锁筋膜包裹，胸锁筋膜进入到腋窝延续为腋筋膜[2,3]。

乳房的形状和大小取决于年龄、产次、体重指数、遗传和种族，可表现为半球形、圆锥形、水滴形、下垂状或扁平状。从侧面看，理想的女性乳房应该呈水滴形，与胸壁有不同的角度。乳房的上半部从第 2 肋到乳头呈一条直线，下半部分从乳头到乳房下皱襞呈圆形。如果乳房没有下垂，乳头应位于第 4 肋间。乳房下皱襞代表的是乳房基底的下缘，是重要的美学标志[4]。

乳房下垂

在正常的发育阶段，乳房呈半球形，乳头在中间最突出的位置。受重力影响，乳房和乳头的位置会发生改变。

随着年龄的增长，乳房在胸壁上逐渐下垂（图 16.3），乳房的中央和下端会随着乳房一起下垂[4]。

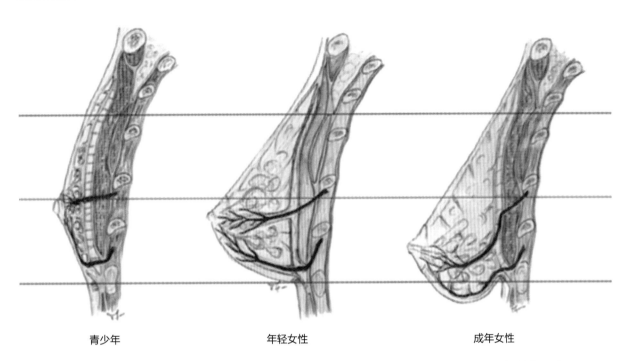

青少年　　　　　　　　　　　年轻女性　　　　　　　　　　　成年女性

图 16.3　随着年龄的增长，乳房的位置发生改变。蓝线代表乳房的界限，红线代表乳头的初始位置（With kind permission from Springer Science+Business Media: Aesthetic Surgery of the Breast, 2015, 605 - 632, Mugea T.)

乳房下垂是整形外科最常见的疾病之一。尽管医生对乳房下垂的评估和治疗都很熟悉，但对其下垂的根本原因尚未明确，尚无有效的预防措施[4-6]。

在 1976 年的一篇综述中，勒尼奥（Regnault）提到了乳房下垂的原因包括腺体激素减少（产后或更年期）、体重减轻、皮肤松弛和术后改变[5]。

在 1990 年出版的一本书中，辛德勒（Hinderer）又增加了 2 个因素：乳房的重量大于 400g 和韧带松弛。上述总结的一系列病因，都是广泛经验积累的结果，毫无疑问符合常识，但却没有科学证据的支持[5,6]。

2010 年，瑞科尔（Rinker）发现年龄、减肥史（22.68kg）、较高的体重指数、较大的罩杯尺寸、怀孕次数和吸烟史是乳房下垂的重要危险因素。而母乳喂养史、孕期体重增加和缺乏定期上半身锻炼都不是乳房下垂的重要危险因素[6,7]。

女性乳房下垂的分类

目前女性乳房下垂的分类方法有多种，重要的是医生必须明确所使用的分类方法是哪种，因为下垂的类型决定了患者的治疗方法[5,6]。

女性乳房下垂的标准分类是 1976 年雷格纳特（Regnault）提出的分类方法（图 16.4）[6,7]。

（1）一度（轻度下垂）：乳头位于乳房下皱襞的水平，高于乳房的下缘。

（2）二度（中度下垂）：乳头位于乳房下皱襞下方，但仍高于乳房的下缘。

（3）三度（重度下垂）：乳头不但位于乳房下皱襞下方，而且也低于乳房下缘。

（4）假性下垂：乳头位于乳房下皱襞的上方，乳房并没有下垂。

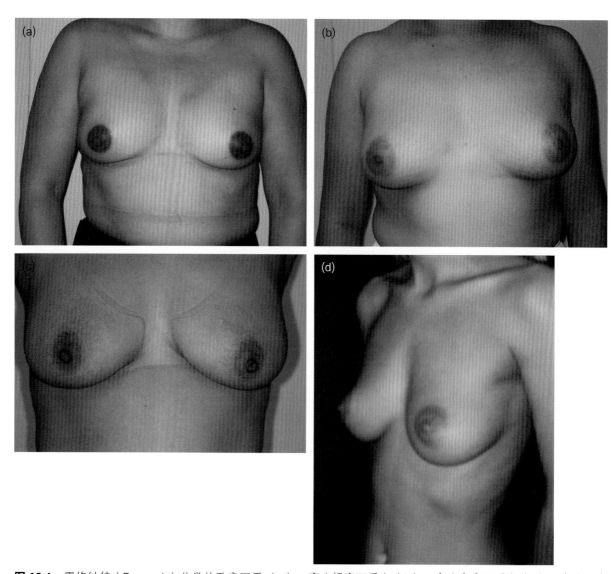

图 16.4　雷格纳特（Regnault）分类的乳房下垂：（a）一度（轻度下垂）。（b）二度（中度下垂）。（c）三度（重度下垂）。（d）假性下垂（With kind permission from Springer Science+Business Media: Aesthetic Surgery of the Breast, 2015, 605 - 632, Mugea T.）

肉毒素及其作用机制

　　肉毒素（BoNT）分子通过作用于突触前神经元，来抑制神经肌肉接头处乙酰胆碱的释放，从而诱导化学去神经反应，引起注射后 2 ~ 6 个月横纹肌功能失神经支配（见第 7 章）[8]。

肉毒素与乳房位置

肉毒素对于合适的患者可以使乳房的位置发生改变，产生非手术提升的效果。

2003 年，作者（FPA）进行了一项研究。在这项研究中，有近 100 名 30 ~ 55 岁之间的患者存在不同程度的乳房下垂，应用 BOTOX® 成功地使乳房得到明显提升（Personal communications，BOTOX®，Fillers & More，Vancouver，BC，August 2003; American Academy of Dermatology，Washington DC，February 2004，and April 2004 and Botulinum Toxin in Clinical Dermatology，2006，219 – 236）。

女性的乳房平均能够提升 1.1cm，最大能够提升 1.8cm。在这项研究中，作者注意到胸骨切迹和乳头之间的距离不会随着体位的变化而变化，从而确保了乳房提升高度的正确测量（图 16.5）。

蒙圭亚（Muguea）建议修订乳头乳晕复合体在胸壁上的位置（图 16.6），应用躯干体表标志形成的两个倒三角形来定位，即肩峰 – 耻骨三角（Ac-Pb-Ac）和髂 – 胸骨切迹三角（Sp-Mn-Sp），后者由胸骨切迹和两侧髂前上棘之间的连线形成 [4]。

考虑到年龄的自然老化，正常乳头的位置顺着"倒三角"的外缘逐渐向下移动，因此年轻人的乳头位置较高，而老年人的乳头位置较低。理想的乳头位置应该在三角形的上半部，靠近外侧边缘的接合处 [4]。

作者（FPA）对胸骨下端和乳房下皱襞下方的胸大肌（图 16.7 ~图 16.9）进行 3 点注射，每点注射 OnaBTX-A / IncoBTX-A 15U 或 AboBTX-A 30U。每侧乳房总的推荐剂量为 OnabotulinumtoxinA（OnaBTX-A）45 ~ 90U、AboBTX-A 90 ~ 180U。

在这项初步研究中，先只在每名患者一侧胸部注射 OnaBTX-A，对侧胸部作为对照。在 100 名患者中，65 名患者评定结果良好，73 名患者还想再次治疗，5 名患者治疗后出现疼痛，持续时间超过 1 周。

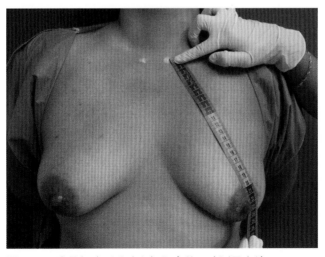

图 16.5　胸骨切迹到乳头之间距离的正确测量方法

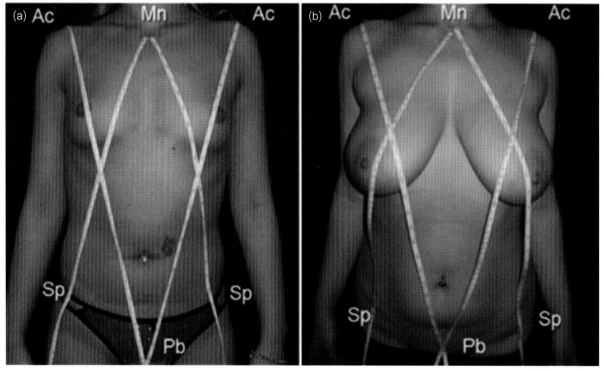

图 16.6　乳头位置与倒三角的位置关系。（a）青年女性。（b）成年女性的肩峰 – 耻骨三角（Ac–Pb–Ac）和髂 –
胸骨切迹三角（Sp–Mn–Sp）（With kind permission from Springer Science+Business Media: Aesthetic Surgery of the
Breast, 2015, 605‑632, Mugea T. ）

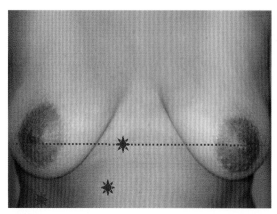

图 16.7　右乳房 B 罩杯大小，采用 3 点注射技术进
行提升，治疗前

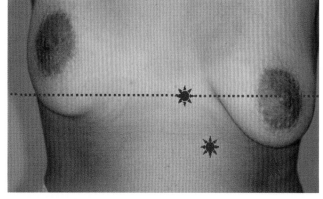

图 16.8　图 16.7 中的患者，治疗后 2 周；右侧乳房抬高 1.8cm。
采用 3 点注射方法，每点注射 OnaBTX–A/IncoBTX–A 15U 或
AboBTX–A 30U

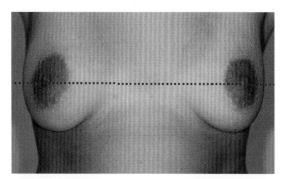

图 16.9　图 16.7 中的患者，左侧乳房治疗后 2 周，
右侧乳房治疗后 1 个月。双侧乳房提升高度均为
1.8cm

　　这种治疗的理想人选是那些肩膀略圆或略微前倾的非肥胖女性，乳房大小为 A 罩杯或 B 罩杯。乳房较大的老年女性，这种治疗方法起效慢，改善程度有限。

　　最近作者对注射技术进行了改进，采用了另一种不同的方法（图 16.10、图 16.11），即 5 点注射法，每点注射 OnaBTX-A/IncoBTX-A 10 ~ 15U，或者 AboBTX-A 20 ~ 30U，总剂量为每侧乳房 OnaBTX-A / IncoBTX-A 50 ~ 75U，或者 AboBTX-A 100 ~ 150U。

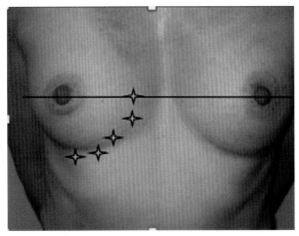 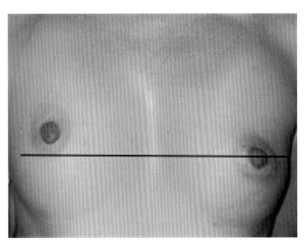

图 16.10　新的注射方法，5 点注射，每点注射 OnaBTX-A /IncoBTX-A 10 ~ 15U，或者 AboBTX-A 20 ~ 30 U，治疗前　　　　**图 16.11**　图 16.10 中的患者，治疗后

　　这种新的注射方法可以使毒素更容易地、更有效地在胸大肌内扩散，有效达到下部胸肌去神经支配的效果。没有下部胸肌的对抗力量，上部胸大肌的力量就会增强，肌肉都朝着肩膀的方向移动，从而使乳房提升。

　　这种治疗的作用机制可能包括内下部分的胸大肌松弛，从而可以使上半部胸大肌提升下垂的乳房。

　　我们在使用新注射方法的患者身上发现，乳房平均提升幅度为 2.5cm，最大可提升 3.6cm。

　　A 型肉毒素（BoNT-A）治疗的起效时间通常为 1 ~ 2 周，并可持续 3 ~ 4 个月。但有时治疗效果的持续时间要比预期的长。

　　有些女性患者发现，在 OnaBTX-A 治疗后 1 周左右，乳头会出现令人满意的向外突出。目前尚不清楚导致这种现象的原因。然而，已有研究表明 OnaBTX-A 能阻止神经末梢的 P 物质（Substance P，SP）和降钙素基因相关肽（Calcitonin Gene-Related Peptide，CGRP）的释放。也有可能是有些注射的 A 型肉毒素（BoNT-A）从注射部位弥散到乳头 - 乳晕复合体，通过阻止 P 物质（SP）和降钙素基因相关肽（CGRP）的释放影响到乳头处的平滑肌[9]。

肉毒素在乳房中的其他最新应用

减少假体的移位和包膜的形成

乳房美容重建手术最严重的并发症就是假体移位和包膜挛缩。其病因、预防和处理仍有待进一步研究。肉毒素可降低假体移位的发生率[10]。塞纳（Sena）等通过体内和体外试验证实，A型肉毒素（BoNT-A）可减少TGF-β1的表达和成纤维细胞向肌成纤维细胞的分化，从而不利于包膜的形成[11]。

乳房切除术后胸肌痉挛与乳房切除术后疼痛综合征

过去 10 年中，关于应用 A 型肉毒素（BoNT-A）来缓解一系列疼痛性疾病的报道逐渐增多。其中最迅速拓展的一个适应证，就是治疗各种疼痛性肌肉痉挛（如椎旁肌肉痉挛、纤维肌痛 - 肌筋膜痛、颞下颌关节痛等）。最近几年发表的关于 A 型肉毒素（BoNT-A）的生物学和临床应用的文献数量增多，反映了人们对 A 型肉毒素（BoNT-A）治疗的浓厚兴趣[12]。

肉毒素可用于乳房疼痛性疾病的治疗，如乳房切除术后疼痛综合征（Post-Mastectomy Pain Syndrome，PMPS）。PMPS 是一种慢性疼痛，可持续 3 个月以上[11]。任何乳房手术后都可引起疼痛，但该综合征更常见于根治性乳房切除术和腋窝淋巴结清扫术后。尽管少见，但少数患者会在术后出现胸壁肌肉组织持续性痉挛[12,13]。

上述综合征的病因可能是手术当中胸内侧神经受到牵拉所致，但尚未明确。患者手术前一般也不存在胸肌痉挛[11-14]。

一些研究及一项系统性综述[11]评估了肉毒素对乳房成形术后乳房疼痛综合征的治疗效果：

（1）一项研究发现，硅胶假体植入前胸大肌注射 OnaBTX-A 的患者术后疼痛较轻[13]。

（2）另有 3 个病例使用了 OnaBTX-A 治疗乳房重建术后或隆乳术后的胸肌痉挛[14,15]。

（3）有 2 例乳房切除术后疼痛综合征（PMPS）的患者使用止痛药和肋间神经阻滞治疗无效，采用前肋间神经经皮浸润注射 OnaBTX-A 后，症状完全消失[16,17]。

假性乳房发育

假性乳房发育是由于胸大肌肥大造成的。这种情况在健美运动员中尤为明显，是胸大肌随着肌肉纤维肥大而逐渐增大形成的。多数情况下，这是一种可接受的理想外观，但是对于胸部女性化的人来说则无法让人接受。对于想要快速减轻肌肉肥大来纠正这种假性乳房发育的人来说，可以采用 OnaBTX-A 注射这种非手术方法来进行治疗（图 16.12 ~ 图 16.14）[18]。

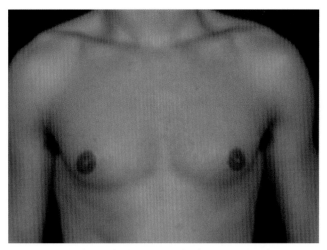

图 16.12　假性乳房发育，治疗前（From Dessi L. et al. Aesth Plast Surg 2007; 31: 104‑106, with permission.）

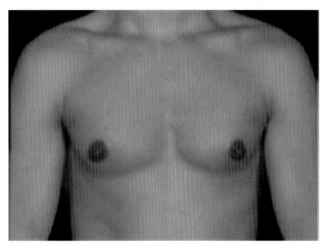

图 16.13　图 16.12 中的患者，治疗后（From Dessi L. et al. Aesth Plast Surg 2007; 31: 104‑106, with permission.）

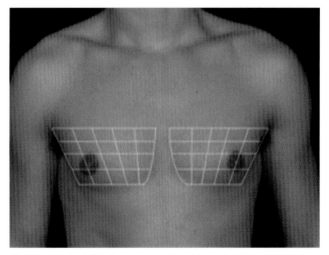

图 16.14　胸大肌 OnaBTX‑A 注射点位的设计示意图（每侧 20 点微量注射，每点注射 2.5U/0.1mL），总剂量 100U，使用 4mL 生理盐水稀释（From Dessi L. et al. Aesth Plast Surg 2007; 31: 104‑106, with permission.）

结论

在胸部美容手术和重建手术中应用肉毒素治疗胸大肌是肉毒素在身体其他部位应用的拓展。因此，该方法对想要胸部美容（乳房下垂、假性乳房发育）的男性或女性都有良好的治疗效果，对于其他治疗方法失败的乳房疼痛性疾病也有治疗效果。肉毒素（BoNT）治疗的有效性取决于肌肉的力量以及最新发现的肉毒素分子具有的镇痛、抗感染和抗增殖的作用。

通过 A 型肉毒素（BoNT-A）这种安全有效的非手术治疗方法可以使很多患者暂时性改善胸部的外观。

参考文献

[1] Kalimuthu R, Yegiyants S, Brenzek C. Anatomy of the breast, axilla, and chest wall. In: Breast Disease: Conprehensive Management, A I Riker (ed.). Springer Science + Business Media, New York. 2015, 1–22.

[2] Prendergast P. Anatomy of the breast. In: Cosmetic Surgery: Art and Techniques, M A Shiffman and A Di Giuseppe (eds.). Springer, Berlin. 2013, 47–55.

[3] Hamdi M, Würinger E, Schlenz I, Kuzbari R. Anatomy of the breast: A clinical application. In: Vertical Scar Mammoplasty. Springer. 2005, 1–8.

[4] Mugea T. New breast volume and ptosis classification. In: Aesthetic Surgery of the Breast, T Mugea and M A Shiffman (eds.). Springer Science + Business Media, New York. 2015, 605–632.

[5] Regnault P. Breast ptosis, definition and treatment. Clin Plast Surg 1976; 3(2): 193–203.

[6] Rinker B, Veneracion M, Walsh C. Breast ptosis causes and cure. Ann Plast Surg 2010; 64(5): 579–584.

[7] Shiffman M. Classification of breast ptosis. In: Breast Augmentation. Principles and Practice, M A Shiffman (ed.). Springer Science + Business Media, New York. 2009, 251–255.

[8] Wheeler A, Smith H. Botulinum toxins: Mechanisms of action, antinociception and clinical applications. Toxicology. 2013; 124–146.

[9] Smith K, Pérez-Atamoros F. Other dermatologic uses of botulinum toxin. In: Botulinum Toxin in Clinical Dermatology, A V Benedetto (ed.). Taylor & Francis, UK. 2006, 219–236.

[10] Irkoren S, Ozkan H, Ceylan E, Sivrioglu N, Tataroglu C, Durum Y. The effect of botox on the implant stabilization and capsular formation. Ann Plast Surg 2015; 75: 91–97.

[11] Kim S, Moosang A, Piao Y, Choi D, Yi M, Shin N. Effect of botulinum toxin type A on TGF-beta/Smad pathway signaling: Implications for Silicone-induced capsule formation. Plast Reconstr Surg 2016; 138(5): 821e–829e.

[12] Winocour S, Murad M, Bigdoli-Moghaddam M, Jacobson S, Bite U, Saint-Cyr M, Tran N, Lemaine V. A systematic review of the use of botulinum toxin type A with subpectoral breast implants. J of Plastic, Recons Aesth Surg 2014; 67: 34–41.

[13] Gabriel A, Champaneria M, Maxwell P. The efficacy of Botulinum Toxin A in post-mastectomy breast reconstruction. A Pilot Study. Aesth Surg J 2015; 35(4): 402–409.

[14] Cattin T. Botulinum toxin for Tethering of breast implants. Plast Recons Surg. Letters ahd view of points. 2005; 116(2): 687–688.

[15] ÖDonnell C. Pectoral muscle spasms after mastectomy succesfully treated with botulinum toxin injections. Phys Med and Rehab 2011; 2011(3): 781–782.

[16] Dessy L, Mazzocchi M, Scuderi N. Treatment of post Mastectomy pain syndrome after Mastopexy with botulinum toxin. J Plast Reconstr Aesthet Surg 2014; 67(6): 873–874.

[17] de Carlos E, Cabezón A, Mosquera M, Rodríguez G, Ruiz-Soldevilla JM, Sancho B. Botulinum Toxin application for the pain control in breast cancer. Rehabilitación (Madr) 2012; 46(2): 112–119.

[18] Dessi L, Curinga G, Mazzocchi M, Scuderi N. Treatment of muscular Pseudogynecomastia with Botulinum Toxin. Letter to the Editor. Aesth Plast Srg 2007; 31: 104–106.

第 17 章 肉毒素在亚洲人中的美容应用

徐丘一（Kyle Seo）

前言

由于每个人的面部外观和美容需求明显不同，因此肉毒素的美容注射需要进行个性化评估和治疗。需要根据以下因素确定肉毒素的注射剂量和注射点位，包括每个人的肌肉力量、肌肉形状以及每个人的面部整体外观和审美需求。因为亚洲人和高加索人之间存在明显的种族差异，对于亚洲患者，医生应该采取不同的 A 型肉毒素（BoNT-A）治疗方法。然而，大多数发表的文献主要针对高加索人，所以本章介绍了亚洲人和高加索人 A 型肉毒素（BoNT-A）美容治疗的种族差异，包括解剖结构、适宜剂量、注射点位置、治疗适应证和审美需求等方面，从而为亚洲人的 A 型肉毒素（BoNT-A）美容应用提供了一些临床指南。然而，亚洲大陆的面积很大，亚洲人也并不是一个单一的人群。因此，本章并不涉及印度人和阿拉伯人，尽管这些种族的人在地理位置上也被认为是亚洲人。本章重点关注的是东亚人和东南亚人。

亚洲人与高加索人之间的差异

亚洲人与高加索人之间面部外形和审美标准的差异

亚洲人与高加索人相比，面部相对宽、圆而扁平。亚洲人的面部相对更宽、更短且前凸不明显[1]。由于这个原因，亚洲人认为更小、更窄、更立体的面容更具吸引力，因此愿意应用肉毒素来进行治疗。其中一个最典型的例子是使用肉毒素治疗咬肌肥大，尽管这种方法在 20 多年前首先在西方国家使用，但在西方国家却并不流行[2]。这种治疗方法可以使方形脸变窄，从正面看呈"V"形。同样，肉毒素还可治疗颞肌肥大和腮腺肿大，也可使脸变窄，这很受亚洲人的欢迎。

A 型肉毒素（BoNT-A）注射增大眼裂的治疗是另一个东西方治疗方法差异的典型示例。A 型肉毒素（BoNT-A）可减轻"卧蚕"，使下睑缘轻度降低，从而开大眼裂[3]。从高加索人的角度来看，这种治疗可使亚洲人的小眼睛变大。事实上，这种治疗方法对一些东南亚人也很有吸引力，因为他们认为杏仁眼显得更漂亮，而这种方法可消除"卧蚕"，从而使眼睛变成杏仁状。但是，对于认为"卧蚕"漂亮的东亚人千万不要施行这种治疗[4]。"卧蚕"在人微笑、眼轮匝肌收缩时会变得更明显。因此，东亚人称之为"魅力卷"，因为放松时的睑板前肌肉凸出，使人看起来柔和而友善。"卧蚕"在东亚人中受欢迎的另一个原因是使人眼睛显得大，就像双眼皮手术使人眼睛变大的道理一样。双眼皮手术的目的是在自然无皱襞的眼睑上形成一个皱襞（即"双眼皮"）。因此，医生常常应用注射剂填充使亚洲人的"卧蚕"变得更明显。在这种情况下，应该避免对亚洲人使用 A 型肉毒素（BoNT-A）开大眼裂。

在高加索人中流行的应用 A 型肉毒素（BoNT-A）"调整眉形"的治疗[5,6]也不推荐用于东亚人，尤其是韩国人，他们认为扁平眉使女性显得漂亮[7]。高挑的眉毛在亚洲地区使人显得难看，甚至被称为"武士眉毛"。对于脸形宽的亚洲人，高挑的眉毛也使人显得不自然。韩国流行音乐和韩剧影响下的"韩流"，给亚洲人树立了一个"韩式"美丽标准。因此，对于亚洲人而言，不建议使用 A 型肉毒素（BoNT-A）将眉毛"调整"为高挑的形状。

3 种亚洲人脸形

东亚和东南亚人的脸形通常分为 3 种类型：北方型、中间型和南方型（图 17.1）[8]。北方型表现为眼裂窄、单睑，鼻子高而长、鼻翼窄，颧骨突出，下颌角明显，呈方脸，皮肤较白。北方型的人包括蒙古人、韩国人和中国北方人（图 17.1）。南方型表现为眼裂宽、重睑，鼻子扁而短、鼻翼宽，颧骨不太突出，下颌角不太明显，呈窄的椭圆形脸，皮肤相对较黑，属于菲茨帕特里克Ⅲ型至Ⅳ型。南方型的人一般来自菲律宾、泰国、印尼等东南亚国家。中间型介于北方型和南方型之间，见于中国南方，也包括中国香港和中国台湾。

当然，这一分类方法并不能涵盖该地区的所有民族，甚至同一民族中也存在一定的混合类型特征和变异。例如，有些韩国人表现出典型的北方型特征，而另一些人则表现出典型的南方型特征。

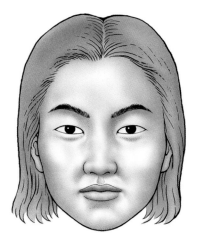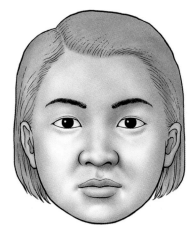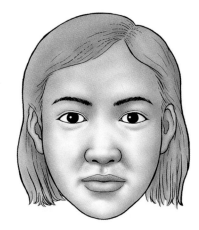

图 17.1　3 种亚洲脸形。东亚和东南亚人的脸形可简单地分为北方型、中间型和南方型 3 种类型（从左至右）（From Sundaram H, Huang PH, Hsu NJ et al. Aesthetic applications of incobotulinumtoxinA in Asians: An international, multidisciplinary, pan-Asian consensus. Plast Reconstr Surg Glob Open 2016; 4(12); e872. With permission.）

另外，有可能一个地区的亚洲人也具有不同脸形的混合特征（图 17.2）。因此，亚洲人的 A 型肉毒素（BoNT–A）注射应该采用个性化治疗方案，而不能仅仅根据他们所在地区的面部类型来决定，尽管亚洲面部类型是制订 A 型肉毒素（BoNT–A）治疗方案的一个很好的参考指标。

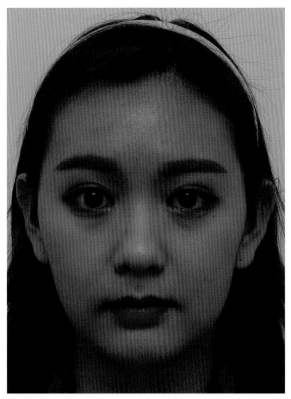

图 17.2　一个韩国女性，具有混合类型的面部特征，额骨呈北方型突出，面部轮廓呈中间型的圆形，同时具有南方型的特征，如眼裂宽、重睑和鼻子较短

亚洲人与高加索人之间的解剖学差异

　　与高加索人相比，亚洲人的肌肉一般较小，力量较弱。尤其是，亚洲人的皱眉肌比高加索人短，这种现象一方面是由于遗传基因的差异造成的 [9]，另一方面是由于面部表情的文化差异造成的 [10]。一篇通过录像分析面部表情的文献显示，亚洲人使用上面部表情肌的频率要比高加索人至少低 30%[10]。另外，亚洲人比高加索人的皱纹少，因为亚洲人的真皮层厚，皮下脂肪多而致密 [11]。所有这些都意味着，亚洲人的 A 型肉毒素（BoNT–A）用量应该比高加索人的要低。

具体注射部位差异

　　本章所讨论的 A 型肉毒素（BoNT–A）只是 BOTOX。

额部横纹

　　（1）由于亚洲人的额肌小，额肌活动度弱，所以 A 型肉毒素（BoNT–A）的治疗剂量比高加索人的要低。由于存在眉毛下垂的风险，建议初始治疗剂量为 3 ~ 6U，总剂量不超过 12U。

（2）首先必须要评估眉毛下垂的风险，例如对于上睑下垂的患者或眯眼时需要上抬眉毛的人更容易发生。从美学角度来看，亚洲人的眉眼距离天生就比高加索人的要宽，眉毛下垂会使人显得更加尴尬。典型的眉毛下垂高危患者是 50 岁以上的老年人，因此这些患者的初始治疗剂量往往从 2 ~ 3U 的低剂量开始。

（3）注射点和注射方法：通常推荐两排注射，每排 6 ~ 7 个注射点（Injection Points，IPs）（图 17.3a）。对于额头高的人，可额外增加第 3 排注射点（图 17.3b）。由于存在发生眉毛下垂的风险，初始剂量建议从 3 ~ 6U 开始，总剂量不超过 12U。

眉间纹

（1）由于亚洲人的皱眉肌小而窄[9]，皱眉肌活动度小[10]，所以 A 型肉毒素（BoNT-A）的治疗剂量要比高加索人的低。因此，亚洲女性应采用 4 点注射，对内侧皱眉肌和降眉间肌进行治疗，而不像高加索人那样覆盖外侧皱眉肌的标准 5 点注射法[13]。眉间纹的初始治疗剂量通常建议为 10 ~ 12U。当然，对于皱眉肌较大的患者，还是需要 16 ~ 20U 的 5 点注射方法。

（2）注射点和注射方法：肌肉内 4 点注射方法（降眉间肌 2 个注射点，每点 2U，内侧皱眉肌 2 个注射点，每点 3U）（图 17.4a）。施行标准的针对高加索人的 5 点注射法，需要在瞳孔中线处的外侧皱眉肌额外注射 1 ~ 2U（图 17.4b）。

外眦皱纹（鱼尾纹）

（1）由于亚洲人天生眼裂较小，如果微笑时眼周没有一点儿皱纹或者眼裂没有变小，那就会显

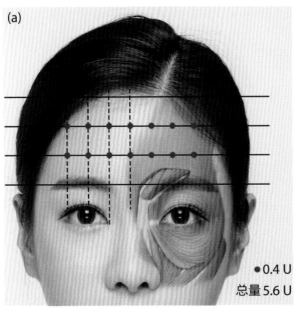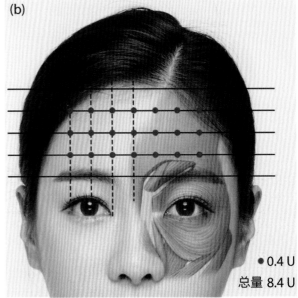

图 17.3 亚洲人额部横纹 A 型肉毒素（BoNT-A）治疗的注射点位置和注射剂量。（a）2 排注射，每排 6 ~ 7 个注射点，注射位置和注射剂量。（b）对于额头高的人，可进行 3 排注射（Reproduced with permission from Seo K, Botulinum Toxin for Asians; Seoul Medical Publishing Ltd. 2014.）

得很吓人，因此鱼尾纹的治疗需要应用低剂量的 A 型肉毒素（BoNT-A）。

（2）应用 A 型肉毒素（BoNT-A）治疗鱼尾纹后，高颧骨和颧脂肪较厚的亚洲人，微笑时由于眼轮匝肌力量减弱，无法提升颧外侧区域，会使颧部显得更加凸出[14]。亚洲人通常不喜欢颧部凸出。对于颧部凸出、颧脂肪较厚的患者，没有必要进行下半部分的眼轮匝肌注射，外眦皱纹的治疗剂量也要低，因此 A 型肉毒素（BoNT-A）一般每点只注射 0.5 ~ 1U。

（3）注射点和注射方法：至少 3 点注射，每点 2U。根据皱纹类型，可选择性增加或减少 1 ~ 2 个注射点（图 17.5）。

眶下皱纹

（1）不要对靠近下睑缘的睑板前眼轮匝肌进行注射，因为 A 型肉毒素（BoNT-A）会使睑板前的肌肉隆起消失，而睑板前肌肉隆起是亚洲女性漂亮的标志。

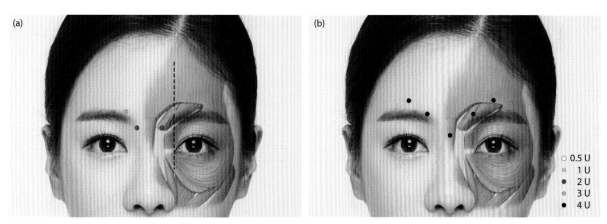

图 17.4　A 型肉毒素（BoNT-A）治疗眉间纹的注射点位置和注射剂量。(a) 亚洲人标准的 4 点注射法（降眉间肌 2 个注射点，每点 2 U，内侧皱眉肌 2 个注射点，每点 3 U）。(b) 高加索人标准的 5 点注射法（Reproduced with permission from Seo K, Botulinum Toxin for Asians; Seoul Medical Publishing Ltd. 2014.）

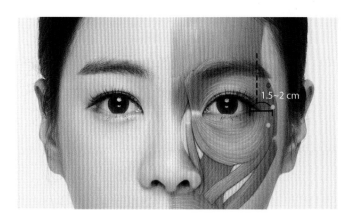

图 17.5　鱼尾纹 A 型肉毒素（BoNT-A）治疗的注射点位置和注射剂量。至少 3 点注射，每点 2U。根据皱纹类型，可选择性增加或减少 1 ~ 2 个注射点。如果每侧有 5 ~ 6 个注射点，眶下注射点的剂量不能大于 2U（Reproduced with permission from Seo K, Botulinum Toxin for Asians; Seoul Medical Publishing Ltd. 2014.）

（2）注射点和注射方法：注射点一般位于睑板前眼轮匝肌和眶部眼轮匝肌之间，总剂量不超过 2U（图 17.5）。

鹅卵石样下巴

（1）亚洲人的颏肌活动通常比高加索人的要强，颏肌活动较多会使下巴变小而后缩，因此 A 型肉毒素（BoNT-A）注射可减少颏肌活动，具有美容治疗的重要意义（图 17.6）[15]。

（2）注射点和注射方法：在颏部下缘中线两侧 1cm 行 2 点肌肉内注射，每点注射 4U。在上方还需 2 点皮下注射，每点注射 2U（图 17.7）。

方脸（咬肌肥大）

（1）肉毒素治疗咬肌肥大首见于 1994 年的西方文献报道[2]，但由于西方国家普遍缺乏这项美容需求，所以并没有引起足够的重视。然而，在亚洲，这项技术由于起效迅速，治疗方便，不需要像传统下颌角磨骨术后那样，需要较长的恢复期，因此得到迅速普及（图 17.8）。这项技术的主要优点是可减少面部宽度，突出下面部的正面轮廓。由于正常人的咬肌厚度为 0.8cm，而咬肌肥大者的咬肌厚度为 1.3cm，所以减少咬肌厚度会在一定程度上减少面部的宽度[16]。

（2）A 型肉毒素（BoNT-A）治疗咬肌肥大的作用机制是失用性肌肉萎缩。因此这种治疗起效慢，出现最明显效果的时间滞后，不像传统的皱纹治疗那样，后者治疗效果 2～3 天就会出现，治疗后 1～2 周效果会最明显。临床上，A 型肉毒素（BoNT-A）治疗咬肌肥大的起效时间为注射后 2 周，治疗后 2～3 个月效果最明显[17,18]。

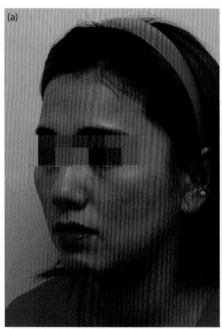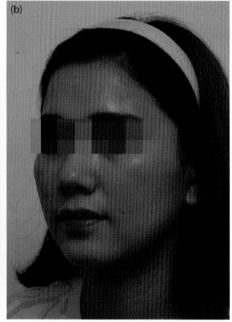

图 17.6　A 型肉毒素（BoNT-A）颏部注射。（a）治疗前。（b）治疗后 2 周

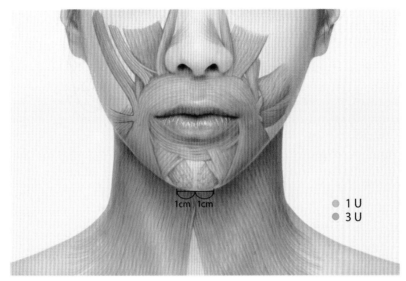

图 17.7　A 型肉毒素（BoNT-A）颏部注射位置和注射剂量。在颏部下缘中线两侧 1cm 行 2 点肌肉内注射，每点注射 3U。在上方还需 2 点皮下注射，每点注射 1U。（Reproduced with permission from Seo K, Botulinum Toxin for Asians; Seoul Medical Publishing Ltd. 2014.）

（3）治疗 6 个月后，肌肉体积通常会有一定程度的恢复，注射后 9 ～ 12 个月，肌肉体积可恢复到以前的状态。因此，为保持最佳治疗效果，建议每 6 个月应用 A 型肉毒素（BoNT-A）治疗 1 次，也可根据初始肌肉的体积，每 9 ～ 12 个月治疗 1 次。然而，治疗效果的维持时间因人而异，具体取决于每个人的生活习惯，如磨牙症、无意识的紧咬牙齿和不停地咀嚼坚硬食物[19] 等。也有很多研究发现，A 型肉毒素（BoNT-A）一次治疗效果的维持时间可达 1 ～ 2 年[20]。这种情况多见于获得性咬肌肥大的患者，只要她 / 他们不再吃坚硬的食物，避免再有牙关紧咬的习惯即可。

（4）治疗的前提是进行正确的评估，筛选出具有危险因素的患者。治疗前颊部凹陷的患者治疗后因为咬肌萎缩，颊部凹陷会进一步加重，使人不仅显得老而疲惫，而且颧骨会显得突出。治疗前腮部松弛的患者治疗后由于视觉的原因会变得更加明显。对于上述这些患者，治疗前需要告知其可能出现的不良后果，并对凹陷的颊部提前进行填充剂注射，对松弛的腮部提前进行埋线提升等治疗。

（5）应用 A 型肉毒素（BoNT-A）治疗后，少部分患者会出现轻度颞肌无力，导致咀嚼困难。这种现象只是暂时的，咀嚼力量 3 个月内就会恢复正常[21]。

（6）出于美容目的的下面部轮廓重塑，需要应用 A 型肉毒素（BoNT-A）对耳屏至口角连线下方的咬肌进行治疗，因为下半部分咬肌对面部轮廓更重要。

（7）注射点和注射方法：一定要注射到肌肉深层，接触到下颌骨，而不是中等深度的注射。浅层注射会导致咬肌前方的笑肌肌力减弱，引起面部表情不自然，出现不对称微笑。为了减少面部表情的改变，咬肌肥大治疗时除了深层注射外，注射位置还需要在咬肌前缘后方 1cm 以上。

咬肌肥大注射治疗的安全有效区域，上界为耳屏至口角的连线，下界为下颌缘，前方和后方分别为咬肌的前后边缘。注射点位置至少在各边界内 1cm，以避免 A 型肉毒素（BoNT-A）不小心扩散到其他面部肌肉。

根据肌肉大小，建议采用 4 ~ 6 点注射，每点注射 5U（图 17.9）。

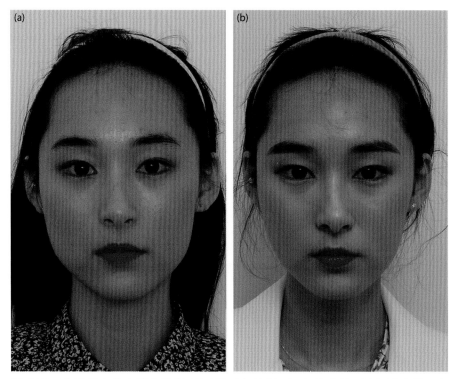

图 17.8 咬肌肥大的 A 型肉毒素（BoNT–A）注射。（a）治疗前。（b）治疗后 3 个月（Reproduced with permission from Seo K, Botulinum Toxin for Asians; Seoul Medical Publishing Ltd. 2014. ）

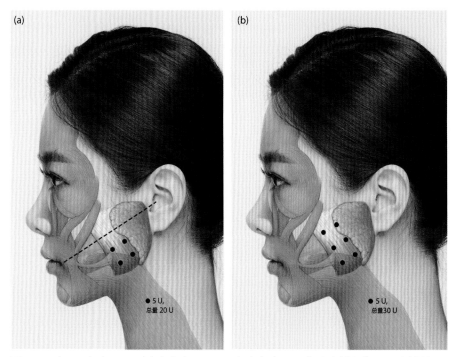

图 17.9 （a、b）应用 A 型肉毒素（BoNT–A）治疗咬肌肥大的注射点位置和注射剂量。建议根据肌肉大小，进行 4 ~ 6 点注射，每点注射 5U（Reproduced with permission from Seo K, Botulinum Toxin for Asians; Seoul Medical Publishing Ltd. 2014. ）

颞肌肥大

（1）咬肌肥大是影响下面部宽度的一个重要因素，而颞肌肥大会影响到上面部的宽度。A 型肉毒素（BoNT-A）也会使颞肌产生失用性萎缩，用来治疗颞肌肥大，就像治疗咬肌肥大那样。对于亚洲脸宽的人来说，A 型肉毒素（BoNT-A）治疗颞肌肥大，可使面部变窄，掩盖其先天性种族特征（图 17.10）[22]。

（2）注射点和注射方法：建议深层注射，接触到颞骨，而不是中等深度的注射。颞肌肥大的有效注射区域，下界为耳轮上缘至眉尾的连线，后界为平行于耳屏的垂线。根据肌肉的厚度，建议 5 ~ 8 点注射，每点注射 5U（图 17.11）。由于颞肌的上半部分对于上面部轮廓显得更重要，因此 A 型肉毒素（BoNT-A）的注射位置应该位于上颞线附近的颞肌突出处。

（3）颞部凹陷会随着颞肌萎缩进一步加重，这个问题可通过注射剂填充或脂肪移植的方法来矫正。A 型肉毒素（BoNT-A）注射后少部分患者会出现轻度暂时性的肌无力，导致咀嚼困难，特别是联合咬肌肥大治疗时。

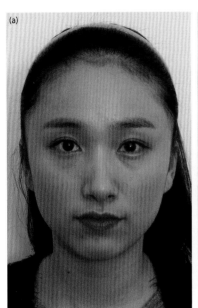 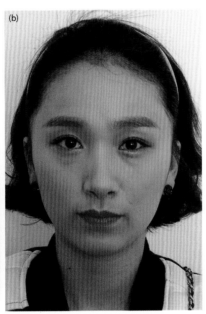 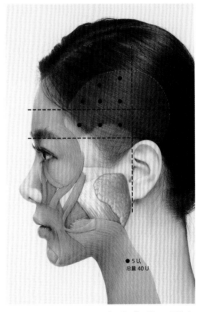

图 17.10　颞肌肥大的 A 型肉毒素（BoNT-A）治疗。（a）治疗前。（b）治疗后 3 个月（Reproduced with permission from Seo K, Botulinum Toxin for Asians; Seoul Medical Publishing Ltd. 2014. ）

图 17.11　颞肌肥大治疗的 A 型肉毒素（BoNT-A）注射点位置和注射剂量。根据肌肉的大小，建议 5 ~ 8 点注射，每点注射 5U（Reproduced with permission from Seo K, Botulinum Toxin for Asians; Seoul Medical Publishing Ltd. 2014. ）

腮腺肿大

（1）腮腺变大也会使下面部呈方形。由于唾液腺的神经递质为乙酰胆碱，也会被 A 型肉毒素（BoNT-A）阻断，所以腮腺内 A 型肉毒素（BoNT-A）注射会使人的腮腺萎缩[23]。实际上，应用 A 型肉毒素（BoNT-A）对肿大或突出的腮腺进行治疗，可以缩小下面部的宽度（图 17.12）。

（2）腮腺内 A 型肉毒素（BoNT-A）注射很少导致口干，因为 71% 的唾液来自下颌下腺分泌[24]。

（3）注射点和注射方法：下颌角周围腮腺最突出的部分是最有效的注射位置。需要进行深层腺体内注射。根据腮腺的厚度，建议 6～8 点注射，每点注射 5U（图 17.13）。

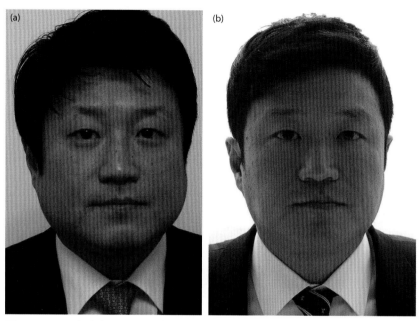

图 17.12　腮腺肿大的 A 型肉毒素（BoNT-A）治疗。（a）治疗前。（b）治疗后 3 个月（Reproduced with permission from Seo K, Botulinum Toxin for Asians; Seoul Medical Publishing Ltd. 2014.）

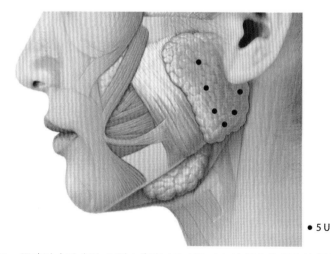

● 5 U

图 17.13　腮腺肿大治疗的 A 型肉毒素（BoNT-A）注射点位置和注射剂量。根据腮腺的大小，建议 6～8 点注射，每点注射 5U（Reproduced with permission from Seo K, Botulinum Toxin for Asians; Seoul Medical Publishing Ltd. 2014.）

肉毒素皮内注射（"Mesobotox""Dermotoxin"等）

（1）A 型肉毒素（BoNT-A）皮内多点注射在亚洲开展较广，这种方法有多种叫法，如"Mesobotox""Dermotoxin"或"Microtoxin"。这种治疗方法的目的不仅是为了减少面部动态性皱纹，还为了减少静态性皱纹和缩小毛孔，并产生所谓的"提升"效果。因此，A 型肉毒素（BoNT-A）皮内注射可发挥出一系列的抗衰效果。

（2）由于 A 型肉毒素（BoNT-A）可在皮肤内呈三维立体方式进行扩散，而且一些面部表情肌在皮肤内也有止点，因此通过 A 型肉毒素（BoNT-A）皮内注射使药物扩散到下方的面部表情肌，可用来减少动态性皱纹，实现与 BoNT-A 除皱相同的效果。

（3）传统 A 型肉毒素（BoNT-A）注射治疗眉间纹和额纹，也可改善静态性皱纹，收紧毛孔，使皮肤显得光滑紧致[25]。作者认为这种现象可能是由于相关肌肉麻痹引起轻度短暂性的淋巴回流障碍，导致皮肤水肿所致。皮内 A 型肉毒素（BoNT-A）注射也具有相同的效果[26]。

（4）A 型肉毒素（BoNT-A）皮内注射的另一个作用是减少皮脂的分泌，缩小毛孔，从而改善皮肤质地，使其外观光滑[27,28]。这可能是由于 A 型肉毒素（BoNT-A）的体液效应，减少了皮脂腺的分泌，缩小了毛孔，因为据研究报道，皮脂腺中也存在乙酰胆碱受体[29]。油性皮肤患者应用 A 型肉毒素（BoNT-A）治疗后，皮脂分泌减少，毛孔缩小是客观存在的[30]。

（5）假性提升的效果并不是真正的提升，而是一种下面部变窄后的视觉效果，从而产生重心上移的错觉。这种效果可以通过缩窄下面部宽度、减少咬肌体积，减弱颏肌和颈阔肌的力量，使下颌缘变得更清晰来实现。

（6）注射点和注射方法：建议多点皮内注射联合常规肌肉注射。常规肌肉注射在深层肌肉区域如皱眉肌、额肌和咬肌区，可作为一种补充治疗措施。单独皮内注射部位为额部、眶周、颊部、口周和颧前区域（图 17.14）。

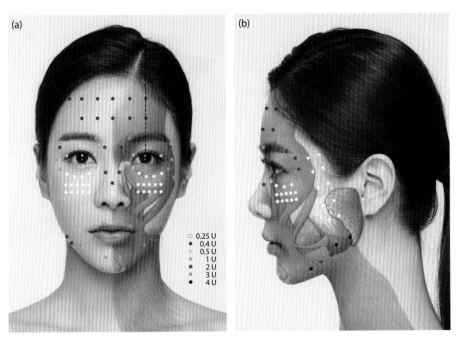

图 17.14（a、b）A 型肉毒素（BoNT-A）皮内注射的注射点位置和注射剂量（Reproduced with permission from Seo K, Botulinum Toxin for Asians; Seoul Medical Publishing Ltd. 2014.）

体形雕塑（Bodytoxin）

（1）应用 A 型肉毒素进行身体塑形开始在亚洲迅速流行起来，其原理也是肌肉失用性萎缩，与肉毒素（BoNT）治疗咬肌肥大的道理相同。尽管身体任何部位的肌肉肥大都可以通过肉毒素（BoNT）进行治疗，但最常见的治疗部位还是小腿（图 17.15）[4,31]。亚洲女性的小腿相对于其躯干来说本就显得比较短[32]，而肌肉肥大引起的小腿增粗使小腿显得更短。小腿肉毒素（BoNT）注射，可以减轻肌肉突出，使小腿显得更加纤细。腓肠肌和比目鱼肌的下半部分是肉毒素瘦小腿的目标肌肉。关于肉毒素（BoNT）瘦小腿的使用剂量，根据肌肉大小，建议每侧腓肠肌注射 50 ~ 100U，最多注射 25 个点[4]（图 17.16）。每侧比目鱼肌下半部分需要 40 ~ 60U 的肉毒素（BoNT）。出于美容目的的小腿塑形，内侧腓肠肌的下 2/3 和外侧腓肠肌的上 2/3 是 A 型肉毒素（BoNT-A）的主要注射区域。

（2）上半身肌肉注射如三角肌和斜方肌，也可对上臂和肩部进行塑形[4,31]。通过缩小三角肌瘦上臂是肉毒素身体塑形的另一个新适应证（图 17.17）。斜方肌上半部分 A 型肉毒素（BoNT-A）注射，可以使颈部变长，对脖子短的女性有帮助（图 17.18）。因此，斜方肌 A 型肉毒素（BoNT-A）注射在韩国常被称为"新娘毒素"和"婚礼毒素"，因为这对新娘穿着露肩的婚纱会有帮助。每侧三角肌和斜方肌的上半部分，需要各注射 40 ~ 50U 的肉毒素（BoNT）（图 17.19）。

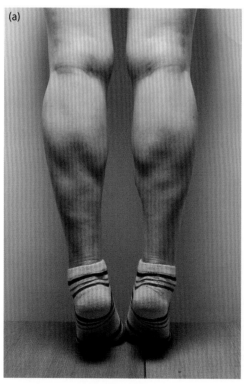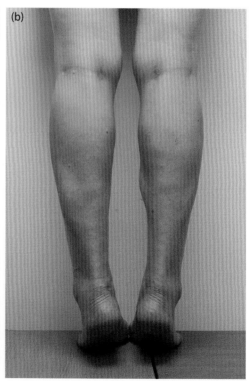

图 17.15　A 型肉毒素（BoNT-A）瘦小腿（腓肠肌肥大）。(a) 治疗前。(b) 治疗后 2 个月
（Reproduced with permission from Seo K, Botulinum Toxin for Asians; Seoul Medical Publishing Ltd. 2014.）

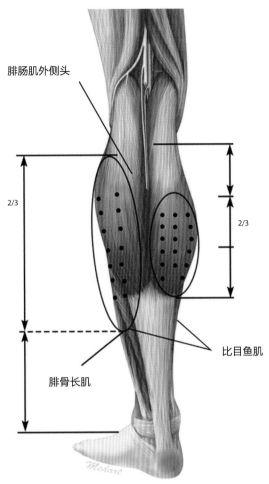

图 17.16　A 型肉毒素（BoNT-A）瘦小腿的注射点位置和注射剂量。建议根据肌肉的大小，每侧腓肠肌注射 A 型肉毒素（BoNT-A）50 ~ 100U，最多 25 个注射点（Reproduced with permission from Seo K, Botulinum Toxin for Asians; Seoul Medical Publishing Ltd. 2014.）

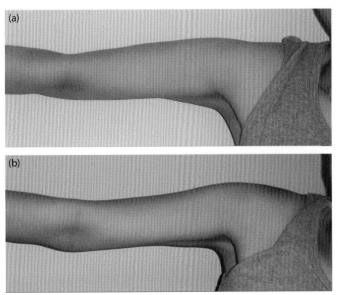

图17.17　A型肉毒素（BoNT-A）注射上臂塑形（三角肌）。（a）治疗前。（b）注射后2个月（Reproduced with permission from Seo K, Botulinum Toxin for Asians; Seoul Medical Publishing Ltd. 2014.）

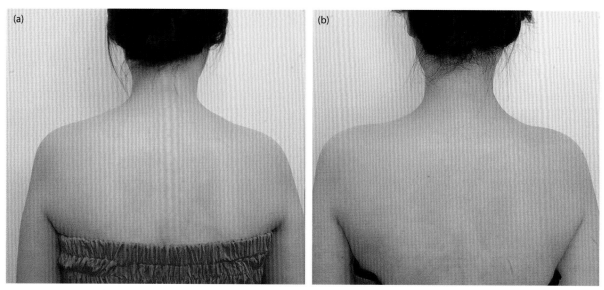

图 17.18   A 型肉毒素（BoNT-A）注射肩部塑形（斜方肌）。（a）治疗前。（b）注射后 2 个月（Reproduced with permission from Seo K, Botulinum Toxin for Asians; Seoul Medical Publishing Ltd. 2014.）

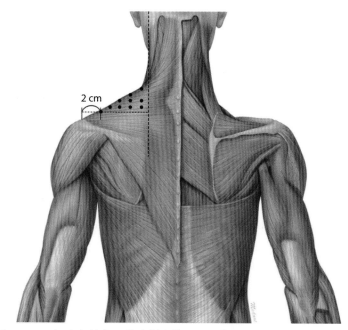

图 17.19   A 型肉毒素（BoNT-A）治疗斜方肌的注射点位置和注射剂量。每侧斜方肌上半部分需要注射 A 型肉毒素（BoNT-A）40 ～ 50U（Reproduced with permission from Seo K, Botulinum Toxin for Asians; Seoul Medical Publishing Ltd. 2014.）

（3）有些患者治疗后会出现轻度暂时性的肌无力。尽管这种情况只是暂时的，会在 3 个月内恢复正常，但注射医生应根据每个人的肌肉大小来调整 A 型肉毒素（BoNT-A）的剂量。如果 A 型肉毒素（BoNT-A）的治疗用量较大，建议分两步治疗，间隔 2 ～ 3 个月，每侧只注射一半的剂量 [4]。

（4）同 A 型肉毒素（BoNT-A）治疗咬肌肥大的情况一样，肉毒素身体塑形治疗一般 2 周后开始起效，最明显的效果出现在注射后 2 ~ 3 个月，可维持 6 ~ 12 个月。然而，治疗效果的维持时间会根据每个人的生活习惯因人而异。因此，根据个人的需要，建议每 6 ~ 12 个月重复治疗 1 次。

参考文献

[1] Baek SM, Chung YD, Kim SS. Reduction malarplasty. Plast Reconstr Surg 1991; 88(1): 53–61.

[2] Smyth AG. Botulinum toxin treatment of bilateral masseteric hypertrophy. Br J Oral Maxillofac Surg 1994; 32: 29–33.

[3] Flynn TC, Carruthers JA, Carruthers JA. Botulinum-A toxin treatment of the lower eyelid improves infraorbital rhytides and widens the eye. Dermatol Surg 2001; 27: 703–708.

[4] Seo KK. Botulinum Toxin for Asians. Jeju: Seoul Medical Publishing Ltd.; 2014: 59–63.

[5] Kane. Brow lifting. In: Carruthers J, Carruthers A (eds). Procedures in Cosmetic Dermatology: Botulinum Toxin. 3rd ed. Elsevier Saunders; 2013, 85–92.

[6] Sundaram H, Kiripolsky M. Nonsurgical rejuvenation of the upper eyelid and brow. Clin Plast Surg 2013; 40: 55–76.

[7] Seo KK. Botulinum Toxin for Asians. Jeju: Seoul Medical Publishing Ltd.; 2014, 116–119.

[8] Sundaram H, Huang PH, Hsu NJ et al. Aesthetic applications of incobotulinumtoxinA in Asians: An international, multidisciplinary, pan-Asian consensus. Plast Reconstr Surg Glob Open 2016; 4(12); e872.

[9] Y ang HM, Kim HJ. Anatomical study of the corrugator supercilii muscle and its clinical implication with botulinum toxin A injection. Surg Radiol Anat 2013; 35: 817–821.

[10] Tzou CH, Giovanoli P, Ploner M, Frey M. Are there ethnic differences of facial movements between Europeans and Asians? Br J Plast Surg 2005; 58: 183–195.

[11] Lee Y, Hwang K. Skin thickness of Korean adults. Surg Radiol Anat 2002; 24: 183–189.

[12] Sykes JM. Management of the aging face in the Asian patient. Facial Plast Surg Clin North Am 2007; 15: 353–360.

[13] Seo KK. Botulinum Toxin for Asians. Jeju: Seoul Medical Publishing Ltd.; 2014: 120–132.

[14] Seo KK. Botulinum Toxin for Asians. Jeju: Seoul Medical Publishing Ltd.; 2014: 84–97.

[15] Seo KK. Botulinum Toxin for Asians. Jeju: Seoul Medical Publishing Ltd.; 2014: 161–164.

[16] Xu JA, Yuasa K, Yoshiura K et al. Quantitative analysis of masticatory muscles using computed tomography. Dentomaxillofac Radiol 1994; 23(3): 154–158.

[17] Kim HJ, Yum KW, Lee SS, Heo MS, Seo K. Effects of botulinum toxin type A on bilateral masseteric hypertrophy evaluated with computed tomographic measurement. Dermatol Surg 2003;29: 484–489.

[18] Y u CC, Chen PK, Chen YR. Botulinum toxin A for lower facial contouring: A prospective study. Aesthetic Plast Surg 2007; 31: 445–451; discussion 452–443.

[19] Mandel L, Tharakan M. Treatment of unilateral masseteric hypertrophy with botulinum toxin: Case report. J Oral Maxillofac Surg 1999; 57: 1017–1019.

[20] Kim NH, Chung JH, Park RH, Park JB. The use of botulinum toxin type A in aesthetic mandibular contouring. Plast Reconstr Surg 2005; 115(3): 919–930.

[21] Kim KS, Byun YS, Kim YJ, Kim ST. Muscle weakness after repeated injection of botulinum toxin type A evaluated according to bite force measurement of human masseter muscle. Dermatol Surg 2009; 35: 1902–1906.

[22] Seo KK. Botulinum Toxin for Asians. Jeju: Seoul Medical Publishing Ltd.; 2014: 209–211.

[23] Bae GY, Yune YM, Seo K, Hwang SI. Botulinum toxin injection for salivary gland enlargement evaluated using computed tomographic volumetry. Dermatol Surg 2013; 39: 1404–1407.

[24] Elluru RG. Physiology of the salivary glands. In: Flint P, Haughey B, Lund V et al. (eds). Cummings Otolaryngology. Philadelphia, PA: Mosby Elsevier; 2010. Chapter 84.

[25] Dessy LA, Mazzochhi M, Rubino C et al. An objective assessment of botulinum toxin A effect on superficial skin texture. Ann Plast Surg 2997; 58: 469–473.

[26] Chang SP, Tsai HH, Chen WY, Lee WR, Chen PL, Tsai TH. The wrinkles soothing effect on the middle and lower face by intradermal injection of botulinum toxin type A. Int J Dermatol 2008; 47: 1287–1294.

[27] Rose AE, Goldberg DJ. Safety and efficacy of intradermal injection of botulinum toxin for the treatment of oily skin. Dermatol Surg 2013; 39: 443–448.

[28] Shah AR. Use of intradermal botulinum toxin to reduce sebum production and facial pore size. J Drugs Dermatol 2008; 7: 847–850.

[29] Kurzen H, Wessler I, Kirkpatrick CJ, Kawashima K, Grando SA. The non-neuronal cholinergic system of human skin. Horm Metab Res 2007; 39: 125–135.

[30] Li ZJ, Park SB, Sohn KC et al. Regulation of lipid production by acetylcholine signalling in human sebaceous glands. J Dermatol Sci 2013;72: 116–122.

[31] Seo K, Lee W. Medytoxin/Neuronox®. In: Carruthers JCA (ed). Botulinum Toxin. Philadelphia: Elsevier 2012, 52–58.

[32] Wu WT. Facial and lower limb contouring. In: Benedetto A (ed). Botulinum Toxins in Clinical Aesthetic Practice. Boca Raton: CRC Press; 2011, 206–222.

附录 2　面部表情肌肉

面部表情肌					
	肌肉	起点	止点	动作	功能
Ⅰ.额部	额肌	帽状腱膜	额部和眉毛的皮肤	提升眉毛；头皮后缩	额部皱纹；用于表达惊讶的表情
Ⅱ.眉间	a.皱眉肌（d）	额骨鼻突	眉毛中间部分的皮肤	内收和下拉眉毛	用于挤眼，保护眼睛
	b.眼轮匝肌（s） i.眶部	眶上缘、内眦韧带、内下眶缘	围绕眼眶，形成括约肌：止于眉毛、颞部和颊部皮肤	有意闭合眼睑	使眉毛皱缩，产生皱眉动作；用来眨眼、挤眼和保护眼睛
	ii.睑部（s）	内眦韧带	睑外侧缝	不自主闭合眼睑	产生眼睑括约作用
	iii.泪囊部(d)	泪嵴	上、下睑板	向后牵拉眼睑	形成泪泵作用
	c.降眉肌（s）	额骨鼻突	眉毛内侧皮肤	向下牵拉内侧眉毛	下拉眉毛，闭合眼睑，促进泪泵作用
	d.降眉间肌(d)	鼻骨和鼻横肌	两侧眉毛中间的皮肤	向下牵拉内侧眉毛	眉间皱缩，产生皱眉动作；用来挤眼和遮住眼睛(表示轻蔑或不喜欢)
Ⅲ.鼻	a.鼻孔压肌（鼻横肌）（s）	上颌骨尖牙突	鼻梁腱膜	挤压鼻孔	缓慢呼气
	b.后鼻孔张肌（鼻翼肌）（s）	侧切牙上方的上颌骨及鼻翼软骨	鼻尖及鼻翼皮肤，鼻翼软骨外侧脚及鼻面沟	向下牵拉鼻翼和鼻小柱后部，扩大鼻孔	在用力呼吸时防止鼻翼塌陷；在生气或用力时张开鼻孔
	c.前鼻孔张肌	鼻下外侧软骨的外侧脚	外侧鼻翼皮肤边缘和鼻前棘	稳定鼻侧壁最软部分，帮助扩张鼻孔	防止鼻翼塌陷，特别是在吸气时；维持鼻外阀的功能
	d.降鼻中隔肌(d)	上颌骨切牙窝	下鼻中隔及下外侧软骨的下方	向下牵拉鼻尖和鼻翼	缩小鼻孔；压低鼻尖
Ⅳ.口	a.口轮匝肌（s、d）	口轴和口角；内侧上颌骨，下颌骨及覆盖口周的多条肌肉；口周皮肤的深面	唇黏膜；上颌骨切牙窝、鼻中隔尾部和前鼻棘	闭合嘴唇	在口周形成括约肌；闭合口裂；噘嘴（接吻）；吹气时抵抗嘴唇膨胀；使上、下唇内翻
	b.提上唇鼻翼肌（d、s）	上颌骨额突	鼻翼软骨、外侧上唇和口轴	扩大鼻孔，抬高鼻翼，使上唇抬高和外翻	加深鼻唇沟上部，扩大鼻孔，使人显得愁眉苦脸
	c.提上唇肌（d、s）	眶下缘，眶下孔上方的上颌骨	口角和上唇	使上唇抬高和外翻	用于表达严肃和悲伤的表情，加深内侧鼻唇沟

（续表）

肌肉	起点	止点	动作	功能
d. 颧小肌 （d、s）	颧骨磨牙面（靠近上颌缝）	上唇口角处的口轮匝肌和提上唇肌（经口轴）	向外上牵拉口角	使上唇抬高和外翻，用于表达悲伤的表情（见上文）
e. 颧大肌 （d、s）	颧骨外侧面，颧颞缝的前方	口轴和口角	向外上牵拉口角	大笑或微笑时抬高口角（两侧）；嘲笑和表示轻蔑（单侧）
f. 提口角肌 （d）	眶下孔下方的切牙窝	口轴和口角，以及上唇肌肉组织	抬高口角和外侧上唇	开大口裂，咧嘴扮鬼脸，微笑和大笑；加深鼻唇沟表示轻蔑或蔑视
g. 笑肌 （d、s）	表浅肌肉腱膜系统（SMAS）、颊部皮肤和腮腺咬肌筋膜	口轴和口角	向外侧牵拉口角	用于微笑和大笑
h. 降口角肌 （s）	下颌骨斜线	口轴和口角，上唇和下唇	向外下牵拉口角	用于扮鬼脸和咆哮；表达悲伤表情
i. 降下唇肌 （d）	颏联合和颏孔之间、颈阔肌	下唇皮肤、口轮匝肌以及口轴	向外下牵拉下唇	使下唇外翻，用于饮水、鼓唇以及表达讽刺、悲伤和怀疑的表情
j. 颏肌（d）	下颌骨切牙窝	颏部皮肤（颏唇沟）	提升突出下唇，使颏部皮肤皱缩	表达怀疑或轻蔑时鼓唇和提升颏部皮肤
k. 颊肌（d）	下颌骨外侧面、上颌骨和下颌骨的牙槽突、翼下颌缝、颊侧嵴	口轴和口角，上唇和下唇与口轮匝肌交织	使颊部平贴牙龈；鼓腮时压缩空气流出口腔	使颊部紧靠磨牙；与舌头一起，咀嚼时将食物保持在牙齿咬合面之间以及口腔前庭之外；用于吸吮和鼓腮，排出口腔中的空气，如吹气球或吹奏乐器
l. 颈阔肌	第 2～4 肋的胸肌筋膜、三角肌筋膜及锁骨上、下区域的皮下组织	口轴、口角、下颌、腮腺筋膜、颊部和下唇皮肤、口轮匝肌	开大口裂、拉紧下面部和颈部皮肤	用于表达恐惧、紧张和应激；辅助剃须动作或缓冲紧领口的压力；下拉下唇和下颌

s= 浅层
d= 深层

面部表情动作时的肌肉

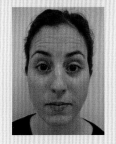
额肌

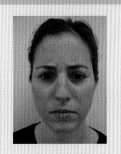
皱眉肌

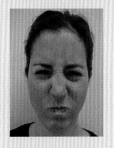
降眉间肌和鼻横肌

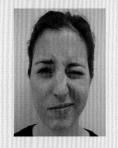
眼轮匝肌和降眉肌

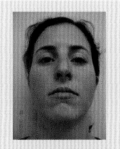

提上唇鼻翼肌的翼部和鼻肌的翼部

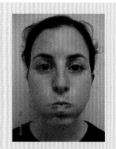

颊肌和口轮匝肌

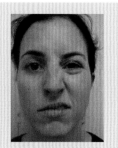

提上唇鼻翼肌

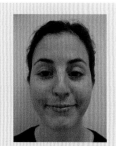

笑肌

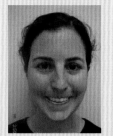

笑肌和降下唇肌

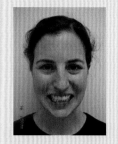

颧大肌、笑肌、提口角肌以及下唇下压肌（颏肌、降口角肌），右侧降下唇肌不对称

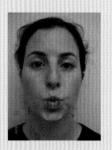

口轮匝肌

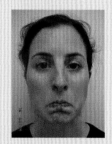

降口角肌和颏肌

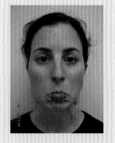

颏肌

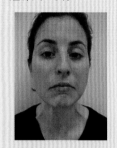

颈阔肌和降口角肌

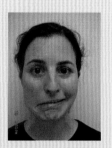

右侧: 颈阔肌唇部、降口角肌；左侧：提上唇肌、颧大肌和颏肌

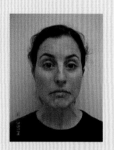

降口角肌、颏肌和颈阔肌

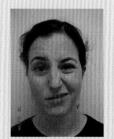

左侧：提上唇肌、提上唇鼻翼肌、颧大肌和笑肌

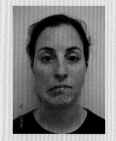

右侧：降口角肌、降下唇肌、颏肌和颈阔肌唇部

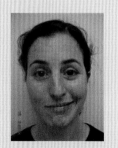

左侧：颧大肌和颧小肌、提上唇肌、提口角肌、笑肌和颏肌

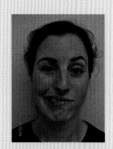

右侧：颧大肌和颧小肌、降下唇肌、提上唇肌和颏肌

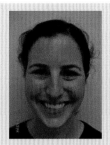

颧大肌和颧小肌、提上唇肌、提上唇鼻翼肌、提口角肌、笑肌、降下唇肌和颏肌

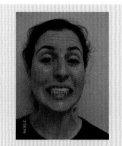

提上唇肌、颧小肌、笑肌、降下唇肌、颈阔肌

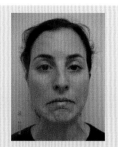

降口角肌、颏肌以及右侧降下唇肌和颈阔肌

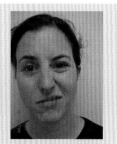

左侧：提上唇肌、提上唇鼻翼肌

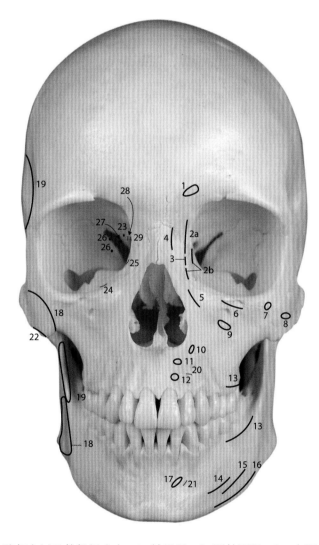

图 A2.1　面部表情肌的骨骼起点以及软组织止点：1. 皱眉肌；2. 眼轮匝肌：2a. 上眶部，2b. 眼睑部；3. 内眦韧带；4. 降眉间肌；5. 提上唇鼻翼肌；6. 提上唇肌；7. 颧小肌；8. 颧大肌；9. 提口角肌；10. 鼻肌横部；11. 鼻肌翼部；12. 降鼻中隔肌；13. 颊肌；14. 降下唇肌；15. 降口角肌；16. 颈阔肌；17. 颏肌；18. 咬肌；19. 颞肌；20. 上唇切牙肌；21. 下唇切牙肌；22. 胸锁乳突肌；23. 上睑提肌；24. 下斜肌；25. 下直肌；26. 外直肌；27. 上斜肌；28. 内直肌；29. 上斜肌（Image from Berkowitz, Moxham, Head and Neck Anatomy: A Clinical Reference, CRC Press, Boca Raton, FL, 2002, with permission. ）

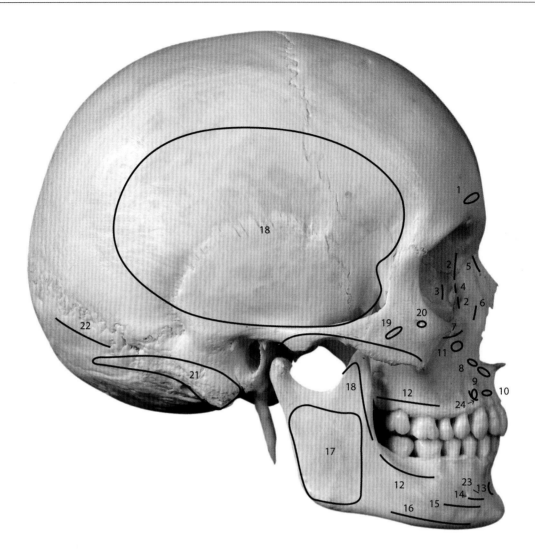

图 A2.2　面部表情肌的骨骼起点以及软组织止点：1. 皱眉肌；2. 眼轮匝肌（眶部和睑部）；3. 眼轮匝肌（泪囊部）；4. 内眦韧带；5. 降眉间肌；6. 提上唇鼻翼肌；7. 提上唇肌；8. 鼻肌横部；9. 鼻肌翼部；10. 降鼻中隔肌；11. 提口角肌；12. 颊肌；13. 颏肌；14. 降下唇肌；15. 降口角肌；16. 颈阔肌；17. 咬肌；18. 颞肌；19. 颧大肌；20. 颧小肌；21. 胸锁乳突肌；22. 额枕肌的枕腹；23. 下唇切牙肌；24. 上唇切牙肌（Image from Berkowitz, Moxham, Head and Neck Anatomy: A Clinical Reference, CRC Press, Boca Raton, FL, 2002, with permission. ）

附录 3　OnaBTX-A 的储存、配制、处理和注射技术

OnaBTX-A 的储存

BOTOX®/BOTOX®Cosmetic（OnaBTX-A）是一种纯化的神经毒素复合物，分装在无菌、真空干燥的 100U 或 50U 两种规格的小瓶中，呈结晶粉末状，不含防腐剂。OnabotulinumtoxinA (OnaBTX-A) 的瓶子标签上有一个全息膜，以横形彩色条纹印有"Allergan"名称。OnaBTX-A 在装有干冰的隔热泡沫塑料容器中冷冻运输，运抵目的地后，以干燥的粉末状保存在冰箱中，100U 的包装在 2 ~ 8℃的恒定温度下可保存 36 个月，50U 的包装可保存 24 个月。重新配制后的 OnaBTX-A 溶液可在 2 ~ 8℃的恒定温度下再次保存在冰箱中，但不要冷冻。尽管 OnaBTX-A 的包装说明书上建议配制后的 OnaBTX-A 应在 4h 内使用，但研究表明，配制后的 OnaBTX-A 效价在 6 周内保持不变，临床治疗效果不会受到明显影响[2-6]。帕萨（Parsa）等的研究得出了类似的结果。他们在 80 名患者上面部的 118 个部位比较了配制后再次冷冻 6 个月的 OnaBTX-A 与配制后4h 内的 OnaBTX-A 的治疗效果[7]。他们认为，配制后的 OnaBTX-A 可以冷冻 6 个月，再次溶解使用而不丧失药效。最初 OnaBTX-A 被认为是一种脆弱的分子，而随后几项研究表明，A 型肉毒素（BoNT-A）在不同的临床条件下活性稳定，证实了 BoNT-A 可能比以前所认为的更稳定、更耐降解[8]。

OnaBTX-A 的配制

根据包装说明书的建议，每瓶 100U 的 OnaBTX-A 需要用 2.5mL 无防腐剂的 0.9% 生理盐水进行配制，最终浓度为 4U/0.1mL，每瓶 50U 的 OnaBTX-A 用 1.25mL 同样的盐水进行配制[1]。2004 年由多专业注射医生形成的共识认为，每瓶 100U 的 OnaBTX-A 配制浓度应以"尽可能减少药物弥散到周围非目标肌群为准"，因此生理盐水的用量可以为 1 ~ 10mL[10]。传闻和已发表的研究文献表明，药物的溶解量可能会影响疗效的持续时间，溶液量越大，疗效持续时间越短[5]。另外，由于稀释度越高，药物弥散到非目标部位的风险越大，由此导致治疗效果不满意，引起意外的并发症，同时治疗效果的维持时间也短暂[9]。许（Hsu）等在一项前瞻性随机对照研究中纳入了 10 名志愿者，在每个人额部注射 5U 的 OnaBTX-A。一侧额部注射 0.25mL 5U 的 OnaBTX-A（2U/0.1mL），另一侧注射 0.05mL 5U 的 OnaBTX-A（2U/0.02mL），溶液的注射量两侧相差 5 倍[9]。他们发现低浓度的弥散度大，影响到更大的解剖范围。另外他们认为肌肉的大小和收缩方式也会影响毒素的扩散。

因此，理想的注射方案应该是较高的浓度注射较小的肌肉，较低的浓度注射较大的肌肉，如额肌[9]。他们的研究结果表明，OnaBTX-A 的稀释方法会影响到 OnaBTX-A 的治疗效果。肉毒素（BoNT）对局灶性多汗症的治疗，没有标准的稀释方法。稀释 OnaBTX-A 的生理盐水用量 1 ~ 10mL 不等，大多数临床医生使用的是 2 ~ 5mL[8]。

2004 年形成的共识也证实了大多数皮肤科和美容科注射医生的做法，即 OnaBTX-A 配制时用防腐生理盐水代替非防腐生理盐水，溶解后的 OnaBTX-A 放在冰箱中储存 4h 以上仍可以继续应用。防腐生理盐水含有苯甲醇，具有麻醉作用。一项双侧前瞻性对比研究的结果表明，防腐生理盐水与非防腐生理盐水相比，注射时疼痛明显减轻（疼痛指数量表显示疼痛值最高可减少 50%）。无论用防腐生理盐水还是非防腐生理盐水来配制 OnaBTX-A，都不影响最终的治疗效果和疗效持续时间。配制后，OnaBTX-A 小瓶内的溶液都应清澈、无色、无颗粒物，无论使用何种稀释溶液。有 1 个报道显示，香味过敏的患者应用防腐生理盐水配制的肉毒素治疗后会出现接触性皮炎，但没有迹象表明毒素存储后再利用会增加相关风险[12]。

一些研究评估了肉毒素配制过程中潜在的污染风险。在一项研究中，将 11 个配制好的毒素小瓶暴露于室内空气 4h，然后冷藏 3 ~ 5 天后，细菌培养没有任何一瓶微生物检测阳性[5,13]。在另一项研究中，将配制好的 100U OnaBTX-A 常规放在冰箱中储存，没有发现任何微生物污染，即使有多人从瓶中抽取药液后。配制后的 OnaBTX-A 在冰箱中保存至少 7 周以内反复抽取使用都是安全的[5,11,14]。到目前为止，还没有发现应用配制后超过 4h 的 OnaBTX-A 以及同一瓶药物对多人进行注射会出现任何严重的不良反应[5]。在接受调查的 322 个执业认证的皮肤科医生中，68.6% 的医生会将配制后的肉毒素保存超过 1 周，并用于多人治疗。另外，67.0% 的医生认为配制后的肉毒素储存 1 ~ 4 周并被多人使用都很安全。没有任何一名医生报道任何与 A 型肉毒素（BoNT-A）美容注射有关的局部感染，这些医生的执业年限平均为 15 年[5,7,15]。由 ASDS 特别工作组于 2014 年 3 月 15 日批准，并由 ASDS 董事会于 2014 年 5 月 12 日修订的关于神经调节剂使用与储存指南的共识声明如下：①尽管配制后的肉毒素在冷藏或冷冻保存 4 周后仍可以临床使用，但这方面还缺乏有力的证据支持。②临床上除了需要考虑每瓶药物的实际剂量外，对每瓶药物的具体使用人数没有具体限制[5]。

OnaBTX-A 的处理

人们对药物在配制过程中的粗暴处理、摇晃及出现泡沫对治疗效果的影响在 2004 年的共识中都进行了讨论。特林达德·德·阿尔梅达（Trindade de Almeida）等对 6 名患者的眉间和眶周区域进行了治疗[17]。一侧使用的 OnaBTX-A 在配制时使劲晃动，直到出现泡沫；另一侧使用未经晃动的 OnaBTX-A。结果显示，两侧肌肉的松弛程度没有差异，两侧治疗效果的维持时间大约都能达到 16 周。在卡齐姆（Kazim）和布莱克（Black）开展的另一项前瞻、双盲、随机研究中，7 例患者一侧额部的 4 个部位注射了正常配制的 OnaBTX-A[17]，在另一侧额部的对称位置注射了振荡配制的

OnaBTX-A。振荡配制 OnaBTX-A 的过程中，将药瓶置于触碰式涡旋混匀器中，以最大速度持续振荡 30 秒。振荡后可在瓶中液体的上部观察到泡沫，持续 1.5min。注射前测量出眉毛的位置，精确到毫米，注射后 1 周及以后每个月都测量 1 次，直到 6 个月。结果发现两侧眉毛位置的变化情况无统计学差异，两侧的治疗持续时间也一样。这项研究通过定量的方法证明了 OnaBTX-A 的治疗效果及疗效持续时间与配制方法没有关系 [17]。医生在使用 OnaBTX-A 时不必担心配制过程会损害药物的疗效。类似的结果据说也得到参加 2004 年共识会议的大多数学者的肯定 [10]。

OnaBTX-A 的注射技术

OnaBTX-A 应当使用一次性无菌塑料注射器进行注射。为了减少注射中的疼痛和淤青，建议使用 30 ～ 32 号针头的结核菌素注射器。如果需要应用少量溶液（1mL 或更少）来配制 OnaBTX-A，或者需要控制每次注射的微量药液，可以使用带有 29 号或 31 号针头的 U-100 胰岛素注射器（Becton-Dickinson，Franklin Lakes，NJ）[18]。这种注射器带有的针头配有硅胶涂层，很容易穿透皮肤，针头穿刺 4 ～ 6 次后仍比较锐利。胰岛素注射器在针头针管连接处没有潜在的无效腔，从而最大限度地减少了药的浪费 [18]。在完全压下针芯后，针头内剩余液体不到 0.01mL，相比之下，Luer-Lok 螺旋注射器上的 30 号针头的无效腔内会残留药液 0.07mL。以 100U/mL 计算，意味着浪费的肉毒素量为 7U。另外，胰岛素注射器针管上带有明显的刻度，最小为 0.01mL，当药物浓度为 100U/mL 时，每 0.01mL 就会对应 1U 的 OnaBTX-A。为了进一步减少注射过程中的不适感觉，注射前局部预先应用表麻药膏或冰敷，可以减轻患者的痛苦、提高患者治疗的正体验。

尽管治疗后采取的一些预防 OnaBTX-A 弥散的措施目前还没有相关的对照研究，但很多专业注射医生仍为患者推荐以下方法：

（1）治疗后 2 ～ 4h 不要按摩 OnaBTX-A 的注射部位。

（2）OnaBTX-A 治疗后 2 ～ 3h 可立即收缩局部肌肉，这样可促进神经肌肉接头处的受体对 OnaBTX-A 的吸收。

由于缺乏证据，以下建议遭到普遍反对：

（1）上面部 OnaBTX-A 治疗后 2 ～ 3h，不要弯腰（例如系鞋带或从地板上捡东西）。

（2）上面部 OnaBTX-A 治疗后，避免剧烈的体力活动，应躺下或睡眠 2 ～ 3h。

上市后的研究报告表明，OnaBTX-A 和所有肉毒素产品都可能从注射区域向外扩散，在周围部位产生与肉毒素疗效一样的症状。报告显示，这些症状会在注射后几小时到几周内出现。儿童肌痉挛治疗后出现这些症状的风险最大，而成人肌痉挛和其他疾病治疗后，也可能发生这些症状，特别是患有一些容易引起这些症状的潜在疾病患者。在所有未经批准和已经批准的适应证中，治疗颈部肌张力障碍时所用的较大剂量更容易出现药物弥散效应，而一般用于美容目的的较低剂量则不容易出现这种情况。另外，利用目前可用的分析技术，在以推荐剂量进行肌肉注射后，外周血液中一般不会检测到 OnaBTX-A。在治疗患者之前，建议对使用的 A 型肉毒素（BoNT-A）的包装说明书进行仔细地阅读。

　　表 A3.1 列出了 OnaBTX-A 的储存、配制和处理的建议和方法。

表 A3.1 目前流行的 OnaBTX-A 储存、配制和处理的方法

	流行的方法	生产商推荐方法 [1]
储存		
配制前	2 ~ 8℃，≤ 36 个月（每瓶 100U） 2 ~ 8℃，24 个月（每瓶 50U）	2 ~ 8℃，≤ 36 个月（每瓶 100U） 2 ~ 8℃，24 个月（每瓶 50U）
配制后	2 ~ 8℃，16 周 [3,4,10]	2 ~ 8℃，4h
配制		
稀释	防腐生理盐水（0.9% 生理盐水和 0.9% 苯甲醇）[10,12]	非防腐生理盐水（0.9% 生理盐水）
浓度	为了药物的吸收和扩散，根据需要浓度为 1 ~ 10mL/100U [2,10]	2.5mL/100U/ 每瓶
处理	无特殊注意的环节 [10,16-18]	不要晃动或出现泡沫
注射方法	带 30 号针头的胰岛素注射器 [18] 或带 30 ~ 32 号针头的结核菌素注射器 [9]	没有特殊推荐

参考文献

[1] Allergan, Inc. Botox Cosmetic (botulinum toxin type A) purified neurotoxin complex (Package Insert). Irvin, California: Allergan, Inc., revised January; 2016.

[2] Garcia A, Fulton JE Jr. Cosmetic denervation of the muscles of facial expression with botulinum toxin: A dose-response study. Dermatol Surg 1996; 22: 39–43.

[3] Hexsel DM, de Almeida AT, Rutowitsch M et al. Multicenter, double- blind study of the efficacy of injections with botulinum toxin type A reconstituted up to six consecutive weeks before application. 2003; 29: 523–529.

[4] Hui JI, Lee WW. Efficacy of fresh versus refrigerated botulinum toxin in the treatment of lateral periorbital rhytids. Ophthal Plast Reconstr Surg 2007; 23(6): 433–438.

[5] Alam M, Bolotin D, Carruthers J Consensus statement regarding storage and reuse of previously reconstituted euromodulators. Dermatol Surg 2015; 41: 321–326.

[6] Y ang GC, Chiu RJ, Gillman GS. Questioning the need to use Botox within 4 hours of reconstitution: A study of fresh vs. 2-week-old Botox. Arch Facial Plast Surg 2008; 10: 273–279.

[7] Trindade de almeida AR, Cardoso Secco L, Carruthers A. Handling Botulinum toxins: An updated literature review. Dermatol Surg 2011; 37: 1553–1565.

[8] Hsu J, Dover J, Arndt K. Effect of volume and concentration on the diffusion of botulinum exotoxin A. Arch Dermatol 2004; 140: 1351–1354.

[9] Carruthers J, Fagien S, Matarasso SL. Consensus recommendations on the use of botulinum toxin type A in facial aesthetics. Plast Reconstr Surg 2004; 114(6 Suppl): 1S–22S.

[10] Klein AW. Complications and adverse reactions with the use of botulinum toxin. Dis Mon 2002; 48: 336–356.

[11] Alam M, Dover JS, Arndt KA. Pain associated with injection of botulinum A exotoxin reconstituted using isotonic sodium chloride with and without preservative: A double-blind, randomized controlled trial. Arch Dermatol 2002; 138: 510–514.

[12] Amado A, Jacob SE. Letter: Benzyl alcohol preserved saline used to dilute injectables poses a risk of contact dermatitis in fragrancesensitive patients. Dermatol Surg 2007; 33: 1396–1397.

[13] Menon J, Murray A. Microbial growth in vials of Botulinum toxin following use in clinic. Eye (Lond) 2007; 21: 995–997.

[14] Alam M, Yoo SS, Wrone DA, et al. Sterility assessment of multiple use botulinum A exotoxin vials: A prospective simulation. J Am Acad Dermatol 2006; 55: 272–275.

[15] Liu A, Carruthers A, Cohen JL et al. Recommendations and current practices for the reconstitution and storage of botulinum toxin type A. J Am Acad Dermatol 2012; 67: 373–378.

[16] Trindade de Almeida AR, Kadunc BV, Di Chiacchio N, Neto DR. Foam during reconstitution does not affect the potency of botulinum toxin type A. Dermatol Surg 2003; 29: 530–531.

[17] Kazim NA, Black EH. Botox: Shaken, not stirred. Ophthalmic Plastic and Reconstructive Surgery 2008; 24: 10–12.

[18] Flynn TC, Carruthers A, Carruthers J. Surgical pearl: The use of the Ultra-Fine II short needle 0.3 cc insulin syringe for botulinum toxin injections. J Am Acad Dermatol 2002; 46: 931–933.

附录4　患者治疗记录

医生姓名和地址

注射部位：

BOTOX®COSMETIC；XEOMIN®；DYSPORT®；（其他）

患者姓名：

病案号：

记录：

Botox 批号 失效期		生理盐水批号 失效期	稀释方法： _____ mL/100U _____单位 /0.1mL	照片		总剂量 单位 / 注射点
				治疗前 日期	治疗后 日期	
额部						
眉间						
鱼尾纹						
眼睑：（下眼睑）；（上眼睑）						
鼻：兔纹						
鼻：（鼻翼扩张）；（鼻尖抬高）						
口角（降口角肌）						
唇：（下唇）；（上唇）						
唇：（不对称）；（露龈笑）						
颏部：（顶点）						
颈部：（横纹）；（束带）						
下颌颈角						
微量 BoNT–A 注射						
领口区域						
胸部提升						
其他						
总注射量						

美国 FDA 批准

我已理解治疗性质和治疗目的，对于治疗相关问题我都得到了满意的解答。我知道目前经过 FDA 批准的皱纹治疗适应证仅限于额纹、眉间纹和鱼尾纹。面部和颈部任何其他部位使用肉毒素都是未经过 FDA 批准的，这些治疗可能会发生已知和未知原因的并发症，我自愿承担这些风险。

患者签字：_____　见证人：_____

医生签字：_____　日　期：_____

453

附录5　肉毒素除皱知情同意书

治疗原理

我知道，当少量 A 型肉毒素（BoNT-A）注射到肌肉中后，会导致肌肉无力。这种情况会发生在治疗后 3 ~ 5 天甚至更晚，通常持续 3 ~ 5 个月，但根据所用肉毒素产品的不同，持续时间可长可短。

眉毛之间的皱眉纹是由于周围和眉毛之间的肌肉收缩造成的。在这个部位注射 A 型肉毒素（BoNT-A）会使肌力暂时性减弱，导致皱眉纹减少或消失。同样，鱼尾纹和额部横纹也可以通过注射 A 型肉毒素（BoNT-A）减弱额部和眼周的肌肉力量来改善。中下面部、颈部和胸部等很多其他部位也可以用 A 型肉毒素（BoNT-A）进行成功治疗，但这些部位的治疗和额部、眉间和鱼尾纹的治疗不同，目前都还未经 FDA 批准，属于超说明书范围治疗。

预后与治疗后护理

（1）我明白，在 A 型肉毒素（BoNT-A）注射治疗起效后，我将无法"皱眉"，无法形成鱼尾纹或某些皱纹。数月后，要想继续保持治疗区域没有皱纹，还需要继续接受适当治疗。

（2）我明白，治疗后我必须保持直立体位，不能弯腰或低头（如系鞋带，或从地上捡东西），并且在治疗后 2 ~ 3h 内，我不得按摩或挤压治疗部位。

（3）我明白，治疗后如果我在 2 ~ 3h 内反复收缩和使用（如皱眉或挤眼）注射部位的肌肉，治疗结果会更快出现。

风险与并发症

A 型肉毒素（BoNT-A）除皱最常见的副作用包括淤青和肿胀，这些局部反应是暂时的。不太常见的并发症包括头痛、麻木、一侧或两侧眉毛或眼睑暂时性下垂、眼睑下皱纹增多或双侧不对称，发生率为 2%。上述任何并发症都可能持续数小时至 2 ~ 4 周，甚至更长时间。

有些人注射后没有治疗效果，或者治疗效果不如其他人持久。每个人对注射 A 型肉毒素（BoNT-A）的反应都不同。治疗效果也取决于所用的 A 型肉毒素（BoNT-A）产品。有时，2 ~ 3

周后的补充注射可以使治疗效果更好。

如果你出现任何异常症状（包括吞咽、说话或呼吸困难），或者任何原有症状加重时，你都应该通知你的医生。

如果出现肌力丧失、肌肉无力或视力受损，应避免开车或从事其他潜在的危险活动。

不良事件信息可通过电话 800-433-8871 直接报告给艾尔健（Allergen）公司。此外，不良事件也可以通过以下方法上报 FDA 医疗监督报告系统：

- 登录 www.fda.gov/medwatch
- 致电 1-800-FDA-1088

妊娠、神经疾病和药物治疗

我知道孕妇使用 A 型肉毒素（BoNT-A）是绝对禁忌证，如果我不确定自己是否怀孕，就不能注射。如果我打算怀孕，那么在怀孕前 3 个月不应该接受 A 型肉毒素（BoNT-A）注射。如果我正在哺乳，或者有多发性硬化症或重症肌无力等任何神经疾病，都不应注射 A 型肉毒素（BoNT-A）。氨基糖苷类抗生素可增强 A 型肉毒素（BoNT-A）的作用，如大观霉素、妥布霉素、新霉素、庆大霉素、卡那霉素或阿米卡星。如果你正在服用此类药物，请告知医生或护士。

我没有哺乳，我也没有怀孕，也没有任何明显的神经疾病（　　）（姓名的首字母签名）。

今天的治疗将进行：（一个周期所用）BOTOX® Cosmetic（OnabotulinumtoxinA）、DYSPORT ®（AbobotulinumtoxinA）、XEOMIN®（IncobotulinumtoxinA）或其他：

照片

我同意进行照相，并将所拍照片通过出版物和演讲稿的形式用于科学和医学目的。我知道我的身份会得到保护。

付款

我明白这是美容治疗，我有责任在治疗结束时支付费用。

我已阅读并完全理解以上所有内容。我所有的问题都从医生和护士那里得到了满意的回答。我接受此项治疗的风险、收益和潜在并发症，并同意接受如下治疗：（一个周期使用）BOTOX® Cosmetic（OnabotulinumtoxinA）、DYSPORT ®（AbobotulinumtoxinA）、XEOMIN®（IncobotulinumtoxinA）或其他：

签字：_____ 日期：_____

名字：_____

见证人姓名和签字：_____

治疗医生：_____

附录 6　肉毒素注射的副作用及禁忌证

医生在进行第一次注射治疗前，以及以后的每一次治疗前，都应让患者阅读每一个 OnabotulinumtoxinA（OnaBTX-A）包装盒上的用药指南。这些信息并不能代替患者与医生就其医疗状况或治疗进行的当面交谈。鼓励患者与家人和护理人员分享这些信息。

OnaBTX-A（BOTOX® Cosmetic）只被 FDA 批准用于治疗和暂时改善 65 岁以下成人的中度到重度的额部横纹、眉间纹和鱼尾纹。目前尚不清楚 OnaBTX-A 对 18 岁以下患有腋下多汗症患者的治疗效果和治疗安全性。腋下是 FDA 批准 OnaBTX-A 用于治疗多汗症的唯一部位。不建议 18 岁以下的患者使用 OnaBTX-A。

OnaBTX-A 注射的潜在副作用

1. 常见的短暂的轻度局部不良反应 [2,3]

毒素效应的远处扩散

上市后的报告表明，OnaBTX-A 和其他肉毒素产品的效应有可能向注射区域以外扩散，产生与肉毒素效应一致的症状，包括乏力、全身肌无力、复视、视力模糊、上睑下垂、吞咽困难、发音困难、构音障碍、尿失禁和呼吸困难。这些症状可在注射后几小时到几周内出现。吞咽和呼吸困难可能危及生命，并已有死亡病例报道。这些症状最有可能在儿童肌痉挛患者治疗后出现，成人肌痉挛或其他疾病治疗后，也可能出现这些症状，特别是那些有一些基础疾病的患者更容易出现这些症状。在所有未经批准和已经批准的适应证中，应用相当于治疗颈部肌张力障碍时所用的药物剂量后曾出现过这些药物弥散效应。

经皮注射常见的症状

（1）注射时有轻微的刺痛、灼痛或疼痛。

（2）注射部位水肿。

（3）注射部位周围红斑。

（4）轻度头痛，症状局限且短暂。

注射技术有关的不良反应

（1）瘀斑，可持续 3 ~ 10 天。

（2）双侧不对称。

（3）口腔功能不全与微笑不对称。

（4）颈部乏力。

（5）预期美容效果欠佳。

罕见的特殊并发症

（1）局部短暂的麻木和感觉异常。

（2）局部强直运动（抽搐）。

（3）轻度恶心，偶尔呕吐。

（4）头晕或晕厥。

（5）轻度不适和肌痛（局部和全身）。

（6）口干。

（7）口周水肿。

2. 持续时间较长，依赖注射技术的严重不良反应

（1）上睑下垂。

（2）眉毛下垂。

（3）复视。

（4）视物模糊或视力下降。

（5）泪液减少，干眼症，伴或不伴有角膜炎。

（6）睑外翻（可导致干眼症）。

（7）眼睑闭合不全（可导致暴露性角膜炎）。

（8）吞咽困难。

（9）构音障碍。

（10）发音困难。

3. 持续时间较长、不依赖技术的严重不良反应：速发型超敏反应

（1）荨麻疹、瘙痒、皮疹或全身性红斑。

（2）呼吸困难、气喘或哮喘。

（3）软组织水肿。

（4）过敏反应。

OnaBTX-A 注射的禁忌证

不应接受治疗的患者，或治疗时需要格外小心的患者：

（1）心理不稳定的，或有可疑动机和不切实际期望者。

（2）依靠完整的面部动作和表情谋生者（如演员、歌手、音乐家和其他媒体人物）。

（3）周围运动神经疾病、肌萎缩性侧索硬化症或神经肌接头功能紊乱的患者（如重症肌无力或

Lambert-Eaton 综合征）或对 BTX-A 或 BTX-B 中任何成分（如肉毒素、人血白蛋白、生理盐水、乳糖和琥珀酸钠）过敏的患者。

（4）服用某些干扰神经肌肉冲动传递和增强肉毒素（BoNT）效应的药物（如氨基糖苷类、青霉胺、奎宁和钙阻滞剂）者。

（5）怀孕或哺乳期女性 [肉毒素（BoNT）被归类为妊娠 C 类药物]。

（6）在计划注射的部位存在活动性皮肤感染灶者。

BOTOX® COSMETIC 注射的潜在有益效果

（1）缓解额部或枕部"紧张性头痛"。

（2）缓解偏头痛。

（3）分部分治疗时同一肌肉时出现代偿性肌肉增强（例如，治疗额肌上部时，额肌下部肌力增强，眉毛抬高；治疗胸大肌下部或胸小肌时，乳房的突出度改善）。

（4）协同肌的肌力代偿性增强（如治疗口轮匝肌时，口唇的提肌和降肌力量增强）。

（5）拮抗肌的肌力代偿性增强（例如，当治疗内侧降眉肌时，下部额肌力量增强，内侧眉毛提升；当治疗外侧眼轮匝肌时，外侧眉毛提升）。

风险评估和控制策略

2009 年，当美国 FDA 批准另一种 A 型肉毒素（BoNT-A）时，艾尔健公司 (Allergen) 制定了一个名为"风险评估和控制策略"（Risk Evaluation and Mitigation Strategy，REMS）的监管计划，旨在为注射医生更新关于使用 BOTOX®/BOTOX® Cosmetic (OnaBTX-A) 的安全问题。风险评估和控制策略（REMS）项目旨在尽可能减少 OnaBTX-A 与其他肉毒素产品之间互换关系缺乏所造成的用药风险，另外还提醒医生和患者关于肉毒素弥散造成的一些风险。

建议注射医生与患者和所有参与 OnaBTX-A 的配制和治疗的医护人员，共同讨论上述治疗风险以及 OnaBTX-A 用药指南。根据 FDA 的规定，每次患者接受 OnaBTX-A 注射治疗时，必须将药物指南的复印件直接分发给每个患者。可通过拨打电话 1-800-433-8871 或直接从网站（www.botoxmedical.com 或 www.botoxcomestic.com）打印 OnaBTX-A 用药指南。每盒 OnaBTX-A 中也包括一份用药指南。

由于目前市场上销售的肉毒素产品有多种，这些产品的剂量效价比不同，因此人们担心由于不同 A 型肉毒素（BoNT-A）产品之间的单位互换不正确，会导致用药过量[1]。重要的是要清楚，BOTOX®/BOTOX® Cosmetic (OnaBTX-A, Allergan, Inc.)、MYOBLOC® (RimabotulinumtoxinB, Solstice)、DYSPORT® (AbobotulinumtoxinA, Galderma Laboratories, L.P., 14501 North

Freeway, Fort Worth, TX) 以 及 XEOMIN® (IncobotulinumtoxinA, Merz Pharmaceuticals, 6501 Six Forks Road, Raleigh, NC) 每种都是独一无二的肉毒素产品，彼此之间单位不能互换。OnaBTX-A 的效价单位是制造商根据所用的特定制备和分析方法确定的。因此，OnaBTX-A 的生物活性单位不能与其他肉毒素（BoNT）产品进行比较，也不能转换为任何其他肉毒素（BoNT）产品的活性单位。此外，OnaBTX-A 有多种适应证，每种适应证都需要特定的剂量。一定要注意，每名患者和每种产品都需要合适的治疗剂量、稀释浓度、注射剂量和注射方法。

根据 OnaBTX-A 说明书的推荐剂量，治疗眉间纹、外眦纹或重度原发性腋部多汗症使用的剂量分别为 20U、24U 或 100U，这种 OnaBTX-A 在美容和皮肤科的治疗后目前还没有出现由于肉毒素远部位弥散导致的严重不良事件 [2,3]。

参考文献

[1]　Allergan, Inc. Botox Cosmetic (botulinum toxin type A) Purified Neurotoxin Complex (Package Insert). Irvin, California: Allergan, Inc., revised October 2017.

[2]　Coté TR, Mohan AK, Polder JA, Walton MK, Bruan MM. Botulinum toxin type A injections: Adverse events reported to the US Food and Drug Administration in therapeutic and cosmetic cases. JAAD 2005; 53: 407–415.

[3]　Gershon SK, Wise RP, Braun MM. Adverse events reported with cosmetic use of Botulinum toxin A. Pharmacoepidemiology Drug Safety 2001; 10(Suppl): S135–136.